智能化慢性病管理技术与方法

主　编　张　光

副主编　张红玉　胡文琦　王大伟　唐　芳

编　委（按姓氏笔画排序）

马小静　王　萌　王大伟　刘玉倩　杜巧会

李　莉　杨铭心　吴红彦　张　光　张红玉

张晓栋　范晓彬　胡文琦　姜　慧　夏　倩

郭文华　唐　芳　程　芳

科 学 出 版 社

北 京

内 容 简 介

　　本书以智能化慢性病管理为主要内容,将前沿的人工智能技术与健康管理理论进行交叉融合。第一章至第三章介绍了慢性病健康管理基础知识,第四章至第六章介绍了智能化健康管理技术,第七章和第八章介绍了不同场景的健康管理,第九章至第十四章介绍了主要慢性病的健康管理。旨在为健康管理学习者和从业者提供前沿技术知识和指导。

　　本书适合于从事健康管理学教育、科研、医疗、护理的工作者,包括健康管理(体检)机构的工作人员、基层全科医生和全科护士、各级疾病预防控制中心慢性病防控和健康管理工作者、健康教育与健康促进工作者等。

图书在版编目(CIP)数据

智能化慢性病管理技术与方法/张光主编. —北京:科学出版社,2024.6.
— ISBN 978-7-03-078699-9

Ⅰ. R4

中国国家版本馆 CIP 数据核字第 202453WA70 号

责任编辑:周　园/责任校对:宁辉彩
责任印制:赵　博/封面设计:陈　敬

斜 学 出 版 社 出版

北京东黄城根北街 16 号
邮政编码:100717
http://www.sciencep.com

三河市骏杰印刷有限公司印刷
科学出版社发行　各地新华书店经销

*

2024 年 6 月第　一　版　开本:787×1092　1/16
2025 年 1 月第二次印刷　印张:10 1/2
字数:303 000

定价:88.00 元
(如有印装质量问题,我社负责调换)

前　言

2016 年 10 月，中共中央 国务院印发《"健康中国 2030"规划纲要》，指出要立足全人群和全生命周期两个着力点，提供公平可及、系统连续的健康服务，实现更高水平的全民健康。要惠及全人群，不断完善制度、扩展服务、提高质量，使全体人民享有所需要的、有质量的、可负担的预防、治疗、康复、健康促进等健康服务，突出解决好妇女儿童、老年人、残疾人、低收入人群等重点人群的健康问题。要覆盖全生命周期，针对生命不同阶段的主要健康问题及主要影响因素，确定若干优先领域，强化干预，实现从胎儿到生命终点的全程健康服务和健康保障，全面维护人民健康。健康管理作为医养健康产业的重要组成部分，对于提高生命质量、降低医疗负担、保护和促进人类的健康具有重要意义。

健康管理学是一门新兴的跨学科、跨专业的综合性、应用性学科，人工智能是研究、开发用于模拟、延伸和扩展人的智能的理论、方法、技术及应用系统的新的技术科学。智能健康管理是人工智能与健康管理交叉融合的产物，通过信息化技术，建立健康监测、疾病防治服务体系，建立健康风险评估和生活方式干预体系，实现区域一体化协同医疗健康服务，最终目标是实现全人群、全生命周期的健康管理。

本书以智能化慢性病管理为主要内容，将前沿的人工智能技术与健康管理理论进行交叉融合，介绍了慢性病健康管理基础知识、智能化健康管理技术、不同场景健康管理和主要慢性病的健康管理，在主要慢性病的健康管理章节中，以筛查—评估—干预的顺序依次介绍了智能化技术与方法在健康管理中的应用，为读者清晰地展示了健康管理的主体思路和服务内容。

本书倾注了所有编者的心血，但是由于水平所限，难免存在不当之处，希望广大同仁在实践工作中对本书的内容予以检验，真诚地希望读者在阅读和使用本书的过程中将意见和建议反馈给我们，以便进一步改进。

张　光

2023 年 8 月 29 日

目　录

第四篇 主要慢性病的健康管理

第一篇 慢性病健康管理基础知识

第一章 健康管理概论

第一节 健康管理

一、健康的相关概念

1. 健康 是人类的基本权利，也是人生的第一财富。世界卫生组织对健康的定义是"身体、精神与社会适应的完好状态，而不仅仅是没有疾病或者不虚弱"。由此可见，健康包含了生理、心理、社会适应能力三个层面的健康，是生理与社会环境、心理与社会环境、生理与心理间的平衡适应、和谐一致。

健康涵盖身体健康、心理健康、智力健康、社交健康等多个方面，保持身心健康，远离疾病，才是保持身体整体健康的根本所在。风险因素的作用逐步积累的过程就是大多数疾病发生和发展的过程。在遗传、自然环境、社会环境和个人生活方式等多种因素的综合作用下，患病个体经历了健康—低危状态—高危状态—早期病变—疾病—结局的过程，往往需要几年到几十年的时间才能出现疾病发展的早期症状，所以有足够长的时间来预防疾病的发生或延缓疾病的发展。

2. 医学模式 指在不同历史阶段和科学发展水平下，人们对疾病和健康的总体认识，是在医学上对整个医学工作思维和行为方式产生影响的一种哲学观的反映，包括健康观、疾病观、诊断观、治疗观等。随着人类对疾病认识的不断深入，医学模式也在不断发展和演变，先后经历了几个阶段，如神灵主义医学模式，自然哲学医学模式，机械论的医学模式，生物医学模式，生物-心理-社会医学模式等。在医学模式的发展和演变过程中，人类对疾病的认识不断加深。

（1）神灵主义医学模式：是远古时代的医学模式。认为世间万物皆由超自然的神明主宰，疾病乃是神明的惩罚或妖魔鬼怪附身，形成了人类最早的疾病和健康的观念。

（2）自然哲学医学模式：自然哲学医学模式的理论基础是自然哲学，以朴素唯物主义为基本思想，具有朴素辩证的整体医学观点。如我国"阴阳五行"学说、古希腊"土水火风四元素形成万物"学说。

（3）机械论的医学模式：机械论的医学模式的思想基础是形而上学的机械唯物主义自然观，用"力"和"机械运动"解释自然的一切现象。该模式将健康的身体比喻为协调运转的机械，使解剖学和生物学取得了进步，促进了医学科学的发展。但忽视了多种因素对健康的影响，比如生物、心理和社会因素。

（4）生物医学模式：形成于19世纪。这种模式认为健康是人体、环境和病因之间的动态平衡，破坏了这种平衡导致疾病的发生，简单概括为：细胞病变→组织结构病变→功能障碍。但是，该模式缺少对心理、社会因素的考虑，并不能完全解决健康问题。

（5）生物-心理-社会医学模式：随着人类对人属性的认识从生物自然人上升到社会经济人、从生物层面深入到心理层面和社会层面，对疾病的发生和变化认识发生转变，生物-心理-社会医学模式随之产生。

生物-心理-社会医学模式将心理作用、社会作用和生物作用有机地结合在一个整体上，揭示了三种因素相互作用所导致的生物变化的内在机理，形成了一种适应现代人类健康技术的新的医学模式，对健康的全方位、多层次的思考日益深入，使人类对健康的认识更加全面。

3. 健康危险因素 健康危险因素存在于身体内外环境中，与疾病的发生和发展有关，健康危险因素的出现会导致疾病或死亡的可能性增加。从人群健康和流行病学的角度来看，凡是能够增加人群发病和死亡概率的因素，都可以认为是健康危险因素。体力活动不足、膳食不合理、血脂异常、高血压、超重和肥胖、吸烟、过度饮酒，这 7 种引起慢性病和危害的因素，导致了发展中国家和发达国家最主要的疾病负担和健康损失。

健康危险因素分为 4 个方面：环境因素、生物遗传因素、行为和生活方式因素、健康服务因素。

（1）环境因素：可以分为自然环境因素和社会环境因素两大类。

1）自然环境因素：指人类生存和发展所依赖的、直接或间接影响人类社会的自然条件的总和，如细菌、病毒、大气、水、化学毒物、太阳辐射等。

2）社会环境因素：指长期工作紧张、压力大、恶性竞争等社会物质和精神条件的总和，如社会地位、文化程度、营养状况、经济收入等，在人类生存和活动的范围内，可影响健康状况的精神问题和心理问题。

（2）生物遗传因素：包括个人一般情况、家族发病倾向、遗传特征、体质差异等。生物遗传因素可影响个人的健康情况，有些疾病与遗传因素直接相关，有些疾病是包括生物遗传因素在内的多种因素共同作用的结果。

（3）行为和生活方式因素：个人不良行为生活方式可能危害身体健康，如吸烟、过度饮酒、饮食不合理、缺乏体育活动等。吸烟可导致多种疾病的发生，是诱发多种疾病如心血管系统、呼吸系统、生殖系统等疾病的重要原因；过度饮酒会引起消化系统病变；长期不合理饮食、缺乏体育活动，是多种慢性病的危险因素。

（4）健康服务因素：健康服务是卫生机构利用各种健康资源，为居民提供医疗、预防、保健和康复服务的过程。医疗资源配置不合理、医疗保健制度不完善、医疗保健网络不健全、经济投入力度低、医疗服务质量低等因素均可影响人群的健康水平。

二、健康管理的概念

健康管理，从广义上讲，是在医疗卫生领域应用管理学理论和管理学方法。

1. 管理 是在特定的环境条件下，组织所拥有的人力、物力、财力、信息等资源，进行有效的决策、计划、组织、领导、控制，以期高效地达到既定组织目标的过程。

2. 健康管理 是在医学中引入管理学的概念，利用医学、管理学等相关学科的理论和方法，全面监测、分析和评估个体或群体的健康状况，同时，健康管理也是对疾病的一种综合管理，以最小的投入获得最大的健康效益，对健康危险因素进行检查和监测（发现健康问题）、评估（了解健康问题）、干预（解决健康问题），周而复始、循环往复。

《健康管理概念与学科体系的中国专家初步共识》定义了健康管理的概念："以现代健康概念（生理、心理和社会适应能力）和新的医学模式（生理-心理-社会）以及中医治未病为指导，通过采用现代医学和现代管理学的理论、技术、方法和手段，对个体或群体整体健康状况及其影响健康的危险因素进行全面检测、评估、有效干预与连续跟踪服务的医学行为及过程。其目的是以最小投入获取最大的健康效益。"

健康管理的目的是充分利用最少的资源，预防、控制疾病发生发展，获得较高的健康效益。健康管理的主体是经过系统医学教育或培训并取得相应资质的医务工作者。健康管理的客体是健康人群、亚健康人群（亚临床人群、慢性非传染性疾病风险人群）以及慢性非传染性疾病早期或康复期人群。健康管理的重点是健康风险因素的干预和慢性非传染性疾病的管理。健康管理服务的两大支撑点是信息技术和健康保险。健康管理的大众理念是"病前主动防，病后科学管，跟踪服务不间断"。健康体检是基础、健康评估是手段、健康干预是关键、健康促进是目的。

三、健康管理的发展过程

健康管理的理念是美国最早提出并实践的。健康管理的概念在20世纪60年代由美国保险业提出。20世纪60年代末，美国政府在国家医疗保障计划体系中加入了健康维护组织。美国政府于20世纪90年代初制定了一项全民健康管理计划，旨在逐步提高所有国民的健康水平。20世纪90年代以后，不同形式的卫生管理组织逐渐在英国、德国、芬兰、日本等国建立起来。

在中国，健康管理思想最早可追溯到中医学典籍《黄帝内经》。《素问·四气调神大论》曰："是故圣人不治已病治未病，不治已乱治未乱，此之谓也。夫病已成而后药之，乱已成而后治之，譬犹渴而穿井，斗而铸锥，不亦晚乎！"这段经典名言强调了在疾病演变的整个过程中着重关注"治未病"的重要性，"治未病"的理念与现代健康管理理念相吻合。

我国在经济尚不发达、国内生产总值较低、医疗和人均经济负担较重的情况下，虽然人口老龄化出现较晚，但发展速度快、人口数量大，人口老龄化态势严峻。随着工业化、城市化和人口老龄化进程的加快，我国居民的生产生活方式和疾病谱不断发生变化。2019年7月发布的《国务院关于实施健康中国行动的意见》（国发〔2019〕13号）指出，心脑血管疾病、癌症、慢性呼吸系统疾病、糖尿病等慢性非传染性疾病导致的死亡人数占总死亡人数的88%，导致的疾病负担占疾病总负担的70%以上。居民健康知识知晓率偏低，吸烟、过量饮酒、缺乏锻炼、不合理膳食等不健康生活方式比较普遍，由此引起的疾病问题日益突出。肝炎、结核病、艾滋病等重大传染病防控形势仍然严峻，精神卫生、职业健康、地方病等方面问题不容忽视。

随着社会经济的发展、医学科技的进步和健康需求的增长，健康管理作为公共卫生服务的重要组成部分，在提高全民健康素养、提高健康服务水平方面发挥着越来越重要的作用。

2016年10月，中共中央 国务院印发《"健康中国2030"规划纲要》，指出要立足全人群和全生命周期两个着力点，提供公平可及、系统连续的健康服务，实现更高水平的全民健康。要惠及全人群，不断完善制度、扩展服务、提高质量，使全体人民享有所需要的、有质量的、可负担的预防、治疗、康复、健康促进等健康服务，突出解决好妇女儿童、老年人、残疾人、低收入人群等重点人群的健康问题。要覆盖全生命周期，针对生命不同阶段的主要健康问题及主要影响因素，确定若干优先领域，强化干预，实现从胎儿到生命终点的全程健康服务和健康保障，全面维护人民健康。在健康中国战略下，完善和发展健康管理理念。强调健康管理在健康中国战略下的全民性、全周期性，以人为核心，在提升个人健康理念和意识的同时，充分利用个体能动性，解决个体健康问题，实现健康管理循环覆盖全生命周期，使每个个体形成螺旋式的、持续向上的自我健康管理。

第二节　智能化健康管理

一、人工智能概述

1. 定义　人工智能是计算机科学的一个分支，是研究、开发用于模拟、延伸和扩展人的智能的理论、方法、技术及应用的一门新的技术科学，对人的意识、思维的信息过程进行模拟。研究内容包括机器人、语言识别、图像识别、自然语言处理和专家系统等。

人工智能的发展历史是和计算机科学技术的发展历史联系在一起的。除计算机科学外，人工智能还涉及多个学科，如信息学、工程学、数学、生物学、心理学、语言学、哲学等。

2. 特征　2017年7月发布的《新一代人工智能发展规划》指出，人工智能发展进入新阶段。经过60多年的演进，特别是在移动互联网、大数据、超级计算、传感网、脑科学等新理论新技术以及经济社会发展强烈需求的共同驱动下，人工智能加速发展，呈现出深度学习、跨界融合、人机协同、群智开放、自主操控等新特征。大数据驱动知识学习、跨媒体协同处理、人机协同增强智能、群体集成智能、自主智能系统成为人工智能的发展重点，受脑科学研究成果启发的类脑智能蓄势待发，芯片化、硬件化、平台化趋势更加明显，人工智能发展进入新阶段。当前，新一代人工智能相关学科发展、理论建模、技术创新、软硬件升级等整体推进，正在引发链式突破，推动经济社会各领域从数字化、网络化向智能化加速跃升。

（1）深度学习：是学习样本数据的内在规律和表达层次，为文字、图像、视频、音频等数据的解读提供工具。它的最终目的是使机器具备像人类一样能够识别文字、图像、声音和其他资料的分析学习能力。深度学习是一种复杂的机器学习算法，其效果远远超过传统人工智能技术在语音、图像识别等方面的效果。

（2）跨界融合：人工智能作为当前科技发展的核心技术之一，与工业、商业、金融、医疗等多个行业全面跨界融合，在未来一段时间内将呈现出前所未有的跨界共融的境界，推动经济形态不断演变。人工智能与医疗的跨界融合将成为推动医疗下一轮升级变革的核心引擎，通过利用机器或软件描述并模仿人类大脑的智慧，协助医疗从业者改善患者的治疗效果。

（3）人机协同：是人类和机器不断改进工作流程的过程，通过经验和工作交流，机器可以按照人类导入的信息和流程运作，人类再根据机器产出的结果进行调整，形成协同模式，实现价值最大化的互补。

（4）群智开放：群体智能体现了人工智能的发展趋势，是人工智能从规则驱动的确定性智能、数据驱动的不确定性智能走向交互驱动的涌现智能的必然之路。在个人智慧中融入机器智慧，联合机器智慧和个人智慧，可为形成群智决策模式发挥重要的概念牵引和核心作用，同时支持决策模式在经济、医疗、民生等领域的应用，推动相应领域的进步和变革。

（5）自主操控：自主是人工智能高级阶段的重要特征之一。衡量一个系统有没有智能的能力，主要看它是否具有自主能力，是否能像人类一样具有独立的能力，这个独立的能力，至少包括自主感知、自主决策、自主执行，对于群体来讲，要有多体协同、人机共融的特征。

二、人工智能与健康管理的交叉融合

人工智能与健康管理交叉融合的产物是智能健康管理。智能健康管理通过信息化技术，建立健康监测、疾病防治服务体系，建立健康风险评估和生活方式干预体系，实现区域一体化协同医疗健康服务。研究内容包括健康管理信息的获取、传输、处理和反馈等技术。以预防和治疗常见病、慢性病的发生和发展为目的，以改善生活质量、降低医疗费用为目的，开展涵盖评估健康风险、制定健康计划、实施健康干预等过程的高质量、高效率健康服务，最终实现全人群、全生命周期的健康管理。

1. 智能健康管理的内涵　以人民健康为中心，以健康医疗大数据为基石，以信息技术、生命科学、人工智能、深度学习、区块链、互联网、量子科学等尖端颠覆性技术为动力，以健康人才培养和机制建设为保障，实现全民、全周期、全过程、全方位的健康管理服务。

（1）数字化：大数据为人工智能的发展打开了一扇大门。大数据的质、量、智能程度影响着人工智能的呈现效果。大规模数据可以反馈到算法及技术本身，人工智能技术通过数据的不断产生，可发展出各种深度学习算法，强化自身运算能力，提升数据基础设施承载能力，助力深化数字化转型变革，基于开放的数据、多元的场景和坚实的核心，面向民生和社会服务领域开放一批应用场景，围绕"数字+""人工智能+"开展联合建设。

（2）科学化：将人工智能技术和大数据服务应用于医疗卫生行业，针对医疗健康服务不断增长的多元化需求，通过基础设施的建设和数据建设，提高医疗服务的诊断效率和服务质量，降低医疗服务的各种复杂性和危险性。以人民健康为愿景，从疾病全流程管理的角度，对预防、筛查、诊断、治疗、长期随访等具体的医疗工作产生积极的推动作用。

（3）规范化：全民健康信息覆盖面广，包含了人口信息数据、生理健康数据、病历信息数据等多个方面，如果要建设全民健康信息标准化体系，进行规范化管理和应用，必然需要以人工智能、互联网、大数据等为代表的新兴技术作为支撑。人工智能+医疗健康在技术上的突破包括算法拟合能力进一步优化、算法适用范围的扩展、隐私保护能力的提升、人工智能算法结果的可解释性加强，以及通过增加可靠验证而不断降低人工智能+医疗健康可能发生不良医疗事件的风险。

（4）精准化：精准医疗的应用是将患者的生存环境数据与临床数据、日常健康监测数据相结合，实现对疾病不同阶段的分级分层诊断。使用的技术包括遗传学技术、分子影像技术、生物信息技术等，在广泛收集数据的基础上进一步制订个性化的预防与治疗方案。近年来，随着人工智能技术的不断进步，在疾病治疗方案、预后监测、早期筛查等方面，人工智能与精准医疗相结合，带来了对现有医疗模式的全方位革新。

（5）个性化：传统的健康管理停留在健康体检上，缺乏后续的健康管理。就健康体检而言，个体的健康状况不同，制订的检查方案也应有所差异。人工智能强大的数据分析能力可以为体检者匹配更精准的检查项目，也可以通过有效手段帮助体检者读懂体检报告，提醒体检者哪些指标存在异常，通过智能化系统持续性跟踪异常指标，为相应人群提供相关健康建议及健康管理措施。智能健康管理系统主要包括健康信息收集、健康知识推送、健康行为计划与干预、预约挂号就诊、疾病状态与健康风险评估、远程医疗等多项针对人群的健康管理功能模块。不同模块的侧重点不同，所涉及的内容也随着智能健康管理系统功能的扩展而日益丰富。

2. 智能健康管理的应用场景

（1）智能医疗：人工智能在疾病诊疗方面的应用十分广泛，如建立快速、精准的智能医疗体系，探索建设智慧医院，研制人机协同手术机器人和智能诊疗助手，研制柔性可穿戴、生物兼容的生理监测系统，研发人机协同临床智能诊疗方案，实现智能图像识别、病理分型、智能多学科会诊，开展多学科协同临床推进医药监管智能化，开展大规模基因识别、蛋白质组学、代谢组学等研究和新药研发，加强疫情情报监测和防控。

（2）智能康复和养老：加强群体智能健康管理，突破健康大数据分析、物联网等关键技术瓶颈，研发健康管理可穿戴设备和家庭智能健康监测设备，促进健康管理由点状监控向连续监控转变，由短流程管理向长流程管理转变。打造智慧养老社区和机构，构建安全便捷的智慧养老基础设施体系。加强老年人产品智能化、智能化产品适老化，开发电教辅助设备、物理辅助设备等智能化居家养老设备，拓展老年人活动空间。开发针对老年人的移动社交与健康服务平台、情感陪护助手。

3. 智能健康管理的发展重点　2022年7月，科技部等六部门联合印发《关于加快场景创新以人工智能高水平应用促进经济高质量发展的指导意见》，提出场景创新是以新技术的创造性应用为导向，以供需联动为路径，实现新技术迭代升级和产业快速增长的过程。推动人工智能场景创新对于促进人工智能更高水平应用，更好支撑高质量发展具有重要意义。我国人工智能技术快速发展、数据和算力资源日益丰富、应用场景不断拓展，为开展人工智能场景创新奠定了坚实基础。但仍存在对场景创新认识不到位，重大场景系统设计不足，场景机会开放程度不够，场景创新生态不完善等问题，需要加强对人工智能场景创新工作的统筹指导。医疗领域应积极探索医疗影像智能辅助诊断、临床诊疗辅助决策支持、医用机器人、互联网医院、智能医疗设备管理、智慧医院、智能公共卫生服务等场景。

第三节　慢性病与慢性病健康管理

一、慢性病概述

1. 含义　慢性病全称为慢性非传染性疾病，是指缺乏确切的传染性生物病因证据的一类疾病，病因复杂，起病隐匿，病程较长。心血管疾病、癌症、糖尿病、呼吸系统疾病等是常见的慢性病。

目前，全球死因仍以慢性病为主。在我国，慢性病的发病率呈快速上升趋势，工业化、城市化、人口老龄化的加速和不健康生活方式的影响使心血管疾病、癌症等慢性病成为导致死亡的主要原因。2018 年全国第六次卫生服务统计调查报告显示，15 岁及以上人群慢性病患病率为 34.3%，近 5 年城乡居民慢性病患病率快速上升，且农村增速超过城市。城乡居民患病率排名前五位的慢性病分别是高血压、糖尿病、椎间盘疾病、脑血管病和慢性胃肠炎。自报高血压患病率为 18.1%，糖尿病患病率为 5.3%，高血压、糖尿病占全部慢性病的 46.9%，是居民最主要的慢性病。慢性病及其主要并发症不仅具有较高的致残和致死率，而且患者家庭经济负担较重，社会整体负担较大，医疗资源消耗较大，危害较大。

2. 防治现状　2017 年 1 月，国务院办公厅印发《中国防治慢性病中长期规划（2017—2025年）》指出："慢性病是严重威胁我国居民健康的一类疾病，已成为影响国家经济社会发展的重大公共卫生问题。慢性病的发生和流行与经济、社会、人口、行为、环境等因素密切相关。随着我国工业化、城镇化、人口老龄化进程不断加快，居民生活方式、生态环境、食品安全状况等对健康的影响逐步显现，慢性病发病、患病和死亡人数不断增多，群众慢性病疾病负担日益沉重。慢性病影响因素的综合性、复杂性决定了防治任务的长期性和艰巨性。"坚持统筹协调、共建共享、预防为主、分类指导的基本原则。到 2025 年，使慢性病危险因素得到有效控制，实现全人群全生命周期健康管理，力争 30～70 岁人群因心脑血管疾病、癌症、慢性呼吸系统疾病和糖尿病导致的过早死亡率较 2015 年降低 20%。逐步提高居民健康期望寿命，有效控制慢性病疾病负担。

（1）加强健康教育，提升全民健康素质

1）开展慢性病防治全民教育。建立健全健康教育体系，普及健康科学知识，教育引导群众树立正确健康观。卫生部门组织专家编制科学实用的慢性病防治知识和信息指南，由专业机构向社会发布，广泛宣传合理膳食、适量运动、戒烟限酒、心理平衡等健康科普知识，规范慢性病防治健康科普管理。充分利用主流媒体和新媒体开展形式多样的慢性病防治宣传教育，根据不同人群特点开展有针对性的健康宣传教育。深入推进全民健康素养促进行动、健康中国行等活动，提升健康教育效果。到 2025 年，居民重点慢性病核心知识知晓率达到 70%。

2）倡导健康文明的生活方式。创新和丰富预防方式，贯彻零级预防理念，全面加强幼儿园、中小学营养均衡、口腔保健、视力保护等健康知识和行为方式教育，实现预防工作的关口前移。鼓励机关、企事业单位开展工间健身和职工运动会、健步走、健康知识竞赛等活动，依托村（居）委会组织志愿者、社会体育指导员、健康生活方式指导员等，科学指导大众开展自我健康管理。发挥中医治未病优势，大力推广传统养生健身法。推进全民健康生活方式行动，开展"三减三健"（减盐、减油、减糖、健康口腔、健康体重、健康骨骼）等专项行动，开发推广健康适宜技术和支持工具，增强群众维护和促进自身健康的能力。

（2）实施早诊早治，降低高危人群发病风险

1）促进慢性病早期发现。全面实施 35 岁以上人群首诊测血压，发现高血压患者和高危人群，及时提供干预指导。社区卫生服务中心和乡镇卫生院逐步提供血糖血脂检测、口腔预防保健、简易肺功能测定和大便隐血检测等服务。逐步将临床可诊断、治疗有手段、群众可接受、国家能负担的疾病筛检技术列为公共卫生措施。在高发地区和高危人群中逐步开展上消化道癌、宫颈癌等

有成熟筛查技术的癌症早诊早治工作。加强健康体检规范化管理，健全学生健康体检制度，推广老年人健康体检，推动癌症、脑卒中、冠心病等慢性病的机会性筛查。将口腔健康检查纳入常规体检内容，将肺功能检查和骨密度检测项目纳入40岁以上人群常规体检内容。

2）开展个性化健康干预。依托专业公共卫生机构和医疗机构，开设戒烟咨询热线，提供戒烟门诊等服务，提高戒烟干预能力。促进体医融合，在有条件的机构开设运动指导门诊，提供运动健康服务。社区卫生服务中心和乡镇卫生院逐步开展超重肥胖、血压血糖升高、血脂异常等慢性病高危人群的患病风险评估和干预指导，提供平衡膳食、身体活动、养生保健、体质辨识等咨询服务。鼓励慢性病患者和高危人群接种成本效益较好的肺炎、流感等疫苗。加大牙周病、龋病等口腔常见病干预力度，实施儿童局部用氟、窝沟封闭等口腔保健措施，12岁及以下儿童患龋率控制在30%以内。重视老年人常见慢性病、口腔疾病、心理健康的指导与干预。探索开展集慢性病预防、风险评估、跟踪随访、干预指导于一体的职工健康管理服务。

（3）强化规范诊疗，提高治疗效果

1）落实分级诊疗制度。优先将慢性病患者纳入家庭医生签约服务范围，积极推进高血压、糖尿病、心脑血管疾病、肿瘤、慢性呼吸系统疾病等患者的分级诊疗，形成基层首诊、双向转诊、上下联动、急慢分治的合理就医秩序，健全治疗-康复-长期护理服务链。鼓励并逐步规范常见病、多发病患者首先到基层医疗卫生机构就诊，对超出基层医疗卫生机构功能定位和服务能力的慢性病，由基层医疗卫生机构为患者提供转诊服务。完善双向转诊程序，重点畅通慢性期、恢复期患者向下转诊渠道，逐步实现不同级别、不同类别医疗机构之间的有序转诊。

2）提高诊疗服务质量。建设医疗质量管理与控制信息化平台，加强慢性病诊疗服务实时管理与控制，持续改进医疗质量和医疗安全。全面实施临床路径管理，规范诊疗行为，优化诊疗流程，努力缩短急性心脑血管疾病发病到就诊有效处理的时间，推广应用癌症个体化规范治疗方案，降低患者死亡率。基本实现医疗机构检查、检验结果互认。

（4）促进医防协同，实现全流程健康管理

1）加强慢性病防治机构和队伍能力建设。发挥中国疾病预防控制中心、国家心血管病中心、国家癌症中心在政策咨询、标准规范制定、监测评价、人才培养、技术指导等方面的作用，在条件成熟地区依托现有资源建设心血管病、癌症等慢性病区域中心，建立由国家、区域和基层中医专科专病诊疗中心构成的中医专科专病防治体系。各地区要明确具体的医疗机构承担对辖区内心脑血管疾病、癌症、慢性呼吸系统疾病、糖尿病等慢性病防治的技术指导。二级以上医院要配备专业人员，履行公共卫生职责，做好慢性病防控工作。基层医疗卫生机构要根据工作实际，提高公共卫生服务能力，满足慢性病防治需求。

2）构建慢性病防治结合工作机制。疾病预防控制机构、医院和基层医疗卫生机构要建立健全分工协作、优势互补的合作机制。疾病预防控制机构负责开展慢性病及其危险因素监测和流行病学调查、综合防控干预策略与措施实施指导和防控效果考核评价；医院承担慢性病病例登记报告、急危重症患者诊疗工作并为基层医疗卫生机构提供技术支持；基层医疗卫生机构具体实施人群健康促进、高危人群发现和指导、患者干预和随访管理等基本医疗卫生服务。加强医防合作，推进慢性病防、治、管整体融合发展。

3）建立健康管理长效工作机制。明确政府、医疗卫生机构和家庭、个人等各方在健康管理方面的责任，完善健康管理服务内容和服务流程。逐步将符合条件的癌症、脑卒中等重大慢性病早诊早治适宜技术按规定纳入诊疗常规。探索通过政府购买服务等方式，鼓励企业、公益慈善组织、商业保险机构等参与慢性病高危人群风险评估、健康咨询和健康管理，培育以个性化服务、会员制经营、整体式推进为特色的健康管理服务产业。

（5）完善保障政策，切实减轻群众就医负担

1）完善医保和救助政策。完善城乡居民医保门诊统筹等相关政策，探索基层医疗卫生机构对

慢性病患者按人头打包付费。完善不同级别医疗机构的医保差异化支付政策，推动慢性病防治工作重心下移、资源下沉。发展多样化健康保险服务，鼓励有资质的商业保险机构开发与基本医疗保险相衔接的商业健康保险产品，开展各类慢性病相关保险经办服务。按规定对符合条件的患慢性病的城乡低保对象、特困人员实施医疗救助。鼓励基金会等公益慈善组织将优质资源向贫困地区和农村延伸，开展对特殊人群的医疗扶助。

2）保障药品生产供应。做好专利到期药物的仿制和生产，提升仿制药质量，优先选用通过一致性评价的慢性病防治仿制药，对于国内尚不能仿制的，积极通过药品价格谈判等方法，合理降低采购价格。进一步完善基本药物目录，加强二级以上医院与基层医疗卫生机构用药衔接。发挥社会药店在基层的药品供应保障作用，提高药物的可及性。老年慢性病患者可以由家庭签约医生开具慢性病长期药品处方，探索以多种方式满足患者用药需求。发挥中医药在慢性病防治中的优势和作用。

（6）控制危险因素，营造健康支持性环境

1）建设健康的生产生活环境。推动绿色清洁生产，改善作业环境，严格控制尘毒危害，强化职业病防治，整洁城乡卫生，优化人居环境，加强文化、科教、休闲、健身等公共服务设施建设。建设健康步道、健康主题公园等运动健身环境，提高各类公共体育设施开放程度和利用率，推动有条件的学校体育场馆设施在课后和节假日对本校师生和公众有序开放，形成覆盖城乡、比较健全的全民健身服务体系，推动全民健身和全民健康深度融合。坚持绿色发展理念，强化环境保护和监管，落实大气、水、土壤污染防治行动计划，实施污染物综合控制，持续改善环境空气质量、饮用水水源水质和土壤环境质量。建立健全环境与健康监测、调查、风险评估制度，降低环境污染对健康的影响。

2）完善政策环境。履行《烟草控制框架公约》，推动国家层面公共场所控制吸烟条例出台，加快各地区控烟立法进程，加大控烟执法力度。研究完善烟草与酒类税收政策，严格执行不得向未成年人出售烟酒的有关法律规定，减少居民有害饮酒。加强食品安全和饮用水安全保障工作，推动营养立法，调整和优化食物结构，倡导膳食多样化，推行营养标签，引导企业生产销售、消费者科学选择营养健康食品。

3）推动慢性病综合防控示范区创新发展。以国家慢性病综合防控示范区建设为抓手，培育适合不同地区特点的慢性病综合防控模式。示范区建设要紧密结合卫生城镇创建和健康城镇建设要求，与分级诊疗、家庭医生签约服务相融合，全面提升示范区建设质量，在强化政府主体责任、落实各部门工作职责、提供全人群全生命周期慢性病防治管理服务等方面发挥示范引领作用，带动区域慢性病防治管理水平整体提升。

（7）统筹社会资源，创新驱动健康服务业发展

1）动员社会力量开展防治服务。鼓励、引导、支持社会力量举办的医疗、体检、养老和养生保健机构以及基金会等公益慈善组织、商业保险机构、行业协会学会、互联网企业等通过竞争择优的方式，参与所在区域医疗服务、健康管理与促进、健康保险以及相关慢性病防治服务，创新服务模式，促进覆盖全生命周期、内涵丰富、结构合理的健康服务业体系发展。建立多元化资金筹措机制，拓宽慢性病防治公益事业投融资渠道，鼓励社会资本投向慢性病防治服务和社区康复等领域。

2）促进医养融合发展。促进慢性病全程防治管理服务与居家、社区、机构养老紧密结合。深入养老机构、社区和居民家庭开展老年保健、老年慢性病防治和康复护理，维护和促进老年人功能健康。支持有条件的养老机构设置医疗机构，有条件的二级以上综合医院和中医医院设置老年病科，增加老年病床数量，为老年人就医提供优先便利服务。加快推进面向养老机构的远程医疗服务试点。鼓励基层医疗卫生机构与老年人家庭建立签约服务关系，开展上门诊视、健康查体、健康管理、养生保健等服务。

3）推动互联网创新成果应用。促进互联网与健康产业融合，发展智慧健康产业，探索慢性病健康管理服务新模式。完善移动医疗、健康管理法规和标准规范，推动移动互联网、云计算、大数据、物联网与健康相关产业的深度融合，充分利用信息技术丰富慢性病防治手段和工作内容，推进预约诊疗、在线随访、疾病管理、健康管理等网络服务应用，提供优质、便捷的医疗卫生服务。

（8）增强科技支撑，促进监测评价和研发创新

1）完善监测评估体系。整合单病种、单因素慢性病及其危险因素监测信息，实现相关系统互联互通。健全死因监测和肿瘤登记报告制度，建立国家、省级和区域慢性病与营养监测信息网络报告机制，逐步实现重点慢性病发病、患病、死亡和危险因素信息实时更新，定期发布慢性病相关监测信息。以地市为单位，基本摸清辖区内主要慢性病状况、影响因素和疾病负担。开展营养和慢性病危险因素健康干预与疾病管理队列研究。运用大数据等技术，加强信息分析与利用，掌握慢性病流行规律及特点，确定主要健康问题，为制定慢性病防治政策与策略提供循证依据。加强水、土壤、空气等环境介质和工作场所等环境质量、农产品质量安全监测，逐步实现跨行业跨部门跨层级的纵向报告和横向交换，动态实施环境、食物等因素与健康的风险评估与预警。

2）推动科技成果转化和适宜技术应用。系统加强慢性病防治科研布局，推进相关科研项目。进一步加强国家临床医学研究中心和协同创新网络建设，完善重大慢性病研究体系。以信息、生物和医学科技融合发展为引领，加强慢性病防治基础研究、应用研究和转化医学研究。统筹优势力量，推进慢性病致病因素、发病机制、预防干预、诊疗康复、医疗器械、新型疫苗和创新药物等研究，重点突破精准医疗、"互联网+"健康医疗、大数据等应用的关键技术，支持基因检测等新技术、新产品在慢性病防治领域推广应用。针对中医药具有优势的慢性病病种，总结形成慢性病中医健康干预方案并推广应用。结合慢性病防治需求，遴选成熟有效的慢性病预防、诊疗、康复保健适宜技术，加快成果转化和应用推广。开展慢性病社会决定因素与疾病负担研究，探索有效的慢性病防控路径。在专业人才培养培训、信息沟通及共享、防治技术交流与合作、能力建设等方面积极参与国际慢性病防治交流与合作。

二、慢性病的健康管理

慢性病的健康管理是指在收集个人健康信息的基础上，预测未来一定时间内某种或某几种慢性病的发生风险。在风险预测的基础上，制订针对生活方式和危险因素的个体化干预和行为矫正计划并实施，定期进行跟踪和效果评估，然后进一步收集信息，作为效果评估的依据，进入下一个健康管理周期。针对慢性病患者进行健康管理，不仅能有效评估患者的健康状况，还能在此基础上提出针对性的干预措施，最终达到改善健康状况、提高慢性病患者生活质量的目的。

1. 我国慢性病管理模式的发展历史　中国慢性病管理模式经历了以监测为主、以社区为核心、以患者为中心的三个发展阶段。

（1）以监测为主的慢性病早期管理模式：20世纪50年代至70年代，慢性病管理的理念开始在中国出现，相关的慢性病干预项目也相继在中国开展。50年代末，林州食管癌高发现场的防治体系在河南开始建立，肿瘤防治网络在上海开始建立；60年代开展了多项流行病学调查和心脑血管疾病病因研究；70年代开展了江苏启东肝癌早诊早治示范基地等慢性病防治项目。

（2）以社区为核心的慢性病管理模式：我国自20世纪80年代至21世纪初期，开始构建以社区为核心的慢性病管理模式。20世纪90年代在上海开展慢性病自我管理模式试点项目，通过借鉴国外经验，发挥社区等基本卫生保健机构在慢性病管理中的作用，提出以社区为核心的慢性病健康管理模式和慢性病临床管理路径。

（3）以患者为中心的慢性病自我管理模式：随着全民健康意识的逐步增强和医联体、分级诊疗制度等的推进实施，针对患者从发病到康复的全流程联通，不同医疗机构之间已经出现了联动管理模式。2011 年，上海市静安区创建"国家慢性非传染性疾病综合防控示范区"，从顶层设计、发挥 3 个主体的管理作用出发，有效打造高品质示范区的静安模式。2015 年，陕西省率先将西安市雁塔区确定为陕西省城市医院分级诊疗首个试点单位，成立了西安交通大学第一附属医院雁塔区医联体，实施慢性病管理和双向转诊的分级诊疗。尽管这些模式开始重视慢性病健康管理中的作用，但在实现慢性病信息网络、各级医疗机构信息共享、高效利用居民健康档案等方面仍有很长的路要走。

2. 国外慢性病健康管理经验　对于慢性病的管理和干预，世界各国都做了大量的探索，也建立了相应的理论模型，比较有代表性的是美国的慢性病照护模式、慢性病创新照护框架、健康维护组织模式等。

（1）慢性病照护模式：20 世纪 90 年代，美国 MacColl 卫生服务创新研究所以全球各国慢性病管理研究成果为基础，提出了基于卫生服务体系的慢性病照护模式。该模式认为，建立包括社区、卫生服务体系、患者自我管理支持、转诊系统设计、决策支持和临床信息系统等在内的健康服务系统，能够实现高质量慢性病管理，有效改善"医患关系和健康结果"。该模式已广泛应用于发达国家，如美国、法国、澳大利亚等，在慢性病健康管理方面取得了良好的应用效果。

（2）慢性病创新照护框架：近年来，发展中国家慢性病蔓延迅速。为了应对全球慢性病挑战，帮助发展中国家更好地管理慢性病，2002 年世界卫生组织提出了慢性病创新照护框架。慢性病创新照护框架将复杂的健康服务提供过程分为微观、中观和宏观三个层面，分别指患者交互层面、健康服务系统和社区层面，以及宏观政策层面，各层面相互作用影响。建立在这一框架下的慢性病管理模式，能够有效改善慢性病患者的健康状况，提高慢性病患者的生活质量。

（3）健康维护组织模式：美国采取商业医疗保险为主、公立医疗保险为辅的模式。健康维护组织模式是一种会员制管理式的医疗保险模式，健康管理与医疗保险形成结合体。慢性病管理服务的提供者包括保险公司、健康维护组织、优先医疗服务提供商、责任医疗机构、大型医疗集团、社区服务机构等，充分利用有限的医疗资源覆盖更大的用户群体，降低医疗费用和减少医疗资源的浪费，打通医疗服务各环节，形成医疗服务全流程闭环。

3. 我国慢性病健康管理经验

（1）建立慢性病预防管理网络，充分利用社区资源：开展慢性病防治关口前移的重要保障是建立慢性病预防管理网络，将触角伸向社区和居民家庭。积极推行社区慢性病网格化管理，以社区全科服务小组为主体，组建由全科医生、社区护士、公共卫生医师、社区卫生助理员共同参与的全科服务团队，以全科医师为核心，为全科团队的每项工作保驾护航。建立以街道、居委会配合支持的疾病预防、卫生管理、疾病管理的横向到边、纵向到底的预防控制网络。

（2）探索卫生管理服务模式，实行全科医师包片包干制度：积极转变服务方式，围绕全科医师负责制，探索服务方式。开展以建立家庭卫生档案为抓手的社区医疗工作。开展健康管理工作，即有计划、有组织、有指挥、有协调、有干预、有控制地利用健康资源，针对辖区居民健康需求开展健康管理工作。一手抓健康教育，一手抓卫生提升。利用门诊、社区活动中心等公共场所播放健康宣教片，在社区发放宣传资料，有针对性地开展群体讲座，进行临床预防。

（3）实施慢性病规范管理：社区卫生服务工作的重要内容之一是对慢性病患者，如高血压、糖尿病患者实施规范化管理。积极推进慢性病群体性管理工作，积极开展慢性病自我管理工作。如成立以居委会为单位的高血压自管小组，肿瘤俱乐部等。发挥家庭成员和社区志愿者的作用，提高患者自我管理病情的能力，提高患者知晓率、管理率和控制率，减少患者的就诊次数，提高患者的就医满意度。

（4）利用信息化手段，提高慢性病防治管理效能：做好慢性病防治管理工作，信息化管理是先决条件。必须以信息技术为支撑，才能开展高效的健康管理和疾病管理工作。信息化管理的实现，能够降低人力成本、提高工作效率。诊疗信息实时互通及卫生档案、预防保健信息共享，使全科医生能及时掌握患者的信息，对病情的动态变化及治疗效果进行监测，提高了慢性病管理的规范性。

第二章　健康管理的基本策略与相关理论

第一节　健康管理的基本策略

健康管理的基本策略包括生活方式管理、健康需求管理、疾病管理、灾难性伤病管理、残疾管理、综合人群健康管理六个方面。

一、生活方式管理

生活方式管理是为了减少健康危险因素，降低疾病的发生概率，在科学方法的指导下，培养健康的生活方式和行为习惯，杜绝不良卫生健康习惯。

生活方式管理的内容包括以下几个方面。

（1）分析个人生活方式和行为习惯，找出不利于健康的危险因素，及时提示提醒，敦促其改善和调整。

（2）监测身体健康状况是否发生变化，及时了解变化情况，使身体保持在稳定健康的状态。

（3）学习健康知识和技能，提高健康素养，提升自我健康保健的能力。

二、健康需求管理

健康需求管理是以满足个体或群体健康需求为主导的服务，通过满足个体或群体的健康需求，促进和维护人类健康。健康需求管理的目标是在改善人群健康状况的同时，减少昂贵的、非临床必需的医疗服务，控制医疗成本，促进健康服务资源的合理利用，通过帮助健康消费者寻求合适的健康服务，维护自身健康。

健康需求管理通常通过一系列的服务手段和工具来影响和引导人们对健康保健事业的需要。常见的健康需求管理方法有：帮助患者减少健康危险因素，推行健康的生活方式，鼓励自我保健和干预，寻找手术替代疗法等。常见的服务有：24小时电话健康咨询、基于互联网的转诊服务、共享健康信息库、健康课堂讲座、健康服务预约等。

三、疾病管理

疾病管理是在以循证医学方法为基础，临床效益和经济效益评估的基础上，针对与疾病相关的服务提出各种针对性的建议和策略，通过改善医患关系，建立详细的医疗干预和沟通辅助系统、改善疾病患病现状、预防疾病加重，达到不断改善目标人群健康的目的。

疾病管理包括人群识别、循证医学指导、医疗资源协调运作、患者自我管理、过程管理和结果预测、定期报告反馈等多个方面的内容。

四、灾难性伤病管理

灾难性伤病管理侧重于"灾难性"的疾病或伤害，"灾难性伤病"是指在医疗卫生服务上花费巨大、对健康造成的危害十分严重的疾病或伤害，也包括因为肿瘤、肾衰竭、严重创伤等情况造成的伤害。灾难性伤病管理工作具有复杂性和艰难性，如发病率低，需长期复杂的医疗卫生服务，家庭、经济、保险等各方面压力巨大，服务可及性低等，是健康管理面临的一大挑战。

灾难性伤病管理的特点有以下几项。

（1）及时转诊。

（2）制订合适的医疗服务方案，需要综合考虑个人、家庭、社会各方面因素。

（3）组建有效应对复杂医疗服务需求的医疗服务队伍，提升多种学科的专科诊疗能力和综合诊疗能力。

（4）最大限度地帮助患者自我管理。

（5）尽可能使患者及其家人满意。

五、残疾管理

残疾管理是将因残疾造成的劳动能力和生活能力降低到最低程度，以减少残疾事故的发生频率和费用支出。残疾时间长短不一，残疾管理需要考虑的因素包括医学因素和非医学因素。

（1）医学因素：疾病或损伤的严重程度、个人选择的治疗方案、康复过程、疾病或损伤的发现治疗时期、接受有效治疗的程度、药物治疗和手术治疗的选择、年龄、并发症、药物不良反应等。

（2）非医学因素：社会心理因素、职业因素、工作压力、工作政策和环境、工作场所的报告和管理能力、法律因素、压抑和焦虑、信息畅通性等。

六、综合人群健康管理

综合人群健康管理是通过上述不同基础管理策略的协调组合，为个人或群体提供更全面的健康管理服务的过程。不同组合的综合性健康管理策略都须体现以健康需求为中心、以人为本的理念。

第二节　三早健康管理模式

随着我国社会经济的快速发展、人民生活水平的快速提高和生活方式的巨大改变，慢性病人群日益庞大，慢性病已成为影响我国社会经济发展的重大公共卫生问题。利用互联网技术建立一体化的预防治疗综合体系，将成为未来发展方向。智慧医疗的发展重点是在"互联网+"时代背景下，让人工智能和大数据在疾病监测、辅助决策、健康管理等领域发挥重要作用。

5G+"三早"健康管理系统的概念最早由健康管理领域专家郭清教授提出。5G+"三早"健康管理系统，指应用5G技术和移动终端、云端、物联网、人工智能等技术支撑，强调连续、动态、个性化健康服务，实现"早筛查""早评估""早干预"的健康管理服务。其中，"三早"健康管理系统强调从"以治病为中心"向"以健康为中心"转变，实现全人群、全流程、全方位的健康管理。

"三早"健康管理系统是在"健康管理三部曲"的基础上提出的。"健康管理三部曲"的内涵包括三个方面，一是健康信息收集和健康检测，为健康管理的各环节提供信息支撑，是实现早筛查的重要前提，包括健康数据管理和动态健康数据采集两部分。动态健康数据采集是通过对接医院、社区或企业的健康小屋、个人用户的可穿戴设备等。二是健康风险评价和健康评估，是健康管理的核心技术和实现早评估的关键部分，用于高血压、心脏病、脑卒中等慢性病的预警预测，健康风险评估和预警预测模型多建立在前瞻性队列人群研究基础上。三是健康风险干预和健康促进，是健康管理的重要环节和落实早干预的最终目标。目前国内外健康管理和慢性病防控的相关指南对健康干预策略已经形成共识，即采用分层次的干预策略：低风险人群以科普教育为主，中风险人群以生活方式干预为主，高风险人群则针对异常指标采取个体化的干预措施。心脑血管疾病和恶性肿瘤的高危个体宜采取治疗性干预措施。

一、早　筛　查

疾病筛查最初应用于结核病的早诊早治上。20世纪初期，美国推广了面向人群的定期体检，扩展了筛查的病种和覆盖范围。近年来，筛查的应用范围不断扩大，用于早期识别患病人群，以及在高危个体中识别可能发生的疾病。健康管理和筛查是密不可分的，从预防保健的角度来说，健康管理通过健康体检进行筛查，及早发现疾病，做到早期诊断，早期治疗，从疾病管理的角度来说，健康管理就是更加积极主动的疾病筛查与及时诊治。

1. 概念、目的和分类

（1）概念：筛查是针对临床早期或潜伏期等更早的疾病阶段，将快速简便的试验、检查或其他方法，用于尚未发现或未明确诊断疾病的人群中，将可能存在疾病或缺陷、但是表面健康的个体与没有疾病的个体进行鉴别的一系列医疗卫生服务措施。筛查所用的技术手段和方法，包括问卷调查、化验、物理检查、内镜、影像学检查等，也可以是细胞学或生物大分子标志物检测。筛查试验除了具备真实性、可靠性和良好的预测性能外，还应具备以下5个特征。

1）简易性：指易于学习和操作，相关人员经过适当的培训能够操作。

2）廉价性：原则上在健康效益一定的情况下，费用应更低。

3）快速性：能快速得到检查结果。

4）安全性：不会给受试者带来创伤，原则上初筛宜采用无创性检查手段。

5）可接受性：筛查方法易于被受试者接受。

筛查一般不单独使用，对筛查结果阳性或可疑阳性者需进一步确诊检查，对确诊患病者进行治疗，对健康管理高危人群采取相应的干预措施。

（2）目的：筛查目的包括以下5点。

1）及早发现健康管理重点人群或可疑患者，早诊断、早干预，做到乳腺癌、宫颈癌、结直肠癌等高发癌种的二级预防，提高治愈率。

2）发现健康管理高危人群，从病因学的角度采取生活方式管理等相应的干预措施，降低人群的发病率，实现疾病的一级预防。

3）了解疾病的自然史，通过开展筛查，观察临床前期、临床期和临床后期的症状和体征，观察疾病发展过程的各个阶段。

4）进行疾病监测，可通过筛查进行传染病和食源性疾病的病原学监测，发现隐性感染者。

5）合理分配卫生资源，如制订针对高血压危险因素、靶器官损害等的阶梯式筛查路径，将问卷评估作为一级筛查，常规体检作为二级筛查，高血压专项检查（针对靶器官损害和临床并发症）作为三级筛查，制订出有针对性的筛查路径，便于分层评估和管理，合理分配卫生资源。

（3）分类：筛查有多种分类形式。

1）按筛查对象的范围：可分为整群筛查和选择性筛查。

A. 整群筛查是对整个目标人群进行筛查，也叫普查。在某一疾病患病率非常高的情况下，对目标人群进行普查，找出患病个体或患病高危人群，如乳腺癌、宫颈癌等疾病的普查。

B. 选择性筛查是在高危人群中进行筛查，如在乙型肝炎病毒感染或丙型肝炎病毒感染的人群、长期过度饮酒人群、患有非酒精性脂肪性肝炎的人群、肝硬化的人群、食用被黄曲霉毒素污染食物的人群、有肝癌家族史等的人群中进行肝癌筛查。

2）按筛查的组织方式：可分为主动筛查和机会性筛查。

A. 主动筛查是通过有组织的宣传介绍，动员相关人员到筛查服务点进行检查。例如，动员某地区40～60岁的女性到医疗机构进行乳腺、腋下淋巴结彩超检查筛查乳腺癌，25～65岁的女性进行妇科检查、宫颈细胞学检查筛查宫颈癌。

B. 机会性筛查属于被动式筛查，是指将日常医疗服务和目标疾病患者筛查相结合，在健康体检或对其他疾病进行诊断治疗时，对高危因素进行联合筛查。如在各级医院门诊给首诊患者测量血压以发现隐匿性高血压患者。

3）按筛查项目的多少：可分为单项筛查和多项筛查。

A. 单项筛查是使用某一种检查方法筛查某一特定疾病，如用低剂量螺旋 CT 筛查肺癌。

B. 多项筛查是同时使用多种检查方法筛查一种或多种疾病，如我国进行的两癌筛查，在乳腺癌和宫颈癌高危人群中使用乳腺 X 线检查、乳腺超声检查、乳房触诊、妇科检查、传统巴氏涂片和液基薄层细胞学检查等方式筛查乳腺癌和宫颈癌。

4）按筛查目的：分为治疗性筛查和预防性筛查。

A. 治疗性筛查是为了对某一疾病进行早期发现、早期诊断和早期治疗开展的筛查，如乳腺癌、宫颈癌、大肠癌等的筛查。

B. 预防性筛查是为了预防某一疾病的发生，而对高危人群进行的筛查，如对高血压、糖尿病、血脂异常等心血管疾病的高危因素进行筛查，以预防心血管疾病的发生。在健康管理领域此类筛查更为常见，用于风险评估和制订个性化的干预方案，从而实现早期预防的目的。

2. 实施原则　实施一项筛查计划前，要考虑一系列与实施筛查有关的标准，一般包括 4 个方面：筛查的疾病、筛查试验、疾病的治疗和伦理学问题。

（1）筛查的疾病

1）所筛查疾病或状态应是该地区现阶段的重大公共卫生问题。

2）对所筛查疾病或状态的自然史有比较清楚的了解，有足够长的、可识别的临床前期和对应的标志物，且这种标志物有比较高的流行率。

3）对所筛查疾病或状态的预防效果及其副作用有清楚的认识。

（2）筛查试验

1）简单。

2）经济。

3）安全。

4）准确。

5）容易被受检者接受。

（3）疾病的治疗

1）对筛查阳性者能提供有效的治疗方法或可行的干预措施，即早期治疗优于晚期治疗。

2）经高质量的随机对照试验证明该筛查项目可以有效地降低死亡率和病死率，筛查带来的益处应当超过临床确诊检查和治疗引起的躯体及精神损害，与其他医疗卫生服务项目相比该筛查项目的成本效益合理，在临床、社会和伦理等方面，群众和医护人员可以接受该筛查服务。

（4）伦理学问题

1）遵循尊重个人意愿、有利无害、公平公正的一般伦理原则。

2）对于检查项目，受检人具有知情权。

3）有益无害原则明确体现在筛查实施中。

4）个体寿命长于受益时间，才能对无症状者进行早期筛查。

5）公平、合理地对待每一位被筛查人员。

二、早 评 估

1. 概念、目的和分类

（1）概念：健康评估是健康管理的一个重要组成部分，是有计划地收集评估对象的健康数据，并对数据进行判断的过程，包括以下步骤：提取和分析个人健康信息，基于高血压、冠心病、脑卒中和糖尿病等多种常见慢性病风险评估模型筛选出独立的危险因素，开展生活方式和疾病风险评估。健康评估包括健康状况评估、健康异常诊断、生活方式评估等内容。

（2）目的：疾病的发生，不仅有物理、化学和生物方面的原因，还有社会、心理方面的原因。通过健康评估，可以构建包含健康风险评价、健康预警等功能的一套标准化、可推广的慢性病风险分层评估预警方法。过去人们往往忽视心理、社会、环境等因素对健康的影响，对不良生活方式与疾病之间的关系认识不足，导致慢性病的防治存在局限性和无效性。如果人们通过健康评估获得相关的疾病风险预警和健康保健知识，可以在一定程度上减少疾病的发生，防止病情的恶化。

（3）分类：从不同的角度出发，可对健康风险评估进行多种分类。

1）按应用的领域，可分为临床评估、健康过程及结果评估、生活方式及健康行为评估、公共卫生监测及人群健康评估。

A.临床评估：包括体检、门诊、入院、治疗评估等。

B.健康过程及结果评估：包括健康状态评估、患病危险性评估、疾病并发症评估及预后评估等。

C.生活方式及健康行为评估：包括饮食、运动、睡眠等健康相关习惯的评估。

D.公共卫生监测及人群健康评估：从人群的角度进行环境安全、食品安全、职业卫生等方面的健康评估。

2）按学科领域，可分为西医健康评估、中医健康评估、其他领域的健康评估。

A.西医健康评估：西医健康评估的研究已经比较成熟。欧洲五维生存质量量表是目前国际上广泛应用的健康评估量表，用于临床疾病研究、健康影响因素分析、医学研究、健康普查与健康服务等领域，具有简明、易操作、应用范围广、可信度高等优点，是一种便捷的健康测量工具。另外一种国际通用的健康评估工具是自测健康评定量表，可用于14岁以上各类人群的健康评估，在多个领域得到广泛应用。此外，健康调查量表36（SF-36）也是全球应用较为广泛的生命质量评估工具，共36个条目，包括总体健康知觉、生理功能、躯体疼痛、角色功能、社会功能、活力、认知功能和心理健康8个维度，对生理和心理健康进行综合测量。

B.中医健康评估："治未病"的健康管理思想，早在《黄帝内经》中就已出现，至今已走过了几千年的历程。作为健康管理的一部分，中医领域的健康评估工作也有了一定的进步。中医体质量表以中医经典理论为依据，按照平和质、气虚质、阳虚质、阴虚质、痰湿质、湿热质、瘀血质、气郁质、特禀质9个体质类型，建立了以自填为主的包括9个亚量表、60个条目的标准化量表，是实施中医健康管理的重要依据。通过对临床各种资料的分析，最终形成包括精力、疼痛、大小便、睡眠、情绪、饮食、体质等方面内容的中医健康状况分析方法。

C.其他领域的健康评估：如军队体检分析与评估、大学生亚健康症状评估、国际旅行者健康检查与科学评估、飞行员健康评估等。

2. 实施原则　健康风险评估包括一般健康风险评估和疾病风险评估。健康风险评估是估计具有一定健康特征的个体是否会在一定时间内发生某种疾病或健康的结局。在过去的研究中，健康风险评估一般以死亡为结局，因为技术的发展和健康管理需求的变化，健康风险评估逐渐扩展到基于某种疾病发病的风险评估，可以使个体更有效地认识危险因素的作用，有效实施控制措施，减少医疗费用。疾病风险评估与健康管理措施有着密切的联系，是健康风险评估的一大类型。疾病风险评估在一定程度上起到监测、管理、分流的作用，通过疾病风险评估对人群进行分类，实现全人群有效健康管理，对处于不同类型和等级的个体或人群实施不同的健康管理策略。

健康风险评估包括3个基本模块：健康调查、风险计算、评估报告。

（1）健康调查：是健康风险评估过程中进行信息收集的重要手段，根据评估的重点和目的不同，所需信息会有所差异。

一般来讲，调查的主要组成包括：

1）健康检查数据，如身高、体重、血压、血脂、血糖等。

2）生活方式数据，如吸烟、饮酒、膳食、运动习惯等。

3）个人疾病史和家族疾病史。

4）其他危险因素，如精神压力、工作环境等。

5）健康相关态度、知识方面的信息。

（2）风险计算：风险评估的步骤分为：

1）选择要评估的疾病。

2）不断发现并确定与该疾病发生有关的危险因素。

3）应用适当的预测方法建立疾病风险预测模型。

4）验证评估模型的正确性和准确性。

流行病学的研究衍生出疾病风险评估的方法。其中，以前瞻性队列研究和综合分析流行病与循证医学证据是最主要的两种方法，前者包括生存分析法、寿命表分析法等，后者包括元分析（meta-analysis）、合成分析法等。

疾病危险性评估一般有两种方法。

1）第一种是建立在单一危险因素与发病率的基础上，将这些单一因素与发病率的关系以相对危险性来表示其强度，得到的各相关因素的加权分数即为患病的危险性。在健康管理发展初期，这种方案不需要大量的数据分析，简单实用，是主要的风险评估方式。

2）第二种方法是建立在多因素分析的基础上，即采用统计学和概率论的方法，得出患病危险性与危险因素之间的关系模型。这一以数据为基础的建模方法在过去几年中得到了长足的发展，其目的在于将更多的危险因素纳入其中，同时也使评估的精确性得到了提高。所采用的数理手段，除了常见的多元回归外，还有基于模糊数学的神经网络方法及基于蒙特卡罗法的模型等。典型代表是弗雷明汉（Framingham）基于前瞻性研究而建立的冠心病模型，被广泛应用于健康风险评估。

（3）评估报告：健康风险评估报告的种类很多。个人报告一般包含与健康风险评估目的相对应的健康风险评估结果和健康教育信息。人群报告一般包括对被评估人群的人口学特征概述、对健康危险因素进行归纳、建议采用何种手段和方式进行干预等内容。评估报告的形式多种多样，可以预见的是，由于互联网受众范围广、更新快、可及性强等特点，健康教育信息通过网络发布将成为重要的教育形式。

三、早　干　预

健康干预是指针对影响健康的不良行为习惯、不良生活方式等危险因素，以及引起的相应的不良健康状态，采取综合措施，进行综合处置的一种医学手段。其内容包括健康咨询与健康教育、营养与运动干预、心理与精神干预、健康风险控制与管理、医学指导等多个方面。其环节包括建立健康危险因素分层干预方案，制订个体化精准干预措施，结合运动、饮食、心理等生活方式因素，针对高血压、心脏病、脑卒中、糖尿病等常见慢性病的发病风险，进行健康干预促进，建立低危、中危、高危、慢性病患者分级管理，动态干预，预警人群跟踪机制。

1. 概念、目的和分类

（1）概念：健康干预是对健康危险因素进行全面监测、分析、评估、预测、干预，以及维护健康的全过程，针对健康人群、亚健康人群、疾病人群进行健康干预，将被动的疾病治疗转变为主动的健康管理，达到节约医疗费用支出、维护健康、促进健康的目的。

（2）目的

1）降低疾病风险：健康管理的意义在于通过健康干预，有效控制健康危险因素，降低疾病风险，充分发挥一级预防的作用，对疾病进行有效预防和控制。

2）控制疾病进展：健康干预在有效降低疾病风险的同时，对患病群体可以有效控制病情进展和并发症的出现。美国的健康管理经验证明，健康管理服务的参加者通过有效的主动预防和干预，按照医嘱定期服药的比例提高，医生能提供更为有效的药物与治疗方法，从而降低了健康管理服务对象的综合风险。

3）减少医疗费用：疾病一级预防和早期干预是疾病控制最为有效的、性价比最高的手段，通过对一般人群和患病群体的健康干预，可以明显降低医疗费用，减少健康损失。

（3）分类：健康管理旨在识别和控制健康危险因素，降低疾病风险的存在和发生，促进个体健康和群体健康。因此，有效的健康干预是健康管理的重点和实现健康管理目标的重要手段。根据干预对象、干预手段、干预因素的不同，健康干预可以有多种形式。

1）个体干预：指以个体为干预对象的健康干预，所干预的健康危险因素可为单一危险因素，如对个体血压的干预；也可为综合危险因素，如对个体心血管病危险因素的综合干预。

2）群体干预：指以群体为干预对象的健康干预，如对孕妇群体采取孕期补充叶酸预防婴儿出生缺陷的干预措施。

3）临床干预：指对特定患病个体或群体，在临床上采取的以控制疾病进展和并发症出现为主要目的的干预措施。

4）药物干预：指以药物为手段，以减轻疾病的严重程度和防止病情进展为目的的干预措施，如对心血管高危人群使用小剂量他汀类药物进行干预。既可对患者群体进行药物干预，也可对特殊人群进行药物干预。

5）行为干预：指对个体或群体不健康行为如吸烟、过度饮酒等健康危险因素进行的干预。

6）生活方式干预：指对个体或群体生活方式，如膳食结构、运动等进行的干预。

7）心理干预：指对个人或群体的健康产生影响，引起生理、心理疾病的心理危险因素的干预。

8）综合干预：指同时对个体或群体的多种健康危险因素进行的干预，在健康管理中通过健康监测和风险评估形成的健康指导方案应包括综合干预措施。

2. 实施原则

（1）健康干预的方法

1）重点干预：以优化生活方式为主要目标，以干预对象的健康体检或就医为契机，借助专家资源、跟踪访问、筛选高危人群及患病人群等手段，有针对性地指导干预对象掌握疾病预防控制技术和自我管理方法。

2）一般干预：利用各种媒介和多种形式，开展一系列健康教育，如健康讲座，开发健身场地资源，强化目标人群的健身活动意识，积极组织干预活动。随时掌握干预对象的饮食、运动情况，并及时提供健康意见，对干预对象进行量化管理。

（2）干预的流程

1）为干预对象制定个性化的健康干预方案。

2）制订符合健康干预方案的具体实施计划。

3）按时对干预对象进行电话回访，及时了解干预对象的身体健康状况。

4）按需进行入户随访，进行面对面健康指导。

5）进行阶段性健康报告及年度健康管理工作报告。

6）对干预对象身体健康恶化的情况及时报告，使医疗人员能够及时发出健康预警，采取妥善的处理方法。

（3）干预模式

1）契约管理干预模式：将健康管理者和被管理者之间的责任和义务，以契约的形式固定下来。每个签约管理对象都有自己的家庭医生，制订个性化的管理对象干预计划，并进行经常性的跟踪回访。

2）自我管理干预模式：自我管理是指通过一系列健康教育课程，传授给管理对象自我管理所需的知识、技能、信心和沟通的技巧，在健康管理者的支持下，帮助管理对象主要依靠自己解决健康危险因素给日常生活带来的各种躯体和情绪方面的问题。自我管理干预措施的目的是促进管理对象进行自我管理和行为改善，例如，改善饮食和运动的行为，改善认知行为能力等，使其更有效地管理健康危险因素。

　　3）家庭管理干预模式：家庭管理干预是指为提高管理对象的依从性和改善生活质量，对干预对象家庭成员进行疾病知识教育，健康管理人员定期进行家访，进行干预性培训。如对高血压患者实施家庭管理干预，可以改变其家庭不良生活方式，改善生活质量，降低患者血压水平，降低患者医疗费用。通过共同宣传教育患者及家属，强化参与监督。

　　4）社区干预模式：社区干预是指为了创造有利于健康的环境，有计划、有组织地在居民社区开展一系列针对慢性病患者的活动，改善人们的行为和生活方式，减少健康危险因素，从而促进健康，提高慢性病患者的生活质量。社区干预模式包括对慢性病患者和高危人群进行健康教育，建立健康档案，进行行为、心理干预等。

　　（4）健康干预的策略：由于健康危险因素存在复杂性与聚集性，健康干预一般采取综合干预的策略。

　　1）社区综合干预策略：为创造有利于健康的环境，改变人们的生活方式和行为，促进人群的健康，根据社区诊断的结果和综合防治方案的要求，有计划、有组织地在社区范围内开展一系列健康促进活动，这一过程即为社区综合干预。社区综合干预要选择合适的干预类型，既实际可行又能被广大社区居民接受，同时，要选择干预效益好的因素进行干预，也就是对能够防止多种疾病发生的危险因素进行干预。明确界定干预的筛选原则，确保其可行性和有效性。

　　2）群体干预的基本策略

　　A. 树立群体榜样：以小群体中态度明确坚定、技能掌握较快的人作为典型示范，带动大家。

　　B. 制订群体规范：在征得所有人同意的基础上，制订一些人们必须遵守的规范。对违反或危害他人健康的行为，及时利用群体压力予以纠正或处罚。

　　C. 增强群体凝聚力：通过大家共同讨论，确立共同的奋斗目标，提高参与的自觉性，加强集体决策；另外可通过加强群体成员之间的信息沟通，加深相互了解，增进群体内部的团结，进而推动群体形成和巩固健康行为。

　　D. 提倡互帮互学：通过交流经验和心得，相互指出不足，共同进步。

　　E. 有效运用考核激励手段：适时进行总结考核，通过口头表扬、物质奖励等手段，支持并强化态度和行为转变。

　　3）个体干预的基本策略：了解干预对象的状态、愿望和目标；了解干预对象行为改变所处阶段，采取相应策略；干预策略要个体化、具体化、人性化；每个阶段着重解决一个主要问题；健康生活方式重在终身培养、终身保持。

第三节　疾病的三级预防策略

一、疾病的自然史

　　慢性病大多由于致病因素长期作用而引起，其发病是一个漫长的过程。疾病的发生、发展和转归的自然规律称为疾病的自然史。疾病的自然史按时间先后和有无临床症状体征分为四期。

　　（1）病理发生期：尚未出现临床症状和体征。

　　（2）临床前期：从疾病发生到出现最初的症状体征。

　　（3）临床期：出现形态结构或功能的明显异常，出现典型症状。

　　（4）转归期：疾病痊愈、缓解、伤残或死亡。

　　一般来说，慢性病的预防是根据目前人们对疾病病因的认识、机体的调节功能和代偿状况、对疾病自然史的认识等因素综合考虑的，因此，人们可以根据疾病自然史的不同阶段，采取不同的措施，进行有针对性的慢性病预防，阻止疾病的发生、发展或恶化。病因预防、疾病早期预防、临床防治，在临床上称为三级预防，这三种预防措施是呈现连续性的梯次性预防。

二、三级预防策略概述

疾病预防策略是疾病预防和控制的总纲领，只有在正确合理的疾病预防策略指导下，对慢性病采取切实可行的预防措施，才能有效地预防和控制疾病。慢性病预防针对疾病自然史的不同阶段，阻止疾病发生，预防或延缓其发展，将疾病造成的危害降到最低。

疾病的三级预防是以人群为对象，以健康为目标，以消除影响健康的危险因素为主要内容，以促进健康、保护健康、恢复健康为宗旨的公共卫生策略和措施。三级预防每一级的侧重点有所不同（表 2-1），一级预防针对的是疾病易感期，发挥健康促进和保障的作用；二级预防是针对疾病的潜伏期，通过二级预防可延缓疾病的发展；三级预防是针对患者发病后症状好转、防止并发症等情况而采取的预防措施。

表 2-1 疾病三级预防的比较

	疾病阶段	预防对象	预防措施	预防目标
一级预防	疾病前期/无病期	易感人群	健康促进，消除危险因素	阻止疾病的发生，延缓疾病的发展
二级预防	疾病早期/先兆期	尚未出现明显临床症状的早期患者	早发现、早诊断、早治疗	降低死亡率
三级预防	疾病后期/临床期或康复期	明确诊断的患者	治疗、康复、防止复发	提高患者生存质量

1. 一级预防 又称病因预防，是针对致病因子、可疑致病因子或因素，在疾病尚未发生时采取的预防、控制、消除疾病的根本措施。通过加强对病因的研究，减少对健康危险因素的接触，控制和消除健康危险因素，降低疾病或健康问题的发生概率。一级预防主要针对疾病的易感期，对人体健康起到促进作用和保护作用。

一级预防包括两个方面，健康促进和健康保护。健康促进是将健康教育与环境支持相结合的策略，形成健康的行为和健康的生活状态。健康促进的目的是创造有利于健康的环境，避免和减少疾病因素的暴露，促进积极的健康行为，提高应对环境压力和心理压力的抵御能力，从而保持健康平衡，减少疾病的发生。健康促进包括健康教育、自我保健、环境保护监测等方面的内容。健康保护是对某些病因明确、具有预防手段的疾病所采取的措施，在疾病的预防和控制中起着重要作用，如在某些地区推广长期食用碘盐预防地方性甲状腺肿，禁止近亲婚配预防部分遗传性疾病等。

（1）根本性预防：宏观的、根本性的措施称为根本性预防。它是通过制定法律法规、公共卫生政策等，建立健全社会、经济、文化等方面的措施，从战略层面考虑，避免疾病风险的增加。

（2）针对环境的措施：对大气、土壤、农作物、水源、食品等采取具体的保护措施，按照保护环境的方针，减少因环境污染造成的健康危害，如改善居住条件和生活卫生设施，提供安全饮用水，严禁在公共场所吸烟等。

（3）针对机体的措施：机体状态对疾病的发生发展有很大影响。针对机体的措施有以下几个方面。

1）开展公众健康教育，提高健康意识和自我保健能力，使人人注重卫生，锻炼身体、强健体魄，提高身体抵御疾病的能力，提倡合理营养和体力活动，提倡健康的行为和生活方式。

2）有组织、有计划地开展预防接种工作，扩大免疫接种覆盖，提高人群免疫水平。

3）做好妇女保健、儿童保健和老年保健，重视控制致癌因素对预防肿瘤发生具有重要意义。

4）谨慎采取医疗措施和使用药物，防止医源性致病因素的危害。

5）切断传染病传播途径，高危个体应通过服药预防传染病。

2. 二级预防 又称疾病早期预防，是为了防止或减缓疾病发展而采取的措施，即针对临床症状和体征不明显的患者，在疾病的临床前期做好早期发现，控制或延缓疾病发展，促使病变逆转，缩短病程，防止转入慢性状态和病原携带状态，降低现患率。

在二级预防中，早期发现是很重要的一环。普查、筛查、定期健康检查、高危人群重点项目检查、开设专科门诊等都是早期发现患者的具体方法。筛查是主要方法，但在决定是否大规模筛查某种疾病时，必须将疾病的发生率，检测方法是否简便、安全、准确，检测方法的经济效益和社会效益等因素考虑在内。提高医务人员的诊断水平、发展微量敏感的诊断方法和技术，是实现早期发现的根本途径。

早期检测和预防性体检对某些疾病的预防十分重要，有停止、逆转或延缓疾病发展的可能。对于传染性疾病，可以通过早期发现、早期诊断的方式，将患者隔离治疗，降低周围人群被感染的概率。在发现传染病疫情或疑似诊断后，迅速将传染病疫情报告当地卫生防疫机构，也是二级预防的重要内容。

3. 三级预防 又称临床预防，是在疾病临床期为减轻疾病危害、防止伤残和促进功能恢复、预防并发症和残障、提高生存质量、防止病情恶化、延长寿命、降低病死率而采取的措施。一般由两个阶段组成，分别是住院治疗和居家康复。

对症治疗可使相应疾病的症状改善、不良反应减轻，防止病情进一步发展、复发或转移，对并发症和致残有预防作用，通过医疗监测，减少疾病的不良影响。对丧失劳动力或残疾人员，通过康复治疗可促使其身心早日康复，重新恢复劳动能力，力争"病而不残、残而不废"，使其能够参加社会活动并延长寿命，一般的康复治疗有功能康复、心理康复、社会康复等。

三、三级预防与健康管理的关系

健康管理的本质是通过临床医学和预防医学相结合的方式，达到三级预防的目的。健康监测、健康评估、健康干预三个环节是健康管理的重要实施环节。健康管理的服务过程，以健康检测结果为依据，建立专属健康档案，给予健康状况评估，并有针对性地提出个性化的健康管理方案，使服务对象从社会、心理、环境、营养、运动等多角度得到全方位的健康维护和健康保障服务，同时对医疗就诊情况进行及时指导，减少个人医疗费用支出，使服务对象个人生活质量得以提高。

四、其 他

"零级预防"不同于传统意义上的疾病三级预防理念，它强调以人的健康为中心，在疾病发生前或健康危险因素出现前，就注重预防和控制，强调"新生命出生时""风险未出现时""病变未发生时""身体未衰老时"全生命周期的健康管理。"零级预防"对现代医学关口前移的战略指导意义十分重大。

"零级预防"概念的形成始于对心血管疾病的预防研究，研究者认为应采取措施阻止心血管疾病危险因素的出现，从而预防危险因素在人群中的流行，进而预防心血管疾病的发生。随着健康管理在国内的兴起和发展，健康管理学者引用了"零级预防"这一概念，不仅对其内涵进行了丰富和完善，还将其应用范围拓展至除心血管疾病以外的其他疾病。

第四节 健康教育与健康促进

一、健康教育与健康促进的概述

健康教育与健康促进是提高全民健康的有效途径，是实现健康中国建设目标的重要策略。

1. 健康教育

（1）概述：健康教育是以传播、教育、干预为手段，通过采用有利于健康行为和生活方式的教育活动和过程，帮助个体和群体掌握卫生保健知识，树立健康观念，合理利用资源；帮助个体和群体改变不健康行为并建立健康行为，以消除或减轻影响健康的危险因素，预防疾病，提高生活质量，促进健康。

健康教育是一门以改变行为来促进健康的科学，是对社区或人群的健康问题进行诊断，找出健康教育的"靶子"问题，采用社会学和流行病学的方法，以提高科学认知为根本，以树立正确的健康态度为关键，以掌握健康保健技能为依托，以改变行为举止为目的，开展健康干预工作。

健康教育不同于传统的卫生宣教。健康教育既有调查研究，也有计划组织和评估，不是单纯的、信息单一方向的传播。健康教育的目的是达到防病治病、改善身体健康状况、改善健康相关行为的效果。健康教育初步形成了理论和方法体系，将医学科学、行为科学、传播学和管理科学等学科的理论知识融会贯通。

（2）分类：根据健康教育的场所，可分为社区健康教育和医院健康教育。

1）社区健康教育：指以促进社区居民身体健康为目标，以社区为单位，以社区居民为健康教育对象，开展的旨在提高自我保健能力和群体健康水平的健康教育活动，动员和引导社区居民积极参与健康教育规划的制订和实施，养成良好的卫生行为习惯和生活方式，树立健康意识，关心自身、家庭、社区和社会的健康问题。

2）医院健康教育：指医护人员根据患者所患疾病的特点和转归情况，对患者及其家属所开展的疾病预防、治疗和康复知识的传播活动，内容从疾病防治知识的传播拓展到健康行为和生活方式、心理健康促进知识和技能的普及等方面。

（3）评价：健康教育的评价包括形成评价、过程评价和效果评价。

1）形成评价：在开展健康教育干预活动前，通过收集信息，明确社区健康问题或个人健康问题的程度和性质，发现开展干预活动的有利条件和障碍，确保干预活动的合理性和可行性，从而帮助决策，制订适当的干预措施。

A. 需求评估：对健康问题类型、范围和程度进行系统的评估。

B. 资源评估：对改善健康问题所需资源的系统评估，确定现有的、可供使用的资源优势和不足及可能需要的新资源。

2）过程评价：在健康教育活动过程中进行，贯穿计划执行的全过程。过程评价是根据项目目标的计划设计，系统地考察项目的执行过程，并与项目计划进行比较，对项目的执行情况做出结论。

A. 评估项目活动执行情况：如项目活动的覆盖面。

B. 项目活动的质量：如目标人群的满意程度。

C. 项目资源使用情况：如工作人员工作情况。

3）效果评价：以健康教育行为对目标人群的知识、态度和行为的直接影响为评价重点，评估健康教育活动导致目标人群的相关行为及其影响因素的变化。分为近期效果测评（如知识、态度、信念的转变情况）、中期效果测评、远期效果测评（如结局评价）。卫生知识测试得分、卫生知识知晓率、信念持有率、行为流行率、行为改变率等都可作为考核指标。

A. 影响健康行为的内因：包括知识、态度、信念在内的倾向性因素的改变程度。

B. 影响健康行为的外因：促进因素（资源、技术、政策、法规等）和强化因素（与目标人群密切相关的人群和环境对目标人群的支持）变化程度。

C. 行为改变情况。

D. 政策、法规制定情况。

E. 健康状况。

F. 生活质量。

2. 健康促进　是一种社会行为和社会策略，利用行政或组织手段，广泛协调社会各有关部门、社区、家庭和个人的资源，使之各尽其责，共同维护和促进健康。健康促进帮助人们达到最佳的健康状态，改变自己的生活方式，达到身体、情绪、社会适应能力、精神和智力等方面的健康。生活方式的改变受到提高认知、改变行为和创造支持性环境三方面联合作用的促进。在这三者中，最大的影响因素是维持健康和持续改善的支持性环境。健康促进是推动人们维护和改善自身健康的过程。

健康促进涵盖两个方面的内容：健康教育和生态学要素，生态学要素包括环境要素和行政手段。如表 2-2 所示，健康促进是健康教育发展的结果，是新的公共卫生方法的精髓，是"人人享有卫生保健"中至关重要的一环。

健康促进的五点策略如下。

（1）制定健康的公共政策：各个方面的健康促进政策相互补充综合而成。

（2）创造支持性环境：人类与其生存的环境是密不可分的，采用社会生态学方法，创造安全、舒适、满意和愉快的生活和工作环境。

（3）强化社区性行动：健康促进工作通过特定的、有效的社区行动来实现促进健康的目标，包括确定健康问题的优先解决方案、进行决策、设计策略和执行。利用社区行政、组织等手段，营造卫生环境，开发卫生资源，提高社区居民的健康素养和健康水平。

（4）发展个人技能：健康促进使公众更有效地维护自身健康和自身生存环境，并通过提供信息、健康教育、提高生活技能等方式支持个人和社会的发展，从而做出有益于健康的选择。

（5）调整卫生服务方向：调整健康服务方向要求更加注重健康研究和专业教育培训，立足于人的全面需求，提供健康服务。

表 2-2　健康教育与健康促进的比较

	健康教育	健康促进
内涵	有计划、有组织、有评价的教育活动和过程	健康监测、健康养护及生活方式管理、疾病管理
侧重点	知识、信念和行为改变，提高人们的健康素养	健康风险评估、健康危险因素管理、群众健康水平和健康素养提高
对象	个体和群体，侧重群体	个体和群体，侧重个体
基本步骤	需求评估—计划制订—干预实施—评价	信息收集—风险评估—干预咨询指导—效果评估
干预方法	信息传播、行为干预	行为干预、健康与疾病的咨询与指导、生活方式的管理、疾病管理
评价	活动实施、人群参与情况；知识、信念、行为的变化；健康指标的改善	健康相关行为、生活方式的改变；健康指标的改变；健康状况的提高、病情的改善；疾病或死亡风险的改变

二、健康素养

《"健康中国 2030"规划纲要》已将倡导健康生活方式放在战略任务的首位，把健康素养水平列入规划的一级指标。

世界卫生组织将"健康素养"定义为人们获取、理解、实践健康信息和服务，并利用这些信息和服务做出正确的判断和决定，促进自身健康的能力，也就是个体通过各种途径获取健康资讯、正确认识和运用健康资讯的能力和基本素质。居民健康素养评价指标被纳入到国家卫生事业发展规划之中，作为综合反映国家卫生事业发展的评价指标之一。

健康素养分为功能性健康素养、互动性健康素养和评判性健康素养三大类。

（1）功能性健康素养主要指与获取健康信息或服务密切相关的基本能力，如读写、交流、识数等，能读懂体检预约清单、顺利完成检查、阅读健康科普知识等。

（2）互动性健康素养主要是指在日常生活中，通过各种传播途径主动寻求健康、获取信息，应用新知识改变健康状态的能力。

（3）评判性健康素养主要是指根据自己的实际情况，对所获取的卫生信息进行分析判断，并在日常的事件和生活中运用所掌握的卫生知识的能力。

健康素养与健康教育具有相关性。

一方面，通过健康教育的有效实施，不仅可以帮助人们有效利用健康服务，还可以帮助人们从公共卫生的角度提高自身防病能力，从而达到防病、养病、强身的目的，健康教育是提高健康素养的重要途径。

另一方面，健康素养可以作为衡量健康教育效果的指标，也丰富和发展了健康教育效果评价指标体系，美国已将健康素养作为健康的主要指标之一，我国把提高全民健康素养作为战略规划中的重要目标之一。

公民健康素养包括基本知识与理念、健康生活方式与行为、基本技能三个方面的内容，《中国公民健康素养——基本知识与技能（2015年版）》对公民健康素养进行了全面的阐述，对我国公民必须掌握的66个健康素养要点提出了明确要求，涉及人民群众生产、生活、疾病预防、自我保健等各个方面，主要内容如下：

1. 基本知识和理念（25条）

（1）健康不仅仅是没有疾病或虚弱，而是身体、心理和社会适应的完好状态。

（2）每个人都有维护自身和他人健康的责任，健康的生活方式能够维护和促进自身健康。

（3）环境与健康息息相关，保护环境，促进健康。

（4）无偿献血，助人利己。

（5）每个人都应当关爱、帮助、不歧视病残人员。

（6）定期进行健康体检。

（7）成年人的正常血压为收缩压≥90mmHg且＜140mmHg，舒张压≥60mmHg且＜90mmHg；腋下体温36～37℃；平静呼吸16～20次/分；心率60～100次/分。

（8）接种疫苗是预防一些传染病最有效、最经济的措施，儿童出生后应当按照免疫程序接种疫苗。

（9）在流感流行季节前接种流感疫苗可减少患流感的机会或减轻患流感后的症状。

（10）艾滋病、乙肝和丙肝通过血液、性接触和母婴三种途径传播，日常生活和工作接触不会传播。

（11）肺结核主要通过患者咳嗽、打喷嚏、大声说话等产生的飞沫传播；出现咳嗽、咳痰2周以上，或痰中带血，应当及时检查是否得了肺结核。

（12）坚持规范治疗，大部分肺结核患者能够治愈，并能有效预防耐药结核的产生。

（13）在血吸虫病流行区，应当尽量避免接触疫水；接触疫水后，应当及时进行检查或接受预防性治疗。

（14）家养犬、猫应当接种兽用狂犬病疫苗；人被犬、猫抓伤、咬伤后，应当立即冲洗伤口，并尽快注射抗狂犬病免疫球蛋白（或血清）和人用狂犬病疫苗。

（15）蚊子、苍蝇、老鼠、蟑螂等会传播疾病。

（16）发现病死禽畜要报告，不加工、不食用病死禽畜，不食用野生动物。

（17）关注血压变化，控制高血压危险因素，高血压患者要学会自我健康管理。

（18）关注血糖变化，控制糖尿病危险因素，糖尿病患者应当加强自我健康管理。

（19）积极参加癌症筛查，及早发现癌症和癌前病变。

（20）每个人都可能出现抑郁和焦虑情绪，正确认识抑郁症和焦虑症。

（21）关爱老年人，预防老年人跌倒，识别老年期痴呆。

（22）选择安全、高效的避孕措施，减少人工流产，关爱妇女生殖健康。

（23）保健食品不是药品，正确选用保健食品。

（24）劳动者要了解工作岗位和工作环境中存在的危害因素，遵守操作规程，注意个人防护，避免职业伤害。

（25）从事有毒有害工种的劳动者享有职业保护的权利。

2. 健康生活方式与行为（29 条）

（26）健康生活方式主要包括合理膳食、适量运动、戒烟限酒、心理平衡四个方面。

（27）保持正常体重，避免超重与肥胖。

（28）膳食应当以谷类为主，多吃蔬菜、水果和薯类，注意荤素、粗细搭配。

（29）提倡每天食用奶类、豆类及其制品。

（30）膳食要清淡，要少油、少盐、少糖，食用合格碘盐。

（31）讲究饮水卫生，每天适量饮水。

（32）生、熟食品要分开存放和加工，生吃蔬菜、水果要洗净，不吃变质、超过保质期的食品。

（33）成年人每日应当进行 6～10 千步当量的身体活动，动则有益，贵在坚持。

（34）吸烟和二手烟暴露会导致癌症、心血管疾病、呼吸系统疾病等多种疾病。

（35）"低焦油卷烟""中草药卷烟"不能降低吸烟带来的危害。

（36）任何年龄戒烟均可获益，戒烟越早越好，戒烟门诊可提供专业戒烟服务。

（37）少饮酒，不酗酒。

（38）遵医嘱使用镇静催眠药和镇痛药等成瘾性药物，预防药物依赖。

（39）拒绝毒品。

（40）劳逸结合，每天保证 7～8 小时睡眠。

（41）重视和维护心理健康，遇到心理问题时应当主动寻求帮助。

（42）勤洗手、常洗澡、早晚刷牙、饭后漱口，不共用毛巾和洗漱用品。

（43）根据天气变化和空气质量，适时开窗通风，保持室内空气流通。

（44）不在公共场所吸烟、吐痰，咳嗽、打喷嚏时遮掩口鼻。

（45）农村使用卫生厕所，管理好人畜粪便。

（46）科学就医，及时就诊，遵医嘱治疗，理性对待诊疗结果。

（47）合理用药，能口服不肌注，能肌注不输液，在医生指导下使用抗生素。

（48）戴头盔、系安全带，不超速、不酒驾、不疲劳驾驶，减少道路交通伤害。

（49）加强看护和教育，避免儿童接近危险水域，预防溺水。

（50）冬季取暖注意通风，谨防煤气中毒。

（51）主动接受婚前和孕前保健，孕期应当至少接受 5 次产前检查并住院分娩。

（52）孩子出生后应当尽早开始母乳喂养，满 6 个月时合理添加辅食。

（53）通过亲子交流、玩耍促进儿童早期发展，发现心理行为发育问题要尽早干预。

（54）青少年处于身心发展的关键时期，要培养健康的行为生活方式，预防近视、超重与肥胖，避免网络成瘾和过早性行为。

3. 基本技能（12 条）

（55）关注健康信息，能够获取、理解、甄别、应用健康信息。

（56）能看懂食品、药品、保健品的标签和说明书。

（57）会识别常见的危险标识，如高压、易燃、易爆、剧毒、放射性、生物安全等，远离危险物。

（58）会测量脉搏和腋下体温。

（59）会正确使用安全套，减少感染艾滋病、性病的危险，防止意外怀孕。

（60）妥善存放和正确使用农药等有毒物品，谨防儿童接触。

（61）寻求紧急医疗救助时拨打 120，寻求健康咨询服务时拨打 12320。

（62）发生创伤出血量较多时，应当立即止血、包扎；对怀疑骨折的伤员不要轻易搬动。

（63）遇到呼吸、心搏骤停的伤病员，会进行心肺复苏。

（64）抢救触电者时，要首先切断电源，不要直接接触触电者。

（65）发生火灾时，用湿毛巾捂住口鼻、低姿逃生；拨打火警电话 119。

（66）发生地震时，选择正确避震方式，震后立即开展自救互救。

三、健康教育与健康促进在健康管理中的应用

健康教育与健康促进是实现初级卫生保健的先导。能否完成初级卫生保健任务，健康教育是关键，在实现健康目标、社会目标和经济目标中，健康教育的地位和价值十分重要。健康教育和健康促进是为居民提供自我保健意识和技能的重要渠道，确保了健康管理的顺利实施。

健康教育和健康促进，是卫生保健事业发展的必然趋势。当今疾病谱和死亡谱发生了根本性的变化，死亡的主要原因不再是传染性疾病和营养不良，冠心病、肿瘤、脑卒中等慢性非传染性疾病成为死亡的主要原因。改善不良行为和生活方式有助于减少危险因素，预防各种"生活方式疾病"。

健康教育与健康促进是一项投入少、产出高的健康措施，从成本-效益的角度看，健康教育和健康促进的成本投入所产生的效益，远远大于医疗费用高昂投入所产生的效益。

自我保健是人们为了维护和增进健康，预防、发现和治疗疾病而采取的卫生行为和做出的与健康有关的决策。通过健康教育和健康促进，人们自我保健的意识和能力提高，自我保健的自觉性和主动性增强，通过生理上的自我保护、心理上的自我调适、行为方式和生活方式上的自我控制、人际关系上的自我调整等多种方式，使自身处于健康状态。

第五节　健康相关行为改变理论

人类与健康有关的行为和其他行为一样，都受多种因素的影响，包括遗传、心理、自然和社会环境等，是一种复杂的行为活动。为了有效地改变人类的健康相关行为，各国学者提出多种改变行为的理论。

一、知信行理论

知信行理论认为，健康保健知识和信息是建立积极的、正确的信念和态度的基础，也是改变与健康有关的行为的基础，信念和态度是促使行为发生变化的原动力。解释个人知识和信仰对健康行为改变的影响时，知信行理论模型是最常用的模型，其中"知"是对相关知识的理解和认识，"信"是信念和态度，"行"是行动。该理论将人类行为的改变分为三个持续的过程：获得知识，产生信念，形成行为。这一理论的三个要素之间存在着辩证关系，知识是行为改变的基础，信念和态度是行为改变的动力。只有当人们在获得相关知识的同时，对知识进行积极的思考，信念才会慢慢形成；知识只有上升为信念，才有可能以积极的态度改变行为，只有当人们了解了健康相关知识，确立了积极正确的信念和态度，才有可能主动形成有益于健康的行为，改变危害健康的行为。

从对服务对象进行健康知识宣教和健康信念的转变入手，帮助人们形成正确的健康知识，坚定健康信念，从而愿意主动采取积极的预防措施，在医疗保健的多个方面实现防病治病的目的，同时也在社区慢性病的防治和管理上取得效果。这种理论模式在健康教育和健康促进工作中可以得到应用，根据这种模式可以衡量健康教育的效果，测量服务对象健康信息的知晓率、对健康信

念的认同情况、健康行为的改变情况。这一理论也被应用于研究人群健康行为改变的影响因素，在形成健康认知模式后，根据这些因素有效地推动其健康行为的改变。

二、健康信念模式

健康信念模式理论强调"信念"在决策中的重要性，是用社会心理学的方法对健康相关行为进行解释的一种理论模式。该理论认为，信念是人们采取有益健康行为的基础，人们如果具有与预防疾病、保持健康相关的信念，就会采取促进健康的行为，改变危险行为。影响信念的因素很多，人们在决定是否采纳某一健康行为时，首先要判断疾病的威胁，判断健康行为对改善健康状况的期望，以及克服行动障碍的能力，然后才会做出是否采纳健康行为的决定。

三、自我效能理论

自我效能指个体对自己是否有能力执行某个特定行为并达到预期结果的主观判断，在健康领域，即个体对自己有能力控制各类因素而成功采纳健康行为并取得期望结果的自信心。自我效能是决定个体能否产生行为动机和行为实施的重要因素，是人的行为动机的基础。因为只有人们相信他们的行为能够达到预期结果，才愿意付出行动，否则人们在面对行为改变时，会因为动机不足而无法长期坚持。自我效能高的人，更有可能采纳所建议的健康行为。

通过以下4种方式可以产生和提高自我效能。

（1）自己成功实施过某行为：实施成功是最有力的证据，它表明自己有能力实施这种行为，有助于人们提高对熟练掌握某种行为的期待。

（2）他人间接的经验：看到别人通过努力和坚持，成功地实施了某一行为，并且取得了良好的效果，可以增强自己完成该行为的自信心。

（3）口头劝说：通过别人的劝说和成功经历的介绍，可以增加自己完成某行为的自信心。

（4）情感激发：不良情绪，如焦虑、紧张、抑郁等，会影响人对自身能力的判断，不良情绪可以通过一些手段消除，积极情绪可以被激发出来，从而提升人对自身能力的信心。

四、行为改变的阶段理论

行为改变的阶段理论认为：人的行为改变是一个过程而非事件。每个行为改变的动机各不相同，促使健康干预对象行为向下一阶段转变，需要采用具有针对性的干预措施。

行为改变的阶段理论将行为改变分为5个阶段，包括没有打算阶段、打算阶段、准备阶段、行动阶段、维持阶段，对于成瘾行为，增加了终止阶段。

（1）没有打算阶段：最近6个月内，不考虑改变自己的行为，或有意坚持不改变、对行为的改变不感兴趣、觉得浪费时间，或认为自己没有能力改变自己的行为、不知道或意识不到自己存在着对健康不利的行为。在这一阶段，个体对与自身健康行为有关的问题或内容，不喜欢看、不喜欢讲、不喜欢想，有的人甚至有诸多理由为自身的行为辩解。

（2）打算阶段：最近6个月内，个体开始认识到问题的存在及其严重性，认识到改变行为可能带来的好处，也知道改变行为需要付出代价，从而在矛盾心理中权衡利弊得失。

（3）准备阶段：最近30天内，个体郑重地做出改变行为的承诺，例如，向亲友宣布改变某种行为并采取行动，向他人咨询改变行为的相关事宜，购买有关书籍，制定改变行为的时间表等。

（4）行动阶段：最近6个月内，个体开始行动，但是由于许多人的行动没有计划性，没有设定具体目标和实施步骤，没有社会网络和环境的支持，可能导致行动的失败。

（5）维持阶段：行为改变已达6个月以上，个体在行为改变方面已经取得了成果，行为得到了巩固。但是，许多个体在取得了行为改变的初步成功后，由于自身的松懈、经不起外界的诱惑等原因，往往造成复发。

（6）终止阶段：这一阶段存在于某些成瘾行为中。在此阶段，人们不再受到外界诱惑，对维持行为改变有高度的自信心。在此阶段可能出现沮丧、无聊、孤独、愤怒的情绪，但能坚持、确保不再恢复到过去的行为习惯。

第三章　健康管理的相关学科

作为一门新兴的交叉学科，健康管理将多种学科知识内容融会贯通。健康管理学与基础医学、临床医学、中医学、公共卫生和现代管理学等领域的分支体系具有较高的连通性。生物-心理-社会医学模式奠定了健康管理理论和实践的思想基础，现代医学为健康管理理论和实践提供了有力支撑，管理科学、数据学、信息学等为健康管理理论和实践提供了技术保障。

第一节　中医治未病

随着大健康时代的到来，现代医学模式的进一步丰富和发展，人们对健康的需求日益增长，在新健康理念的引领下，"以疾病为中心"的医疗模式已开始向"以健康为中心"转变。健康管理是通过控制生活方式中的健康危险因素和行为来提高人群健康的水平；而中医治未病维护人体健康的核心包括"未病先防、欲病早治、既病防变、瘥后防复"4个方面。综上所述，中医治未病与健康管理的核心思想是相互吻合的；同时，中医治未病在微观上更侧重于精准的个体化健康治理，健康管理更侧重于宏观方面的群体性的、普适性的健康管理。也就是说，中医治未病和健康管理存在局部和整体、宏观和微观的相互联系，二者既有相似之处又各有所长，故而将中医治未病应用到健康管理，可以助力健康中国建设。

一、中医治未病概述

1. 中医治未病思想的内涵　"治未病"的概念来源于《素问·四气调神大论》，曰："是故圣人不治已病治未病，不治已乱治未乱，此之谓也。夫病已成而后药之，乱已成而后治之，譬犹渴而穿井，斗而铸锥，不亦晚乎！"这段经典名言强调了在疾病演变的整个过程中"治未病"的重要性，以此来阻止疾病的发生与演变。所谓"未病"就是疾病的未生、未发、未传和未复4个阶段，"治未病"就是针对这4个阶段形成的中医防治模式，其内涵包括以下4个方面：

（1）未病先防：在患疾病之前先进行预防，以避免发生疾病。未病先防是中医学预防理论中的一个重要原则，也是现代医学的最高目标。一般认为，这个阶段的预防措施以养生保健的方法最为有效，如进行精神调养、饮食调控、起居调护、健身运动等，可以增强人的机体对疾病的防御能力，保持身心健康，以防止疾病的发生，从而达到健康长寿的目的。

（2）欲病早治：在疾病还处于萌芽状态时，及早干预治疗。《素问·八正神明论》云："上工救其萌芽，必先见三部九候之气，尽调不败而救之，故曰上工。"疾病处于萌芽阶段的时候，病邪尚未形成疾病，人体正气尚足，病邪易除，或发病前有一些细微的征兆，若能及早发现，并加以合理有效的干预，则有可能使疾病不再发作，或使疾病的发展进程延缓。

（3）既病防变：在发病初期，应及时诊断和治疗，防止病邪向纵深发展或蔓延。例如，东汉张仲景在《金匮要略》中说："夫治未病者，见肝之病，知肝传脾，当先实脾。"在治疗肝病时，要注意调理脾功能，目的是使脾气充实，以防止肝病的蔓延。

（4）瘥后防复：疾病初愈时，症状虽消失，但人体正气衰弱，机体功能尚不稳定，尚未完全恢复，此时应注意调养身体。例如，病后脾胃功能还没有完全恢复，就不应大量地摄入油腻厚味的食物，否则会进一步破坏脾胃功能，造成正气再次亏耗，疾病又起，这就是中医所说的食复证。所以，在大病初愈的时候，应以清淡饮食为主，可少量食用滋补之品予以调养，使正气逐渐恢复，达到早日康复和防止疾病复发的目标。

"治未病"从一开始就是中医学理论体系的重要组成部分，后又历经了张仲景、孙思邈、朱丹溪、叶天士等历代著名医家的不断完善与实践，现代医家及学者又进行了梳理总结，逐步形成了以"治未病"思想为核心和特色的中医疾病防治理论体系。中医治未病就是围绕疾病"未生、未发、未传和未复"4个阶段形成的"未病先防、欲病早治、既病防变及瘥后防复"的中医特色防治模式。

2. 中医治未病学概念及学科定位　中医治未病学是在中医学理论指导下，根据人体生命活动变化规律，研究中医治未病的理论知识、方法与技术及其实际应用，以阻断发病趋势，防止疾病发生、发展等理论和应用的一门学科，是中医学学科体系的重要组成部分。

中医治未病学属于自然科学的范畴，因为深受中国古代哲学思想的影响，同时兼具浓厚的社会科学的特点，是一门以自然科学为主、多学科知识交融的医学科学。"治未病"是中医学科学的健康观，是一种积极的生命观、疾病观、防治观和方法论，它运用中医特色的养性调神、起居调护、运动保健、药膳调摄、针灸推拿等方法和技术，达到及时止损，防止疾病发生、发展和复发的目的。

二、中医治未病与健康管理的理论交叉

健康管理是在现代健康理念的指导原则下，运用医学、管理学、生物信息学等相关学科的理论和技术，对个体或群体的健康状态及健康危险因素进行监测、解析和评估，并对相关的危险因素进行干预和管理的全过程。通过全面而持续的健康管理可以达成促进人群健康、延缓慢性病发展、减少并发症发生、延长寿命、降低医疗费用和提升人群生活质量的目的。

中医药管理局于2007年启动中医"治未病"健康工程以来，中医特色预防保健服务体系的构建逐步形成，已有两千多年历史渊源的中医治未病思想的理论与技术也逐渐显现出其在防治疾病方面的独特价值与优势。中医治未病从未病先防、欲病早治、既病防变及瘥后防复4个环节入手，防止疾病的发生、发展与传变。治未病是中医追求健康的最高境界，它融合了中医养生学、中医康复学等理论和方法。

中医治未病与健康管理的学科特点决定了二者可以相辅相成、互相补充。二者在维护健康、去除健康危险因素及促进健康理念形成等诸多方面是相通的，与我国现阶段的医疗卫生工作方针政策及《"健康中国2030"规划纲要》战略方向是一致的。治未病理论的核心思想是防患于未然，预防疾病发生，而健康管理是针对个体或群体进行全面的健康医疗管理，重视生命活动的全过程，改善个体或群体健康状态，亦符合治未病的核心理念。二者都崇尚健康理念，旨在以前瞻性的早期最小防治成本，获得最大的健康效益。

近几十年我国健康事业有了迅猛发展，全国各级医院纷纷设立了"治未病中心"，在发挥中医药特色与优势的基础上，积极探索中医药"治未病"健康管理服务工作模式，充分发挥中医药在公共卫生服务中的优势及作用，进一步完善现代健康管理服务模式。用中西医相结合的方法，将中医治未病的核心思想及方法技术应用结合到健康管理服务中的各个环节，通过检测、评估及个性化干预，达到维护和改善人体健康的目的，逐渐形成具有中医特色的"治未病"健康管理模式。

三、中医治未病在健康管理中的应用

中医治未病健康管理模式是在应用传统中医方法和技术的同时，借助现代科技手段和技术，在健康监测和评估、干预等方面建立起智能化、自动化和全程化的服务模式，可以提供预防、保健、医疗、养生和康复等多个方面的服务。

1. 健康检测和评估　中医治未病健康管理模式主要通过理化检测、中医体质辨识等方式进行健康信息采集。

（1）理化检测：通过各种实验室检测设备进行各项指标的检测，根据检测结果来判断人体的各项指标是否处于正常范围。

（2）中医体质辨识：主要依据北京中医药大学王琦教授提出的"中医体质分类判断标准"。根据人群的体质特点，将体质概括性地划分为9种类型，分别为：平和质、气虚质、阴虚质、阳虚质、气郁质、湿热质、痰湿质、血瘀质和特禀质。其中，平和质是指身体的健康状态，其余8类体质属于偏颇体质，代表机体可能处于亚健康或疾病状态。

具体评估方法：体检者根据自身情况填写中医体质和健康状况信息记录表（表3-1），再由经验丰富的中医师进行诊断，同时结合量表进行综合的分析评估，判定其体质类型，最后根据不同体质类型的人群分别制订个体化的健康指导和建议。

填表说明：①采集信息时要能够反映体检者平时经常出现的感受，避免采集体检者的偶发感受。②采集信息时要避免主观引导（有暗示倾向）体检者的选择。③记录表所列问题不能空项，须全部询问填写。④询问结果应在相应分值上画"√"，并将计算得分填写在相应空格内。⑤体质辨识：医务人员应根据体质判定标准表进行体质判定，偏颇体质为"是""倾向是"，平和质为"是""基本是"，并在相应选项上画"√"（表3-2）。⑥中医药保健指导：请在所提供指导对应的选项上画"√"，可多选。其他指导请注明。

2. 健康干预　在长期的医疗实践中，经过不断的探索、创新，总结出了多种中医治未病的方法和技术，其中有药物的，也有非药物的。随着生命科学技术的发展及其他学科的融入，中医治未病的方法和技术也在不断地提升，手段更加多样化。

（1）中医适宜技术：传统的中医适宜技术有成本低廉、安全有效、简便易操作的特点。常见的适宜技术与方法包括针灸、推拿、刮痧、拔罐、穴位贴敷、药浴、少数民族特色疗法、药物调理以及结合现代科技改进的技术与方法等。将中医体质辨识与中医适宜技术结合起来，根据个人体质和疾病状态选择不同的适宜技术，调整人体阴阳平衡，达到强身健体、防病治病的目的。

（2）中医养生：中医养生学是传统中医学的重要组成部分，其目的是怡养心神、增强体质、预防疾病和益寿延年，具体包含饮食调养、运动调养、情志调摄以及起居调养等多种实施方式。健康人群通过实施中医养生方法可改善生活方式，培养健康管理行为的自觉性，达到强身健体、祛病保健的目的；亚健康人群、慢病人群通过中医养生方法可以提高个体或群体的身体素质，降低疾病的发病风险，达到"未病先防"的目的；疾病之人就医时，中医养生方法可以弥补西医体检和健康干预方面的不足。发挥中医"简、廉、验"的特点，可使健康管理服务最优化。

3. 智能化中医诊疗技术　随着大数据时代的来临和"互联网＋"的广泛应用，人工智能开始广泛应用于医疗领域，治未病健康管理的发展迎来更多的机遇。通过机器识别和深度学习，一方面可以从冗繁的医案文献中归纳总结出有价值的信息，另一方面可以通过对患者证候信息的数据采集、分析，促进数据的规范化、标准化，为治未病健康管理模式的发展打下了坚实基础。

人工智能技术在治未病健康管理服务中的应用主要体现在以下几个方面。

（1）中医四诊采集：中医四诊数据采集是将望诊、闻诊、问诊、切诊所获得的信息，通过数据采集系统转化为机器可识别的数据，为智能诊疗提供数据基础。

1）望诊：望诊获取的信息为视觉信息，将患者的神色、形、态、舌象的信息通过机器视觉传感器转换为电信号，得到图片或者视频格式的数字信号，再通过机器识别处理算法识别出图片或视频中的有用信息。对于不同的检测对象，所检测的信息不同，例如，面部信息采集即对人脸成像后，通过提取和识别颜色信息获得面部相关信息。现有的中医望诊设备有面诊仪、舌象仪和目诊仪等（图3-1、图3-2）。

表3-1 中医体质和健康状况信息记录表

姓名： 身份证号码： 联系电话： 填表时间：

请根据近一年的体验和感觉，回答以下问题	没有（根本不/从来没有）	很少（有一点/偶尔）	有时（有些/少数时间）	经常（相当多数时间）	总是（非常/每天）
(1) 您精力充沛吗？（指精神头足，乐于做事）	1	2	3	4	5
(2) 您容易疲乏吗？（指体力如何，是否稍微活动一下或做一点家务劳动就感到累）	1	2	3	4	5
(3) 您容易气短，呼吸短促，接不上气吗？	1	2	3	4	5
(4) 您说话声音低弱无力吗？（指说话没有力气）	1	2	3	4	5
(5) 您感到闷闷不乐、情绪低沉吗？（指心情不愉快，情绪低落）	1	2	3	4	5
(6) 您容易精神紧张、焦虑不安吗？（指遇事是否心情紧张）	1	2	3	4	5
(7) 您因为生活状态改变而感到孤独、失落吗？	1	2	3	4	5
(8) 您容易感到害怕或受到惊吓吗？	1	2	3	4	5
(9) 您感到身体超重不轻松吗？（感觉身体沉重）[BMI=体重（kg）/身高^2（m^2）]	（BMI<24）1	（24≤BMI<25）2	（25≤BMI<26）3	（26≤BMI<28）4	（BMI≥28）5
(10) 您眼睛干涩吗？	1	2	3	4	5
(11) 您手脚发凉吗？（不包含因周围温度低或穿得少导致的手脚发冷）	1	2	3	4	5
(12) 您胃脘部、背部或腰膝部怕冷吗？（指上腹部、背部、腰部或膝关节等，有一处或多处怕冷）	1	2	3	4	5
(13) 您比一般人耐受不了寒冷吗？（指比别人容易怕冷，怕穿冬天或是夏天的冷空调、电扇等）	1	2	3	4	5
(14) 您容易感冒吗？（指每年感冒的次数）	一年<2次 1	一年感冒2~4次 2	一年感冒5~6次 3	一年感冒7~8次 4	几乎每月都感冒 5
(15) 您没有感冒时也会鼻塞、流鼻涕吗？	1	2	3	4	5
(16) 您有口黏口腻，或睡眠打鼾吗？	1	2	3	4	5
(17) 您容易过敏（对药物、食物、气味、花粉或季节变替、气候变化时）吗？	从来没有 1	一年1~2次 2	一年3~4次 3	一年5~6次 4	每次遇到上述原因都过敏 5
(18) 您的皮肤容易起荨麻疹吗？（包括风团、风疹块、风疙瘩）	1	2	3	4	5
(19) 您的皮肤在不知不觉中会出现青紫瘀斑、皮下出血吗？（指皮肤在没有外伤的情况下出现青一块紫一块的情况）	1	2	3	4	5
(20) 您的皮肤一抓就红，并出现抓痕吗？（指被指甲或钝物划过后皮肤的反应）	1	2	3	4	5

续表

请根据近一年的体验和感觉，回答以下问题	没有（根本不/从来没有）	很少（有一点/偶尔）	有时（有些小数时间）	经常（相当多数时间）	总是（非常/每天）
（21）您皮肤或口唇干吗？	1	2	3	4	5
（22）您有肢体麻木或固定部位疼痛的感觉吗？	1	2	3	4	5
（23）您面部或鼻部有油腻感或者油光发亮吗？（指脸上或鼻子）	1	2	3	4	5
（24）您面色或目眶晦黯，或出现褐色斑块或质点吗？	1	2	3	4	5
（25）您有皮肤湿疹、抱疹吗？	1	2	3	4	5
（26）您感到口干咽燥、总想喝水吗？	1	2	3	4	5
（27）您感到口苦或口里有异味吗？（指口苦或口臭）	1	2	3	4	5
（28）您腹部肥大吗？（指腹部脂肪肥厚）	1（腹围＜80cm，相当于2.4尺）	2（腹围80～85cm，2.4～2.55尺）	3（腹围86～90cm，2.56～2.7尺）	4（腹围91～105cm，2.71～3.15尺）	5（腹围＞105cm或3.15尺）
（29）您吃（喝）凉的东西会感到不舒服或者怕吃（喝）凉的东西吗？（指不喜欢吃凉的食物，或吃了凉的食物后会不舒服）	1	2	3	4	5
（30）您有大便黏滞不爽、解不尽的感觉吗？（大便容易粘在马桶或便坑壁上）	1	2	3	4	5
（31）您容易大便干燥吗？	1	2	3	4	5
（32）您舌苔厚腻或有舌苔厚的感觉吗？（如果自我感觉不清楚可由调查员辅助观察后填写）	1	2	3	4	5
（33）您舌下静脉瘀紫或增粗吗？（可由调查员辅助观察后填写）	1	2	3	4	5

体质类型		气虚质	阳虚质	阴虚质	痰湿质	湿热质	血瘀质	气郁质	特禀质	平和质
体质辨识		1.得分 2.是 3.倾向是	1.得分 2.是 3.倾向是	1.得分 2.是 3.倾向是	1.得分 2.是 3.倾向是	1.得分 2.是 3.倾向是	1.得分 2.是 3.倾向是	1.得分 2.是 3.倾向是	1.得分 2.是 3.倾向是	1.得分 2.是 3.基本是
中医药保健指导	1 2 3 4 5 6	1.情志调摄 2.饮食调养 3.起居调摄 4.运动保健 5.穴位保健 6.其他：	1.情志调摄 2.饮食调养 3.起居调摄 4.运动保健 5.穴位保健 6.其他：	1.情志调摄 2.饮食调养 3.起居调摄 4.运动保健 5.穴位保健 6.其他：	1.情志调摄 2.饮食调养 3.起居调摄 4.运动保健 5.穴位保健 6.其他：	1.情志调摄 2.饮食调养 3.起居调摄 4.运动保健 5.穴位保健 6.其他：	1.情志调摄 2.饮食调养 3.起居调摄 4.运动保健 5.穴位保健 6.其他：	1.情志调摄 2.饮食调养 3.起居调摄 4.运动保健 5.穴位保健 6.其他：	1.情志调摄 2.饮食调养 3.起居调摄 4.运动保健 5.穴位保健 6.其他：	1.情志调摄 2.饮食调养 3.起居调摄 4.运动保健 5.穴位保健 6.其他：
填表日期　　　年　　月　　日									医生签名	

表 3-2 体质判定标准表

体质类型及对应条目	条件	判定结果	体质类型
气虚质 (2)(3)(4)(14)	各条目得分相加≥11 分	是	
阳虚质 (11)(12)(13)(29)	各条目得分相加 9~10 分	倾向是	
阴虚质 (10)(21)(26)(31)	各条目得分相加≤8 分	否	
痰湿质 (9)(16)(28)(32)			
湿热质 (23)(25)(27)(30)			
血瘀质 (19)(22)(24)(33)			
气郁质 (5)(6)(7)(8)			
特禀质 (15)(17)(18)(20)			
平和质 (1)(2)(4)(5)(13)[其中,(2)(4)(5)(13) 反向计分,即 1→5, 2→4, 3→3, 4→2, 5→1]	各条目得分相加≥17 分,同时其他 8 种体质得分<8 分	是	
	各条目得分相加≥17 分,同时其他 8 种体质得分<10 分	基本是	
	不满足上述条件者	否	

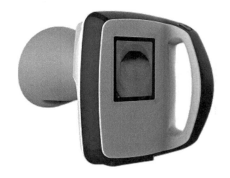 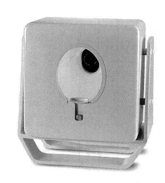

图 3-1 手持式舌象仪　　　　图 3-2 舌面诊测信息采集系统

2）切诊：包括脉诊和按诊，主要获取触觉信息。

A. 脉诊：主要通过脉搏信号采集系统获取的脉搏信号，采用模式识别方式检测脉搏的频率、脉宽及幅度等脉象信息。脉搏信号采集系统的主要功能是对脉搏信号进行高效准确的采集，完整地记录脉搏信号，主要分为脉搏传感器和后端信号采集部分。根据传感原理不同，分为基于压力传感器的脉诊仪、基于超声信号传感器的脉诊仪和基于其他类型传感器的脉诊仪（图 3-3）。

B. 按诊：按诊采集系统需要采集患者皮肤的弹性、润燥、压痛、肿块、湿度、温度等（图 3-4）。

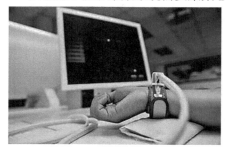 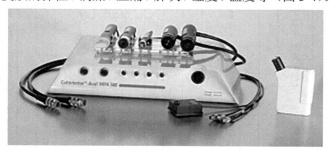

图 3-3 中医脉象诊断系统　　　　图 3-4 皮肤弹性测试仪

3）闻诊：包括听声音和嗅气味，主要需要获取听觉和嗅觉方面的信息。声音数据的采集是将患者的语音信息通过语音传感器转换为音频信号，经过智能语音识别算法，识别出有用的信息，作为智能诊断算法的输入数据。嗅诊数据的采集是对患者的气味信息进行检测，采用气体检测传感器，检测出气体的含量，并按照预先设定的气味模型进行分类，得到量化的气味数据。目前常用的嗅诊设备即电子嗅觉系统有电子鼻设备（图3-5）等，能够识别和感知气味。

4）问诊：问诊系统获取的信息多为听觉信息，与闻诊的听觉信息采集方法类似，是采用麦克风的音频传感器，将患者描述病情的语音信息转化为音频信号，经过智能语音识别算法获得相关信息，辅助诊断疾病。为获取准确的问诊信息，需先识别患者的初步描述信息，智能化处理后获得患者疾病的关键信息，并将最终识别的结果作为输入数据，辅助精准治疗。

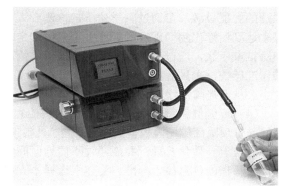

图3-5　电子鼻设备

将中医舌诊、面诊、脉诊、问诊等子系统整合后研发的中医四诊仪（图3-6），又叫舌面脉采集体质辨识系统，能记录、分析、保存四诊原始图像、客观化数据、四诊特征，可以为健康状态辨识、中医辨证提供客观化依据。其适用于各类人群，并可对亚健康人群、孕产妇、高血压人群、糖尿病人群等进行精准养生指导。

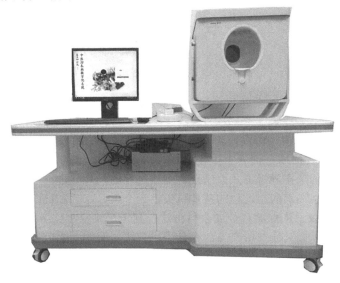

图3-6　中医四诊仪

（2）智能辅助诊断技术：中医的智能辅助诊断是在四诊设备采集的客观数据基础上，借助多标记学习、神经网络以及模糊数学等方法构建状态辨识的智能辅助诊断模型，利用人工智能技术挖掘信息与病证之间的关联，同时对状态进行干预和动态评估，不断更新和修正干预方案，从而实现智能辨证诊断，为临床诊疗提供参考。

中医病证的诊断过程是分析、归纳、整理四诊信息的过程，症状和体征是构成证候的基本要素，但一个证候一般由若干个不同的症状体征组成。中医症状和体征的数据信息有维度多、信息量大的特点，可以运用人工智能学习法，探寻症状体征与证型之间的联系，构建中医辨证模型，来实现中医病证、数据信息的客观化、智能化。

（3）智能辅助治疗技术：目前，中医辅助治疗技术在中医临床的应用主要集中在基于经络原理的智能诊疗设备上。基于经络的中医临床治疗技术有针灸、推拿、拔罐、刮痧等，这些技术都是通过刺激特定的穴位来调理人体气血阴阳平衡，从而治疗疾病的。基于刺激经络穴位治疗疾病原理的智能设备，可通过医学传感器检测到人体异常的区域，在特定的穴位产生热效应和电刺激等来达到治疗作用。现有的智能电子穴位测定治疗仪有多种类型，如采用机器手臂控制技术模仿中医推拿手法，通过模仿人的手掌、拇指，测量特定肌肉、肌腱的精确硬度，实现对柔性软组织的精准感控，来进行推拿治疗，在此过程中还可以通过智能算法计算按摩过程中所需施加压力的大小，从而提高治疗效果。

（4）智能健康管理平台：中医治未病信息化健康管理监测共享平台应当是能够采集、融合、存储与管理医疗健康大数据的运行平台，具备预警和风险评估系统，实现"健康识别、预警、干预、追踪随访"一体化管理，并能通过不同地区间大数据信息的共享与互联互通，不断修正适应治未病健康管理的信息技术标准，为建立大样本人群健康管理与疾病预测的相关数据库提供基础和必要准备。

如"互联网+"中医治未病健康服务管理云平台，由高水平三级甲等中医院治未病中心牵头，在"互联网+"核心医院建立总管理站点，在其他下级医疗机构建立分站点，通过"互联网+"整合区域内的医疗资源，使医院与社区形成上下联动。平台在推广中医治未病理念和技术的基础上，利用各站点之间的互动联系，在各级医疗单位之间搭建了沟通的桥梁，更好地实现了分级诊疗和双向转诊。互联网技术的应用，不仅能打破时间和空间的阻隔，实时对患者进行监控；还可使下级医疗卫生服务机构的服务管理能力和办事效率得到更有效的提升。

第二节 全科医学

一、全科医学概述

1. 全科医学的概念 全科医学是面向社区和家庭，综合了临床医学、预防医学、康复医学和人文社会各学科的医学专业学科。全科医学的主旨是强调以人为中心，以家庭为单位，以社区为范围，以维护和促进整体健康为方向，将个体和群体的健康护理、预防和治疗有机地融合在一起的长期的综合性、责任式护理。倡导"生物-心理-社会"医学模式，通过健康查体、疾病监测、疾病防治、医疗保健和预防指导等方式系统地对健康进行维护与促进。

全科医疗是贯穿健康和疾病全过程的整体服务，为个人、家庭和社区在实践过程中提供优质、有效、便捷、整合的初级卫生保健。开展全科医疗有利于提高医疗服务水平和质量，有利于合理分配、使用医疗资源，降低医疗费用支出，充分满足社区居民的卫生服务需求。

2. 全科医学的发展过程 20世纪50年代，美国诞生了全科医学学科，其主要目的是应对健康问题，如人口快速增长，老龄化加速，疾病谱和病因谱的改变，医疗模式的改变，过快增长的医疗费用等，主要是向美国社区提供医疗服务。在20世纪70年代初期，全科医疗得到了政府和医学界的广泛支持，并由此迅速发展起来，成为解决医疗资源分配不均、医疗卫生费用增加等问题的有效方法。20世纪70年代末，伴随着生物-心理-社会医学模式的提出，全科医学的研究中亦注入了心理学、社会学和行为科学。20世纪80年代，随着经济全球化的发展，提出了促进健康、社区医疗、家庭医疗等概念，并出现了大量的全科医学相关研究。多学科的介入以及服务内容和对象的多元化实践，促进了全科医学学科的整体发展。

从20世纪90年代开始，随着研究数量的增加和涉及分支学科的增加，整个全科医学学科开始逐渐成熟，并形成了初级卫生保健、常见健康问题的处理、医患关系、医学教育、服务模式、健康评价和健康管理6个主要研究方向。2008年世界卫生组织（WHO）发表题为"Primary Health Care: Now More Than Ever"的主题报告，提出初级卫生保健在目前的卫生环境下更为重要，应得到政府和相应机构以及其他组织的重视。

我国在20世纪80年代后期引入全科医学概念，经历了学科理念的洗礼和试点地区的尝试，对于促进居民健康水平、降低医疗费用、推动"健康中国"目标实现的重要作用已被认可。全科医生在欧美等发达国家已有100多年发展历史，占全部医生总人数的30%～60%，承担着80%以上的基本医疗保健工作，接受过全科医学专门培训的医疗卫生服务人员具有成本低、效率高的优势。全科医学在世界范围内的实践表明发展全科医学是医学发展的必然趋势。全科医疗的理念在居民健康维护日益增强的情况下，弥补了医疗技术专业化的不足，成为医疗健康发展的趋势。

3. 全科医学的学科特点

（1）整体性原则：生物-心理-社会医学模式并不只专注于医疗技术，更加注重生物、心理和社会三者的融合统一，强调人的整体原则。全科医学采用生物-心理-社会医学模式，为患者、家庭和社区提供医疗卫生服务，要求全科医生不仅要掌握医学知识和技术，还应具备人文知识、人文精神、人文品质、人文能力等人文综合素养，为社区和基层医疗机构提供健康保健、康复服务等，做好城乡居民健康保障工作。

（2）学科综合性：全科医学是综合临床医学、预防医学、康复医学和人文社会学科相关内容，面向个人、家庭和社区的二级综合性临床学科，服务对象涵盖疾病人群、健康人群和亚健康人群，涉及疾病预防、保健、临床诊疗与康复等多个领域，为患者提供全方位健康服务。

（3）全方位健康服务：全科医学的理念是"全人照顾"和"持续照顾"，其治疗以常见病和慢性病为主，侧重点在于"人"。全科医学的服务领域主要在基层医疗机构，为社区居民提供临床诊疗、健康宣教、健康风险评估、健康干预和健康随访等多项服务，可以提高患者依从性、提高转诊效率、实现防治有机结合。通过社会、个人等各方面的努力，最大限度地利用有限的资源，实现最大的健康和社会效益，从而改善患者的身体健康，提高他们的生活质量。

二、全科医学与健康管理的交叉

1. 同步发展 20世纪20年代末，美国通过向教师和工人提供基本卫生保健服务，开始了健康管理方面的探索实践。美国在20世纪50年代末提出了健康管理的概念，其目的是确保拥有医疗保险的客户享受到更低的医疗费用，同时减轻医保公司的支付负担，因此，美国的医疗保险公司在医疗保健方面的支出负担较低。同期，全科医学在美国诞生与发展。

我国最早提出健康管理的概念是在20世纪90年代，以健康体检为主要形式的健康管理行业在2000年后开始兴起，2007年中华医学会健康管理学分会成立，2009年国家科技部将健康管理列入"十二五"发展规划。2013年10月，国务院发布了《关于促进健康服务业发展的若干意见》（国发〔2013〕40号），标志着健康管理正式成为国家大力发展健康服务业的重点发展方向和重要制度之一。目前，我国的健康管理正处于探索阶段，与全科医学的发展历程类似。

2. 理念一致 我国人口基数大，医疗需求大，老龄化趋势明显，政府需要投入的医疗费用较高，积极发展以基层医疗为主的低投入、高效果的初级医疗保健，使有限资源得到最大利用，尽可能减轻财政负担，可实现最大的健康和社会效益，满足社会医疗需求。健康管理理念的应用，可以更好地促进全科医学的发展，有效地改善目前医疗环境，通过健康管理可以降低人群患病率，减少医疗支出。我国全科医学和健康管理制度需进一步完善，鼓励政府和社会积极开展和参与基层卫生保健和健康管理服务。全科医学和健康管理都是通过对影响健康的危险因素进行全面监测、分析和评估，在现代生物-心理-社会医学模式下对个体和群体的健康状况进行干预、全面管理和指导，以达得预防和控制疾病的目的。在现代生物-心理-社会医学模式下，不论是全科医学还是健康管理，都使人民的健康质量得到了最大限度的提升，获得了最大的健康效益。

3. 侧重点有所差别 全科医学和健康管理只是侧重点不一样，本质上并没有什么区别。健康管理主要包括健康查体、健康状况分析、危险因素评估与干预、健康监测、预防指导，是一项涵盖疾病预防、诊疗、康复、保健等多个领域，从全方面对个体和群体开展的医疗卫生服务。全科医学属于初级卫生保健，注重健康和疾病的整体和全过程照顾，不仅重视疾病治愈过程，而且重视人文关怀，其侧重点在于"整个人"。全科医学与健康管理密切联系，二者应相互融合，把"防"和"治"有机结合起来，从而提高患者依从性、健康状况及生活质量。

三、全科医学在健康管理中的应用

1. 全科医学与健康体检　随着经济水平的发展和人们生活水平的提高，对健康管理的需求逐步提高，健康体检行业进入高速发展阶段，健康体检行业的健康管理需求逐渐增加。随着生活方式的转变，高血压、糖尿病、高脂血症等慢性病越来越多，大部分慢性病早期没有明显的临床症状，如果不加以干预和治疗，随着病情的进一步发展，可造成全身各器官的损害，从而影响人们的身体健康和生活质量，同时也会加重医疗负担，因此，随着我国人群对健康和疾病意识的提高，越来越多的人开始进行定期健康体检，通过体检不仅能了解自己的健康状况，得到健康指导、健康宣教和临床诊疗，还能在饮食、运动、健康管理等方面获得指导。随着生物-心理-社会医疗模式的转变，以及健康体检行业的迅速发展，包括健康监测、健康分析、健康风险评估、干预与管理、心理评估、健康指导与健康促进在内的健康体检已经从单纯的体检向健康管理方向发展。

目前健康体检需求量增大，如何高效、合理、有序地进行健康体检和健康管理是主要应思考的问题。健康体检采用全科医学理念，能够优化体检流程、增加体检人数、降低投诉率、提高阳性患者的就诊率、增加健康指导作用、改善健康管理质量，从而实现健康管理的目的。全科医学通过连续性照顾的理念和全程管理的模式，注重人的整体性，增加医患之间的交流和沟通，进一步提高了健康管理的服务质量（表3-3）。采用全科生物-心理-社会医学模式和照顾理念，通过整体性原则制订不同年龄层次的健康体检套餐，体检人员可根据自身需求，也可根据健康状况在套餐基础上加减项目。此外，通过对体检者的个人信息包括病史、家族史、饮食运动方式、不良生活史、精神压力、工作性质、接触史等方面的综合了解，为体检者制订个体化的健康体检项目，这对于体检者进行健康评估也是十分重要的。

表3-3　专科模式与全科模式下体检者检后就诊流程比较

	专科模式	全科模式
体检后	体检者领取体检结果	体检者领取体检结果
预约就诊	根据体检结果预约不同专科，根据各科医嘱进一步检查	全科门诊咨询，根据医嘱进一步检查或专科就诊
返诊	根据医生建议再次预约专科看诊	按全科医师医嘱返诊

面对目前国内综合性医院在健康体检服务方面存在的诸多不足，综合医院体检中心医护人员在健康体检和健康管理方面如何做到科学、合理、高效是个值得探讨的问题。香港大学深圳医院在国内率先成立了家庭医学科，由体检中心、全科门诊和慢性病综合门诊组成，配备全科医生和专门从事健康体检及健康管理工作的医护人员，共享医院优质资源，成为了医院承担健康体检和健康管理的主要科室。香港大学深圳医院家庭医学科以全科医学的"全人照顾"和"持续照顾"为理念探索出一套全新的健康体检和健康管理模式，体检中心的体检室不再分内、外、妇科等，而是在简化体检者检查流程、更好地保护体检者隐私的情况下，由一名全科医生在不拆分多个器官、多个系统的检查方法的情况下，为体检者完成一套完整的全身体格检查。体检者相应的症状和病史可以在检查过程中被详细了解，以便在检查中正确判断阳性的体征。全科医生在整个体检过程中起着关键作用，包括制订体检项目、实施体检以及体检后进行总结等，同时也是体检质量的监督者。

2. 全科医学与健康风险评估　健康风险评估是健康管理的关键环节，通过收集的大量个人健康信息，分析建立生活方式、环境、遗传和医疗健康服务等危险因素及其与健康状态之间的量化关系，预测某一特定疾病（生理疾病和心理疾病）或某一特定疾病所导致的个人在某一时期内死亡的可能性,通过特定的生活方式、环境、遗传和医疗健康服务等对个人的健康状况以及今后患病或死亡的风险性进行量化评估。通过健康体检可以筛查出影响健康的危险因素,进行针对性生活方式干预,对慢性病发病风险进行提示,从而提高居民健康质量。全科医学注重整体性原则,对于个人或群体健康风险进行整体性评估,从而制订合理的健康干预计划,达到健康促进的目的。

3. 全科医学与健康教育　健康教育是指通过有计划、有组织、有系统的社会和教育活动,促进人们自愿改变不良健康行为和影响健康行为的有关因素,消除或减轻影响健康的危险因素,预防疾病,促进健康,从而使公民的健康素质得到全面提高。健康教育是健康管理的适宜工具,能够提高居民对健康知识的理解,对建立完整的居民健康档案有一定促进作用。随着经济水平的迅速发展和生活方式的转变,饮食和运动的指导显得尤为重要,全科医生综合考虑体检者的健康状况,可提供食物选择、进食量、进餐时间等合理的饮食建议,并制订包括选择运动方式、运动强度、运动时间等在内的合理安全的运动计划。

健康咨询是涉及心理辅导、饮食营养辅导、运动指导、各系统疾病知识等多学科内容的健康体检的重要环节,要求答疑者具备广泛的知识储备。所以,由全科医生来解疑报告,相对于专科医生来说更具优势。参与健康管理的全科医生需要在心理辅导、饮食营养辅导、运动指导等方面接受专业培训,参加国家高级健康管理师的课程,并取得学历证书。掌握基本的心理学技巧,为了取得最大的咨询指导效果,全科医生可以采取不同的沟通方式,针对不同心态的体检人群进行辅导。饮食营养辅导是指导健康人群、亚健康人群以及患者如何在日常饮食中加以控制,避免健康风险,进行营养知识的普及,提供合理营养和科学膳食的建议。运动指导是指导体检人群进行有效安全的锻炼,全科医生除了对锻炼风险进行评估外,锻炼处方的制订和运动技巧的告知也是必不可少的。

通过全科医师实施健康教育,对个体或群体健康危险因素进行早期干预,可预防和延缓疾病发生,降低慢性病的患病风险,真正做到维护全民健康。全科医师参与健康教育,进行慢性病风险评估,制订健康管理方案、慢性病管理等检后服务,提升健康管理服务质量,同样对预防和延缓疾病发生,降低慢性病的患病风险有重要意义。

4. 全科医学与健康干预　健康干预是实施包括所有年龄阶段在内的人群健康管理的落地环节,是主动介入个体或群体、促进健康的过程。健康检查、健康风险评估可以对个人或群体的信息进行收集和分析,并进行危险分层,以便有针对性地对个人或群体进行健康干预,提供合适的产品和实施方法。现阶段,青少年和劳动力群体相比于老年人,理解健康知识的能力强,对移动互联产品、可穿戴科技产品的支付意愿更高,对实施各种非医疗干预技术是有益的。长期来看,当对青年和中年群体进行积极健康管理后,其老年健康问题将会得到有效缓解。对于老年群体的重点需求,在诊疗方面全科医学延续关爱理念;对高血压、糖尿病、高脂血症等慢性病需要复诊的,应该对患者进行持续全面的健康管理,包括药物服用、饮食运动指导、心理干预等。全科医生对患者提供连续性照顾,可以有效提高健康管理质量,延长患者生存时间,改善患者生活质量,提高居民健康水平。

健康干预实用技术是触手可及的,目前无论是医疗机构还是非医疗机构,都有研发和实施相关技术和产品的能力。健康管理是一种主动预防式服务,服务对象是个体或群体,不仅要满足服务对象的健康、社会和心理需求,还要让服务对象有知情权、选择权和决定权,因此应该覆盖多元化的服务形式。要根据被服务对象的需要,考虑多种因素,包括他们的社会特点、年龄状况、群体状况等,才能实施健康干预的方法。对于高龄化社区,不仅要考虑服务对象的健康、家庭和经济情况,也要对社区的常见病和多发病进行分析,并且给予相应的健康干预适宜技术。老龄化社区更需要注重医疗资源配备,对于非医疗手段干预技术需求相对较少。而低龄化的社区,对于非医疗手段干预技术有较大需求,利用新技术、可穿戴设备等进行日常生活中的健康干预,将年轻人关注的体脂率、身材塑形等作为特定指标，将健康管理通过娱乐、团队活动等组织形式融入文化建设中去。

在实施健康干预过程中，要把医疗干预手段与非医疗干预手段相结合，注重医疗指标监测，注重风险防范，注重质量控制，注重效果评估。在体检过程中发现阳性体征或需及时治疗的情况时，应及时告知体检者至专科门诊进行咨询诊治，并告知其重要性，提高患者依从性。如果需要在多个专科门诊就诊的体检者，由于增加体检项目等因素，依从性和就诊率可能会降低，从而延误病情。国内部分综合医院组建了由全科医学门诊和慢性病综合门诊合成的家庭医学科，帮助患者解决相关疾病，对于确需转诊治疗的疾病，则由相关专科门诊进行跟进，可以有效提高患者依从性和就诊率。

第三节　系统医学

一、系统医学概述

1. 系统科学　是在数学、物理、生物、化学等学科的基础上，结合运筹学、控制论、信息学等学科，研究系统结构与功能关系、演化、调控规律的一门学科，为工程、社会、经济、军事、生命、生态、管理等领域的应用提供理论依据。它探讨了系统的共同特征复杂性、适应性、自组织性，揭示其演化过程中所遵循的规律，阐明系统内部隐秩序的存在，描述"蝴蝶效应"之谜，强调初始条件敏感化概念，对于一个系统而言，微小的变化，就可能造成系统的坍塌。比如人体被毒蛇咬伤，就可能引起休克造成死亡。

2. 稳态与系统医学　美国生理学家坎农（Cannon）关于人体的"稳态"理论指出任何生命组织内部都必须是一种稳态，生命维持条件一旦出现偏差，会被迅速纠正，这是复杂人体系统自组织原理的体现，是生命组织内部维持生命的一种机制。科学家威纳（Wiener）和罗森勃吕特（Rosenblueth）等人提出"负反馈调节机制"理论，即人的组织系统具有在受到干扰后很快纠正偏差，恢复稳定的能力。法国数学家托姆（Thom）的专著《结构稳定性与形态发生学》中，首次考虑了维系稳态机制本身的稳定性问题——系统结构稳定性。

工程力学中有一结构称为张拉结构，作用力相互制约，以保持建筑结构的稳定性。人的抵抗力也可以理解为能量稳定性，即各组织、器官的稳定性。疾病就好比不稳定的力学结构，是这样一种状态：作为结构稳定的系统，人体复杂系统的内部稳态受到内部和外部因素的干扰，从而使内部稳态与原来保持的状态发生了偏离。死亡是整个内稳态机制和相应的内稳态整体消失或瓦解，治疗是防止内稳态整体瓦解或通过人为干预使内稳态偏差纠正的手段或过程。系统医学勾画出了生理学、病理学等基础学科与临床之间的内在联系，放在系统哲学的统一框架下进行思维，为复杂系统健康管理提供了坚实理论基础。

生命作为一个系统整体，同样也是整体子系统的功能耦合。稳态是生命系统的本质，稳态偏离是生命系统的一种存在状态，体内稳态偏离可以用数学式来表达，即 $S=b/[1-(k+a)]$，S 不等于 0 定义为有病，b 是系统外因素，a 是内部因素，即调节功能受到扰动，增加或减少疾病、与抵抗力有关的因素，k 值可以为正，也可以为负，取决于稳态偏离的类型，当系统偏离稳态时表现为在稳态值的上下波动时，k 值为负值，如血压、心率的快速调节，其含义是调节功能受到的扰动 a 不会放大外来扰动 b 所引起的状态偏离；当从一个方向上不断接近稳态时，k 值为正值，如血糖、血钙稳态，其含义是调节功能扰动 a 放大外来扰动 b 所引起的状态偏离。

系统医学"整体自治"治疗原则首先是制定干预基本单元和顺序，防止整个系统的崩溃，保持人体内稳态完全集的最大不变性，尽量少干预或不干预，以防止干预冲击稳态，特别要防止内稳态完全集的结构稳定性被破坏导致的不可逆的结果，"共病"概念由此而生。

二、系统医学与健康管理的交叉

1. 健康影响评价 是一种程序、方法和工具，用于判断政策、计划、设计、建设项目对人群健康的潜在影响，以及这种影响在人群中的分布状况。用于识别、预测、评估（包括定性和定量）拟建项目对于项目影响范围内特定人群的健康影响。例如，孩子上学必须穿过繁忙的街道，他们对交通车辆密度的变化是敏感、脆弱的，这与他们发生交通创伤的概率密切相关；工厂嘈杂的噪声会对周围社区居民的睡眠构成威胁；化工厂排出的有害气体与周围居民呼吸道疾病发病率息息相关等，评估这些因素对健康的影响，是健康管理复杂系统不可缺少的内容。

2. 系统健康管理 慢性病的发生、发展是多因素协同的结果，只有全面系统地管理，才能取得良好的管理效果。

以血压管理为例，人的血压是不断变化的生命状态参数，由人体各组织、器官功能状态决定，不仅仅是心血管系统本身的基本参数，血压的短期调节和长期调节均涉及神经系统、呼吸、肾脏及水电解质平衡等稳态，可以说血压是全身"稳态完全集"的综合表现。

高血压和低血压都存在急性和慢性状态。在急性状态下，高血压表现为组织、器官高灌注血流，低血压表现为低灌注的血流，而在慢性状态下表现为共同的特征——组织、器官低灌注血流。血压数值只是一种表面现象，重要的是通过血压数值的变化来探究血压变化背后的病理生理学基础，尤其是血压变化与重要器官血液灌注量多少的关系，而不是仅仅满足于患者所表现的血压数值的发现和治疗，治疗的最终目的是维持人体组织、器官一定的血流量，保证其功能实施及最大的储备率。

血压与性别、年龄、职业、身高、体重等因素都有相关性，是机体调节代偿的结果和警示信号。高血压可以理解为血液、组织液、淋巴液在全身各组织、器官间分配失衡的代偿反应，血压升高是表现，失衡一旦纠正，血压就可以恢复正常，系统具有自组织特征。另外，血压具有自然降低的日节律，应有针对性的治疗，实现降压药和高血压的适配性，达到健康管理个性化干预措施的有效性。穿戴医疗设备可以帮助个体获得全天候的血压统计平均值，作为参考标准，根据偏离值的多少来诊断是不是患有高血压，应取决于个体血压稳态（多时期、多阶段、多时段、多状态检测统计平均值）的偏离值，以及血压偏离值对稳态完全集的影响。

三、系统医学在健康管理中的应用

1. 功能医学 20世纪70年代，美国化学家鲍林（Pauling）提出功能医学概念，从基础医学的角度，研究环境毒素、不健康的生活方式、不当的饮食因素等前置性因素，影响人体的细胞、组织、器官、系统功能紊乱而导致的机体功能减退或丧失，最终导致慢性功能衰退性疾病的发生。通过监测基本生命指标的生理、生物化学的变化过程，将临床疾病监测的时间窗前移，达到全方位、全生命周期的管理目的。功能医学强调健康管理要以人为中心，而不是以疾病为中心，除了治疗疾病外，更提倡健康的维护，利用动态的方法来检测和评估人体的健康状态，研究人体从功能开始下降到病理改变的过程，通过功能医学检测、评估影响器官功能的损害因素；强调健康并不只是没有疾病，而是在社会各个层面呈现出身、心、环境和最好的适应性。功能医学采取个性化、针对性的干预手段，使疾病不表达出来（即使存在易感基因）而达到预防疾病的目的，因而被称为"治疗病因"的医学。当重要器官如心、脑、肺、肝、肾等储备率下降时，机体就会出现一系列的紊乱，并出现相应的症状，最终导致疾病的发生，功能医学重视提高器官应急储备水平，用于缓冲机体受到创伤、疾病、心理伤害、长期压力和不良生活方式对人的威胁。

人体基础生理活动指标包括七个方面：机体内部信息传递、营养物质的消化与吸收、营养物质的运输、生物能的产生与传递、自我保护与防御、损伤与修复、代谢废物的排除。功能医学从系统生物学角度把机体的功能紊乱概括为十个方面的失衡，包括：消化、吸收和肠道菌群失衡；

免疫失衡与炎症；解毒与生物转化失衡；激素与神经递质失衡；氧化还原失衡和线粒体损伤；循环运输失衡；结构失衡；水失衡；氧失衡；环境失衡。

其思维路径采用"Go-to-it"原则，即信息的收集（gather）、组织（organize）、重述（tell）、整理排序（order）、开始治疗（initiate）、跟踪随访（track），采用功能医学矩阵图归拢前置因素、诱发因素、介质因素，制定营养处方干预方案，实施个性化健康管理。功能医学矩阵见图 3-7。

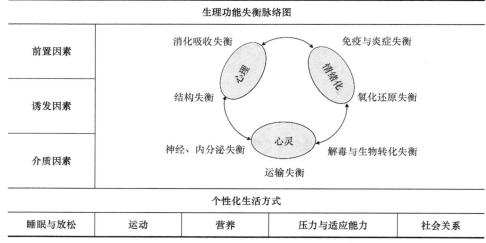

图 3-7　功能医学矩阵图

功能医学的三大特性是整体性、系统性、开放性，旨在重塑复杂人体系统的健康平衡状态，以系统生物学为基础的医学网络思维，发现人体功能失衡的原因，揭示生物功能与结构的关系，具有预测性，通过推演算法去预判患者的健康状况、未来可能发生的疾病以及目前疾病转归，还可以通过先期的评估、早期预防或采取干预措施，改善机体功能，全面干预慢性病发生。

2. 体态评估　体态是指全身组织器官的位置关系，是我们刻意或自然放置身体各肢体的位置方式，体态评估是"望诊"疾病的基本技能，是对人体静态各系统平衡状态的量化，通过现象（表象）看本质（内在机制），在体态评估中可以帮助收集客观的身体状况信息，从宏观上分析各部分之间的关系，有助于了解疾病部位、病因、病理，提高诊断率，减少误诊率。良好的体态要求身体的各个部位都要保持正确的空间位置，不良的体态是导致肌肉、筋膜、关节障碍和全身不适的根源之一。体态除描述身体各部分的关系之外，还包括自然排列的位置与解剖学上的位置契合。在病因探索方面，现代医学过分注重微观，忽视宏观的表现，体态评估应作为我们健康管理的基本内容，采用标准体态量表，评估人在空间的三维平衡，即矢状位、冠状位、水平位的平衡。评估内容包括头的位置，颈椎的曲度，肩胛骨的位置，肩关节、肘关节、腕关节角度及活动范围，胸椎的弧度，腰椎及骨盆的偏斜，髋关节内收与旋转，膝关节内外翻，踝关节、跟腱位置等，观察肌肉体积及筋膜的柔韧性等，充分了解体态，掌握人体物理检查的第一信息，为健康管理提供准确的资料来源。

3. 步态分析　现代医学检查手段以人体静态为基础，结果趋于微观化，习惯于从微观看宏观整体，缺乏人体宏观的运动状态参数，步行是人体运动的基本方式，步态是其表现形式，是多系统相互协调的综合体现。运动状态下三维空间的随遇平衡，在保证人体支撑稳定性的同时，步态利用一系列肢体协调动作的重复，使身体往前移动。健康管理鲜有把步态分析列为体检项目，去理解步态过程中隐含的健康密码，思考由脊柱、骨盆、髋关节、膝关节、踝关节共同完成运动模式的内在含义。健康的步态协调、高效，能耗最小，其效率依赖于诸多关节自由活动的灵活性以及神经肌肉活动在时间和强度上的选择性，不同的疾病类型改变了运动和肌肉效能，关节表现出代偿反应，步态模式会呈现正常和异常运动的混合，会导致机体能量的消耗增加，干扰步行功能多样性的实现，破坏正常步态的精确性、协调性、速度及多样性。

最方便进行步态分析的方法是经过步态分析训练的医务人员用肉眼进行观察，能够对异常步态进行任何时间、任何地点的评估，对异常运动进行分析、诊断，并对异常运动进行临床判读，指导制订干预计划和评估效果。通过观察步态周期的2个时相（支撑相、摆动相）和8个阶段（初始着地、承重反应期、支撑相中期、支撑相末期、摆动前期、摆动相早期、摆动相中期、摆动相末期），分析步态周期各时相的运动模式，评估步态与运动姿势时间上的不一致性。通过对全身关节尤其是下肢各关节的运动轨迹分析，发现人体神经、肌肉的不平衡，为临床诊断提供有价值的信息。通过观察分析步态关键动作及其分类，寻找由不同病理原因导致的各种异常步态。临床经验表明，观察分析应从足部开始，然后自下而上，按照地面接触、踝（足）、膝、臀、骨盆和躯干的顺序依次进行。熟悉正常功能状态下的步态特征，对每个关节在不同步态相位的运动方向和幅度都应熟练掌握，可以作为异常步态病理诊断的依据。当对患者进行观察时，将其各部位的运动模式与已知的正常和异常情况进行比较。无论患者步态的总体情况如何，都应依次对各部位在每个步态相位中的表现进行分析，确定其是否正常。

传统方法是通过肉眼观察患者的步态进行分析，主观随意性较大，信息采集量少，采用仪器设备可以避免主观观察的不确定性。常用的设备及技术有关节电子量角器、基于照相机的运动分析系统、三维定位标志系统（可以同时采集髋关节、膝关节、踝关节在矢状面、冠状面和水平面的运动）、动态肌电图仪等，可描绘可能出现的肌肉动作过度、不足或时间顺序不正常，找出姿态稳定性的潜在威胁。关节运动、肌肉发力、神经控制和能量消耗的综合作用，形成了常规的步速、步长和步频，反映一个人的基本行走能力。

通过步态分析系统分析老人步态的特点，可预测老人跌倒的概率，进行有计划的干预，训练无支撑条件下的坐、站、走、站立并向前抓取物品、360°转身及从坐到站等技巧，避免应用干扰人体肌肉平衡的镇静药物。失衡和步态障碍，是跌倒的最主要的原因，跌倒虽然称不上慢性病，但由它引起的人体一系列的连锁反应，可能会加速一个人离去，一个微小因素就可诱发"蝴蝶效应"造成系统的坍塌。

4. 可穿戴设备对生命状态参数的获取　穿戴式移动医疗技术是随着移动互联网技术的发展而被广泛关注的研究热点。目前可穿戴设备的传感器包括三轴加速计、三轴陀螺仪、三轴磁传感器、全球定位系统、光电心率传感器、测高仪、环境光传感器、温度传感器、生物电阻抗传感器、电容式传感器等，可以获得活动特性、位置特性、心率特征、环境特征、皮肤状态特征、情绪特征等指标。传感器是可穿戴设备收集感知数据的基础。穿戴式硬件设备能够实现人体心电、心率、血压、体温、血氧饱和度等参数的分析与管理，可靠提取人体生命体征数据，通过搭建用户与医生、用户与专家系统沟通的平台，实现个人健康管理与远程医疗服务的对接功能。生理参数由移动端应用分析管理，实现医患远程对接、专家系统远程对接，突破地域限制、诊疗时间限制，使患者在获得相关疾病及时治疗的同时，享受到有效的医疗保健。

医生作为健康的维护者，必须坚持系统综合因素的思维，认识疾病，制订相对科学的干预方案，真正做到防患于未然、治病于未然、促进健康。

第四节　健康医疗大数据

一、健康医疗大数据介绍

1. 概念　健康医疗大数据是指在人们日常生活、疾病防治、健康管理等过程中产生的与健康医疗相关的各种数据。健康医疗大数据贯穿在人的生老病死、衣食住行等所有生命过程中。

健康医疗大数据近年来发展迅猛，在我国医疗卫生领域占有重要地位。通过对临床数据、用药数据、治疗效果、体检数据、医疗费用等海量的多源健康数据进行管理，利用健康医疗大数据的采集、预处理、存储和挖掘分析等技术，为居民建立健康档案，可以对健康风险因素进行识别、监测和分析，可以为居民制订个性化的预防保健和健康体检方案，也可以为居民可能发生的疾病做好预防、预警、评估，以便早期发现疾病并进行早期干预工作，在上述基础上可进一步对疾病危险因素开展跟踪检测，实现闭环式健康管理。

健康医疗大数据是国家重要的基础性战略资源。健康医疗大数据的应用发展将带来健康医疗模式的深刻变革，有利于激发深化医药卫生体制改革的动力和活力，有利于促进健康医疗服务效率和质量的提升，有利于扩大资源供给，不断满足人民群众多层次、多样化的健康需求。

2. 特点

（1）海量的数据规模：健康医疗大数据的第一个特征体现在数据量大。随着技术的发展，健康医疗活动中产生的各种数据呈爆炸式增长，特别是随着我国诊疗人次的逐年增加，大型医疗机构每天产生的数据可以达到艾字节级别，包括血液生化检查数据、影像检查数据、病理图片数据等，在医疗活动中产生的、一般达到太字节以上级别的数据称为健康医疗大数据。

（2）数据结构多样：医疗健康领域的数据来源广泛、类型多样，除了常见的医院门诊系统、病历管理系统、健康体检系统等所产生的数据外（这些数据一般都是通过二维数据表对实现的数据进行逻辑表达，可以用关系型数据库来表示和存储的数据），还有非结构化的数据和半结构化的数据，如病历文本、影像图片和医疗音频、视频等，这些数据一般存储在二进制的数据格式中。

（3）数据产生流转速度极快：医疗大数据的产生非常迅速，个人及医疗机构每天都在产生大量的数据，且数据具有一定的时效性，变化非常迅速。同时医疗大数据对处理技术、处理速度有较严格的要求，服务器中大量的资源都用于处理和计算数据，很多平台都需要做到实时动态分析。

（4）数据价值低，数据孤岛泛滥成灾：尽管医疗大数据的体量巨大，但是有价值的信息极少，需要通过数据挖掘、数据分析的方法从大量不相关的数据中挖掘出对未来疾病防治、诊疗、康复以及健康管理有价值的信息。而且，信息孤岛现象普遍存在，各医疗机构、科室之间功能不关联，信息不共享，业务流程、应用相互脱节，造成大量医疗数据无法使用，产生浪费。

3. 数据存储　对于传统医疗数据的存储，一般采用关系型数据库，由于其设计模式的局限性，即一般都是针对单机的存储，所以无论医疗数据量大小，只在一台机器中存储和管理所有医疗数据。由于单机存储空间有限，数据检索速度会随着医疗数据量的增加而变得越来越慢，随着健康医疗大数据类型越来越多样化、量越来越大，传统的关系型数据库已经无法满足日益增长的数据存储需求。

与传统的关系型数据库不同，非关系型数据库中对象之间的关系由每个对象自身的属性来决定，常用于存储非结构化的数据。现在主流的非关系型数据库主要有四大类：键值存储数据库、列式存储数据库、文档型数据库、图像数据库。非关系型数据库存储类型多样，包括键值对形式、文档形式、图片形式等，速度快、效率高，具有扩展简单、并发性高、稳定性高、成本低等优点，可采用硬盘或随机存储器作为载体，能够实现数据的分布式处理。

健康医疗大数据的分布式存储技术，是将大数据拆分到不同的节点上去进行存储和查询，可以提升存储和查询的效率。目前主流的大数据存储数据库模型为无共享架构数据库集群模型，其中每个处理单元自带中央处理器、内存、硬盘等，各处理单元相互独立，并通过协议通信并行处理。

二、健康医疗大数据分析方法与健康管理

健康管理领域的数据变量数目庞大，如社会经济人口学特征、疾病史、生活方式、健康体检、检后管理及随访等。在针对健康管理领域大数据的分析方面，传统的流行病学与统计分析技术面临着重大挑战，传统的统计分析方法在处理这类高维度数据时，无法有效避免多重共线、混杂因

素等问题对研究结果的影响，存在较大的偏倚风险。健康医疗大数据挖掘技术的发展与提升，为慢性病健康管理路径的探索提供了强大的技术支持，是慢性病健康管理的重要抓手，包括各种统计模型，如广义估计方程、混合效应模型和Cox回归模型等；各种机器学习算法，包括支持向量机、随机森林、神经网络等，机器学习是一类人工智能数据挖掘技术的总称，其核心是能够避免传统统计分析过程中样本量小、混杂严重等问题，目前在医疗健康领域应用较多的有疾病诊断和风险预测，利用机器学习算法对数据进行分析和学习，可以帮助做出决策或预测。利用各种健康医疗大数据的分析方法有望促进健康管理的精准性、系统化和全方位发展。

1. 广义估计方程　是在分析纵向数据时比较常用的方法，它是在广义线性模型和拟似然方法的基础上发展而来的，与一般的多因素分析不同的是，广义估计方程是利用实际计算得到残差函数，进行简单的回归，从而得到作业相关矩阵，即使作业相关矩阵的选择不是最优的，仍然能够提供关于结果变量的回归系数及其方差的一致估计。简言之，广义估计方程允许研究者通过考虑数据的相依性，即使在模型设定存在偏差的情况下也能获得相对稳健的参数估计。同时，对于有缺失值的资料，也可以用广义估计方程来处理，让每个对象有不同的观察次数，以及不同的观察间隔时间。

2. 混合效应模型　可用于处理具有层次结构特征的数据，该类数据每一层次内的研究对象可能具有相关性。混合效应模型也被称为多水平模型，使用混合效应模型分析纵向数据时，可将数据分为不同的"层"或"水平"，如第一层是各研究对象的重复观察值，第二层是研究对象，每层可纳入相应的自变量，从而达到控制个体内自相关目的，若研究为多中心研究，中心与中心间也可形成一层，分析时可纳入中心或地区层面的自变量，如经济卫生状况等，因此该方法可用于分析纵向数据，以控制个体内的相关性。

混合效应模型适用于失访或退出较多的纵向研究，失访和退出都会形成数据缺失，有研究者将缺失分为几种不同的模式，包括完全随机缺失、随机数据缺失和非随机缺失等，而混合效应模型的基本原理是按照缺失的模式将数据分成若干个亚组，根据每个亚组中遗漏的相同的模型进行数据的拟合和参数估计，然后合并模型，得出总体效果。

3. Cox回归模型　常用来分析纵向跟踪观察所得到的生存分析资料，同时考虑研究对象是否出现所研究的健康结局和该健康结局出现的时间，能够处理截尾数据、筛选保护因素和影响生存时间的有害因素，是一种半参数的模型拟合方法。

总的来说，利用健康管理平台开展纵向研究是有价值的，纵向研究因果论证能力强，结果可靠，可充分利用健康管理数据，促进体检数据向科研成果转化，推动健康管理的发展。但纵向研究对流行病学设计和统计分析理论要求较高，研究人员应慎重选择研究方法，以确保研究结果真实可靠，无论研究设计还是数据分析都比横向研究更具有复杂性。

三、健康医疗大数据在健康管理中的应用

1. 健康医疗信息采集与建档　健康医疗信息的采集是健康管理的前提，主要包括医疗服务信息、健康体检信息和日常行为信息等，能够为疾病的早期筛查提供数据支持，为疾病风险的精准评估和干预奠定基础。相比于传统的访谈法、调查问卷法以及实地考察法等信息采集方式，大数据时代健康信息的采集更为灵活、便捷和全面。同时基于大数据技术的健康信息管理平台也在逐步完善，旨在实现健康医疗大数据管理的标准化、流程化、自动化、系统化。医疗卫生服务机构、卫生管理机构与社区居民之间的信息共享和动态实时交互使得健康管理更具互动性、时效性、共享性。基于大数据技术的多维度、多视角、全周期的数据分析应用使得健康管理更具全面性、科学性、系统性。健康医疗大数据为我国健康管理事业的全面开展与进一步推进提供了强有力的数据基础和技术支持。

2. 健康风险评估　是一个将健康状态和疾病风险用数学模型进行量化的过程，主要包括健康

状态评估、疾病风险评估、生活方式评估和生存质量评估四个部分，是健康管理的关键环节。其主要思想是通过建立各种疾病风险模型，对个体目前的生理和心理健康状态、未来一段时间患某种疾病的可能性、已患疾病的未来走向及并发症发生概率、高危人群的生活方式风险以及患者人群的生存质量进行评估，对于预防疾病发生、降低医疗费用至关重要。目前，国内外众多机构应用大数据技术、机器学习算法和互联网技术建立了各种慢性病的机器学习和深度学习评估模型，用于预测和评估疾病的发生、发展和预后。有的专家还根据基因组构建了多基因风险评分模型，预测冠心病、心房颤动、2型糖尿病、炎症性肠病、乳腺癌等的发病率。但是，很多国际通用的风险评估模型大多是针对国外人群建立的，存在地域性差异，在中国人群中的适用性也是值得考量的，因此建立适合于中国人群的健康和疾病风险模型是健康医疗大数据时代必不可少的关键一环。

3. 健康干预　是根据健康评估的结果，针对不同健康风险的人群分别采取相应措施对影响健康的危险因素如行为生活方式、营养膳食习惯进行干预，以改善健康状态、实现健康促进的过程。主要包括健康宣教辅导、膳食营养、运动康复、心理咨询、监测出院后症候群及并发症等方面的内容。健康医疗大数据时代的健康干预相对于健康教育与健康促进更具有个性化、精准化和动态性。

（1）健康教育与咨询：健康管理系统根据人群的基线信息、流行病学信息、就医记录以及体检信息等准确了解其健康问题和需求，精准化推送定制的健康知识。

（2）膳食营养与运动康复：健康管理系统针对不同人群的具体健康状况为其制订个性化营养方案和运动康复方案，并通过积分、反馈、提醒等激励措施促进方案的实施，以保证营养摄入的科学合理性和保持对康复有益的运动量，从而达到促进人群健康的目的。

（3）心理辅导：健康管理系统根据人群的疾病类型与心理负担程度做出评估，并定制心理辅导策略知识库，定期推送正向激励消息，并配备专职心理辅导医护人员定期心理随诊。

（4）健康风险管理以及症状、并发症监测：健康管理系统对血压、心率等体征，血红蛋白、血糖等生化指标以及特定疾病影响因素进行动态监测，并进行实时风险评估，监测风险一旦超出阈值，系统将通过互联网进行健康风险报警，医生通知就医并制订个性化治疗方案。

4. 跟踪监测　在健康风险评估和干预的基础上，对疾病风险因素进行动态追踪，对干预策略效果、疾病康复程度、院后症状及并发症监测等进行动态评估，对降低发病率、促进患者康复意义重大。近年来，随着健康物联网的快速兴起，包括家用血糖仪、数码血压计、心率监视器等便携式医疗电子设备，以及智能手环、智能手表等可穿戴设备在内的各种家庭、社区专用医疗设备迅速出现在大众视野。在疾病跟踪监测中，大数据和物联网、互联网技术的综合应用大有可为，能对生命体征、活动状态、身体各项指标等进行监测，能减少疾病风险，减轻疾病带来的负担和损失。便携式医疗设备和可穿戴设备动态监测的数据可通过互联网传送到健康管理平台服务器，经过大数据、机器学习等技术将其用于健康干预和康复情况的评估，并及时从中识别健康风险，采取相应措施，将疾病损害降到最低。

5. 大数据在健康管理应用中的困境

（1）健康医疗大数据采集范围有待完善，数据综合性不足。

目前，各种慢性病的发病率呈逐年上升趋势，严重威胁着居民的身体健康，而慢性病的发生又与行为生活方式、心理因素、社交活动等有着密切的关系，因此，人们在日常生活中对生理、心理健康指标的记录和监测的重视程度也越来越高。关注人群的生理、心理亚健康状态，及时发现问题降低健康风险，已成为个性化健康管理非常重要的需求。健康医疗大数据应该覆盖所有与人体健康直接或间接相关的数据源，如生物、临床、环境、心理、行为、社交等，但目前的医疗数据大多局限于医疗诊疗数据、治疗费用、医疗报销以及生物、化学、影像等数据，对其他重要数据源信息的采集还远远不够，缺乏如基因组、代谢组等生物信息学数据，运动习惯、吸烟饮酒习惯、睡眠习惯等生活方式的数据，个体的心理状态量化评估数据，个体生活的自然环境（如居住、工作环境）和社会环境（如民族、职业、婚姻）等数据。

（2）健康医疗大数据数据标准化程度不够，质量有待提升。

健康医疗大数据不仅包括医院就诊的医疗数据，如电子病历、医学影像、用药情况等，还包括健康数据，如社区健康档案、个人查体数据，生物信息数据，如基因组学、代谢组学等，以及经济指标数据，如治疗费用、医疗报销等。它们可以是来源于不同单位、不同系统、不同类型的各种数据，数据结构复杂、类型多样、缺乏标准化、数据缺失普遍存在，数据质量堪忧。目前的数据处理、分析技术只能对标准化的数据进行分析，如何对情况复杂的健康医疗大数据进行数据清理和标准化处理，并从中挖掘出有价值的、高质量的信息，是数据处理者、医疗工作者一直在努力的方向，也是如何在健康管理领域创新性地应用大数据技术的难题，严重阻碍着健康风险评估、健康干预与跟踪监测的有序进行。例如，健康评估的准确性与数据质量的高低高度相关，不同医疗机构、不同生产厂家的磁共振、超声等医学影像设备千差万别，生成的非结构化图像资料形式各异、标准不一，虽然其中蕴含了丰富的疾病信息，但由于其数据质量和标准化缺乏的问题，目前大数据技术对很多影像信息的挖掘十分局限。

（3）各机构之间信息系统互联互通程度不够，信息"孤岛现象"仍然存在。

目前，我国健康医疗数据主要存在于医疗服务机构、卫生管理部门、疾控中心以及各类医疗科技公司，这些机构之间缺乏信息系统的统一性，信息难以共享，信息"孤岛现象"依然存在。一是数据分布比较分散，缺乏数据互联互通的集成平台。二是数据标准化、结构化缺乏，阻碍了不同机构间数据信息的共享、互联互通。三是各机构数据挖掘的目的不同、方向各异，医疗机构更倾向于提高机构、科室的医疗水平和治疗效果，卫生管理部门倾向于提高公共卫生事业管理成效，医疗科技公司则倾向于提升健康管理服务的商业化价值。各机构之间各自为政，缺乏促进数据共享和互联互通的外在及内在动力，这些现象使得现有的健康管理平台功能受限，健康医疗数据价值降低，使得大数据在健康风险评估、健康干预和跟踪监测等方面的实际应用存在困难，严重制约了健康管理服务的发展。

（4）健康医疗大数据安全管理与应用体系尚未建立。

健康医疗大数据对于推动健康管理服务事业发展、促进全人类健康和推动"健康中国2030"伟大目标实现意义重大。健康医疗大数据往往涉及个人隐私和种族安全等，具有多源性和高隐私性，在进行数据处理和挖掘的过程中容易产生伦理和法律问题，因此确保数据安全显得格外重要。目前健康医疗大数据的采集、使用和保护患者隐私之间的边界缺乏相关法律规定，大数据在采集、处理、挖掘的各个环节都容易侵犯患者隐私；人们对医疗健康大数据安全意识不足，加密和安全管理技术不到位，健康医疗大数据如果没有安全防护将面临严重的安全威胁；健康医疗大数据规模庞大、结构复杂多样，数据的存储与质量控制，以及安全维护对大数据开发者的"硬实力"和"软实力"都提出了非常高的要求，目前生物信息学、人工智能以及大数据人才，特别是复合型人才缺口较大，难以满足爆炸式增长的健康医疗大数据需求。

第二篇 智能化健康管理技术

第四章 人工智能技术框架和核心技术

第一节 技术框架

人工智能的技术框架分为三层：基础层、技术层、应用层（表4-1）。①基础层包括数据和算力两个方面，负责采集、传输、存储、计算、分析、挖掘数据。②技术层是中间层，是技术服务领域，技术层的核心是算法，通过语音识别、计算机视觉、自然语言处理等技术，提供基于算法和数据的交互、推荐、搜索等服务。③应用层是在人工智能的基础上，以数据、算力、算法为基础的垂直行业应用。

表4-1 人工智能技术框架

	内涵	内容
基础层	计算能力和数据资源	数据、算力
技术层	算法、模型和技术开发	语音识别、计算机视觉、自然语言处理、知识图谱、深度学习
应用层	人工智能与各行业领域的结合	金融、教育、医疗、农业、制造、运输等

一、基 础 层

基础层是计算能力、数据资源、持续的数据流和传感系统，为人工智能提供算力支撑，是决定人工智能产业化的基础。主要包括计算硬件（人工智能芯片）、计算系统技术（大数据、云计算和移动通信）和数据（数据采集、标注和分析）。

1. 计算硬件 人工智能芯片是计算硬件的核心硬件。通常意义的人工智能芯片，指对人工智能算法做了特殊加速设计，专门设计的用于人工智能算法的加速芯片。人工智能芯片在快速迭代的过程中，正在加速多样化发展，随着人工智能应用计算需求的指数级增长，未来将有更多的类图形处理器芯片互联技术被采用，可使服务器实现速度更快的技术升级。

人工智能算法一般以深度学习算法为主，也包括其他的机器学习算法。人工智能芯片的分类一般有三种分类方式：按技术架构分类、按功能分类、按应用场景分类。

2. 计算系统技术 由于产生的数据规模巨大，需要配合云计算带来的计算资源和计算能力。人工智能依靠数据基础，与大数据、云计算、移动通信建立紧密联系，对环境做出一定的程序反应，从而实现项目落地。

（1）云计算：作为新兴产业之一，推进迅速，涉及多个方面，包括电网、运输、物流、智能家居、节能环保、工业自动控制、医疗健康、精细农牧、金融服务、公共安全等。

（2）移动通信：移动通信网络能够实现信息的快速在线传播和互动，让终端用户始终处于联网状态。我国第五代移动通信技术研究正在积极推进。

3. 数据 随着物联网等新技术在中国的不断推进，数据量有了明显的提升。中国产生的数据量从2018年的7.6泽字节将增长到2025年的约50泽字节，未来5年仍将保持高速增长。人工智能产业目前已经发展至量变阶段，需要通过大量的数据做出质变进而突破现有的屏障。数据标注和采集行业应运而生，数据采集、标注和分析指对文本、图像、视频、语音等数据的采集、标注和分析（表 4-2）。

表 4-2　数据类型与采集标注

数据	采集	标注
文本数据	语料库、知识图谱、互联网资源、智能设备等	文本的语种、分词、句法、事件、情感等标记
图像、视频数据	人脸、人体、车辆、服饰、动物、植物、物体、场景等	分类、属性、关键点、重点分割、轨迹跟踪、多设备关联等
语音数据	语种、语系、普通话、方言、民族语言等	时间戳、语音内容、口音、语速、情感、噪声等

（1）数据收集：重点关注获取什么类型的数据，可以通过哪些途径获取数据。

（2）数据标注：获取到原始数据之后，初步分析数据蕴含的内容，评估数据的准确性，为下一步预处理做准备。

（3）数据预处理：原始数据可能会受到环境或其他因素的干扰，为了保证后续分析的准确性和有效性，需要进行数据的预处理。

二、技　术　层

技术层即算法、模型、技术。技术层是人工智能产业的核心，以模拟人的智能相关特性为切入点，构建技术路径。主要包括算法理论（如机器学习）、开发平台（基础开源框架、技术开放平台）和应用技术（计算机视觉、机器视觉、智能语音、自然语言理解等）。

1. 算法　作为人工智能技术的引擎，主要用于数据计算分析、自动模拟。

（1）特征提取：将数据里有价值的、典型的特征抽取出来。

（2）模型构建：使用适当的算法构建模型，获取预期准确的计算结果。常用的算法有：决策树分类法、朴素贝叶斯分类算法、基于支持向量机的分类器、神经网络算法、语义树、知识库、各种视觉算法等。

（3）模型评估：对一个模型的检索能力进行评估，可以使用查准率、查全率等指标。

$$查准率=检索出的相关信息量/检索出的信息总量 \tag{4-1}$$

$$查全率=检索出的相关信息量/系统中的相关信息总量 \tag{4-2}$$

（4）模型训练：根据模型评估的结果，对模型进行不断的训练和调整，以达到更好的计算效果。

2. 技术

（1）计算机视觉：计算机视觉主要用于处理图像和视频数据。分为图像分类、目标检测、目标追踪、图像分割任务，应用于身份识别、医学辅助诊断、自动驾驶等场景。

（2）智能语音：智能语音技术主要应用于处理语音数据，针对人与人、人与机器之间的语音信息处理问题进行研究。通过分析、理解、合成语音，让计算机、智能设备、家用电器等达到"会听会说"的能力，拥有语言沟通的能力。

（3）自然语言处理：自然语言处理技术主要应用于语音和文本数据，是研究计算机处理人类语言的技术，可提高机器对人类写作和说话方式理解和解释的能力。

三、应　用　层

应用层着重于人工智能技术与各个行业领域的结合。应用层是人工智能产业的延伸，集成一类或多类人工智能基础应用技术，将模型部署应用到实际场景中，面向特定应用场景需求形成软硬件产品或解决方案。

主要包括行业解决方案（"人工智能+"）和热门产品（智能汽车、机器人、智能家居、可穿戴设备等）。

1. 行业应用　"人工智能+行业"涵盖多个垂直领域（表4-3），包括医疗、金融、教育、文娱、零售、物流、政务、安防等。

表4-3　"人工智能+行业"应用

行业	应用领域
医疗	药物研发、医学影像、辅助诊疗、健康管理、疾病预测
金融	智慧银行、智能投顾、智能投研、智能信贷、智能保险
教育	教育信息化、素质教育、教育培训、语言培训
文娱	网络游戏、网络影视、网络直播、网络动漫、网络文学
零售	客户管理、客流分析、商品结算、货品陈列、智能零售终端
物流	客服、转运、分拣、配送
政务	客服、填报、预审、审批、智能终端
安防	视频监控、智能报警、智慧警务、门禁管理、智慧交通

2. 行业产品　人工智能的智能产品有智能汽车、机器人、智能家居、可穿戴设备等。智能汽车已经成为汽车产业发展的一个重要方向，第五代移动通信和人工智能是其重要的技术支撑；机器人分为工业机器人和特种机器人，如服务机器人、水下机器人、娱乐机器人、军用机器人、农业机器人等，随着人工智能的快速发展，各种类型的机器人陆续落地；智能家居主要包括智能灯光控制系统、智能窗帘、智能门锁、智能音箱、智能冰箱、智能水壶等，人工智能让家居产品具备"会思考、会决策"的能力，让生活变得更加简单；可穿戴设备主要有智能手环、智能手表、智能眼镜、智能头盔等，可穿戴设备作为人工智能应用的切入点，在运动、医疗、娱乐、科教、商业等多个领域应用。

第二节　核心技术

人工智能的核心技术包括机器学习、计算机视觉、自然语言处理、生物识别技术、机器人技术等。各个技术交叉融合，共同推动人工智能的发展。

一、机器学习

机器学习是赋予机器学习的能力，使之能够实现普通计算机不能完成的任务。其核心是利用算法对海量数据进行分析，通过学习数据挖掘出存在于数据中的潜在联系，并训练出有效的模型应用于决策或预测中。

1. 机器学习的发展历程　最早的机器学习算法可以追溯到20世纪40年代，心理学家麦卡洛克（McCulloch）和数理逻辑学家皮茨（Pitts）参考生物学中的神经元概念，在分析神经元基本特性的基础上提出麦卡洛克-皮茨模型，即M-P神经元模型。

1949年，赫布（Hebb）提出了赫布理论，解释了大脑神经元在学习过程中的变化，标志着机器学习领域迈出的第一步。20世纪50年代中后期，基于神经网络的"连接主义"学习开始出现。经典学习的规则是在20世纪50年代中期至60年代提出的。

20世纪70年代中期至80年代末，机器学习经历了全球性的复兴。机器学习领域的最大突破是人工神经网络种类的丰富，韦伯斯（Werbos）提出将误差逆传播算法应用于神经网络，建立多层感知器，加速了神经网络的发展。随后，多位神经网络学者也相继提出了使用误差逆传播算法来训练多层感知器。除了误差逆传播算法外，许多神经网络在这一时期也得到了快速发展，如自组织映射网络、竞争学习网络、径向基函数网络、级联相关网络、递归神经网络、卷积神经网络等。

20 世纪 90 年代开始，机器学习迎来了多元化的发展阶段。除了人工神经网络外，机器学习中的其他算法也在此时期出现，如决策树、支持向量机等，是机器学习领域的重要突破。

集成学习和深度学习的提出，成为机器学习的重要延伸。20 世纪 90 年代至 21 世纪初期，自适应提升（Boosting）算法、AdaBoost 算法、自助投票（Bagging）算法、随机森林算法陆续被提出。集成学习的核心思想是通过多个基学习器的结合来完成学习任务。深度学习的核心思想是通过逐层学习的方式，提高分类学习的效果，解决多隐藏层神经网络的选择问题。目前，集成学习和深度学习成为机器学习最受欢迎的研究领域。

随着网络及社交媒体的不断发展，大数据时代对机器学习的研究产生了重大影响，在线学习算法出现，它具有简化深度学习及适应大数据环境的潜力。

2. 机器学习的类型

（1）传统机器学习类型：传统的机器学习可分为监督学习和无监督学习。监督学习给算法提供标记的数据和所需的输出，对于每一次输入，监督学习提供响应的对象。在监督学习中，训练集中的样本都有标签，使用标签样本对新的未知数据进行正确映射，使模型产生推断功能，从而获得新的知识。常见的典型演算法有：决策树、支持向量机、朴素贝叶斯、K 近邻、随机森林等。

无监督学习提供的数据是无标记的，通过建立模型，解释输入的数据，然后将其应用于下一次输入。实际工作中，大部分数据集都是无标记样本。常见的算法有：聚类算法（K 均值聚类、AP 聚类和层次聚类等）和降维算法（主成分分析等）。

半监督学习介于监督学习和无监督学习之间，以少量标记数据和大量未标记的数据开展监督或无监督的学习任务。

（2）深度学习：深度学习尝试使用多个非线性变换构成的复杂结构或多个处理层，进行高层次的抽象，训练样本是有标签的。深度学习能够产生更好的预测结果，提供更强大的预测模型。目前，深度学习在很多方面都取得了比较好的成绩，比如图像识别、语言处理和识别等。

（3）强化学习：强化学习的核心是描述和解决智能机体在与环境交互的过程中，为达成特定目标的智能机体提供更快的学习机制，更好地适应环境的变化。强化学习使用未标记训练集训练模型。

（4）迁移学习：是指将在辅助领域之前所学的知识用于相似但不同的目标领域进行学习，有效地提高新任务的学习效率，将迁移学习应用到强化学习中，则能利用数据、任务或模型之间的相似性进行学习，更好地解决实际问题。迁移学习能大幅降低深度网络模型训练所需的数据量，同时也会缩短训练时间。其中，Fine-Tune 是深度迁移学习最简单的实现方式，通过将一个问题训练好的模型进行简单的调整使其适用于一个新的问题，具有节省时间成本、模型泛化能力良好、实现简单的优点，以少量的训练数据就能获得更好的效果。迁移学习能够有效地提高深度学习模型的复用性。

3. 深度学习　深度学习的全称是深度神经网络，本质上是多层次的人工神经网络算法，即从构造上模拟人脑的运作机制，从最基本的单元上对人脑运作机制进行模拟。在计算机视觉领域、语音识别领域、自然语言理解领域，深度学习已经开始有所突破。在语音识别领域，相对于传统的混合高斯模型，使用深度神经网络模型的语音识别，识别错误率大幅降低。在图像分类领域，ImageNet 数据集算法分类精度达到 95% 以上，能够与人的分辨能力相媲美。在人脸识别、通用物体检测、图像语义分割、自然语言理解等领域，深度学习同样有所突破。

深度学习算法实现的基础是海量的数据和高效的算力支持。深度学习分为训练和推断两个环节。训练需要海量的数据输入，对深度神经网络进行复杂的模型训练。推断是指运用经过训练的模型，对待判断的资料进行推断。大数据时代的到来，各种更强大的计算设备的发展，如图形处理器等，使得深度学习能够充分利用海量数据自动学习抽象的知识。

深度学习算法的设计逻辑可以用三个维度来概括：学什么、怎么学、做什么。

首先是学什么。算法需要学习的内容是函数模型，表征需要完成的任务。函数模型是为了确定两个状态空间中所有可能取值的关系，即输入空间和输出空间的关系，以明确输入和输出所需要的映射关系，达到学习的目标。

其次是怎么学。损失函数可以表征函数模型推断结果和真实结果之间的误差，算法通过不断缩小损失函数，反馈给模型进行迭代训练，将推断结果和真实结果的误差控制在合理范围内，从而达到学习的目的。

最后是做什么。深度学习算法主要完成分类、回归和聚类三项工作。目前大多数人工智能落地应用都是分解到这三类基本任务中，进行有机组合，通过将现实问题抽象成相应的数学模型并建模求解。

（1）回归任务算法：回归是一种监督学习算法，用于连续型数值变量预测和建模。目前，线性回归（正则化）、回归树（集成）、最近邻算法是最常用的回归算法。

（2）分类任务算法：分类是一种监督学习算法，用于对分类变量进行建模和预测，分类算法经常适用于预测类别或可能性。常用算法有逻辑回归（正则化）、分类树（整合法）、支持向量机、朴素贝叶斯等。

（3）聚类任务算法：聚类任务算法是基于数据内部结构，寻找样本集群的无监督学习任务。以用户画像、电商物品聚类、社交网络分析等为使用案例。其中最常用的算法有K均值、仿射传播、分层算法等。

（4）其他新兴算法

1）胶囊网络：是一种新的网络架构，克服了卷积神经网络难以辨识位置关系、缺乏空间分层、缺乏空间推理能力等局限。胶囊网络由胶囊而非神经元组成，胶囊由输出为向量的一小群神经元组成，向量的长度表示估计物体存在的概率，向量的方向表示物体的状态参数。胶囊网络可以同时处理多个不同目标的多种空间变换，所需训练的数据量较小，因此可以有效克服卷积神经网络的限制，这种网络在理论上与人脑行为更为接近。

2）生成对抗网络：是一种生成模型。该算法的核心思想来自博弈论的纳什均衡，该算法以学习真实数据的分布为目标，通过生成器和判别器的对抗训练进行迭代优化，从而产生与观测数据相似的、全新的数据。生成对抗网络相对于其他生成模型具有生成效率高、设计框架灵活、可生成更高质量样本等优点。

4. 机器学习在健康管理中的应用　机器学习在健康管理实践中主要采取督导学习的策略，以获取的大量医学资料为基础，标注后进行分析，如基于医疗影像的智能影像诊断系统，目前广泛应用于超声、CT、磁共振、病理和内镜检查等。

二、计算机视觉

计算机视觉是一门研究如何让机器"看"的科学，主要指赋予机器一定的视觉洞察力，如分割目标、分类、识别、追踪与判别决策等。它是基于图像处理技术、信号处理技术、概率统计分析、计算几何、神经网络、机器学习理论和计算机信息处理技术，通过计算机对视觉信息进行分析和处理的一种计算机技术。

计算机视觉一般主要分为四大基本任务，分别是图像分类、目标检测、目标追踪和图像分割，用于场景识别、医学辅助诊断、自动驾驶等场景。

1. 计算机视觉技术的发展历程　20世纪80年代，计算机视觉成为一门独立的学科，经过40

多年的发展，经历了几个发展阶段。

（1）马尔计算视觉理论：作为计算视觉理论的创立者，马尔（Marr）将计算视觉分为计算理论、表达和算法、算法实现三个部分。马尔计算视觉理论着重于通过对物理场景的内在属性，即利用二维图像恢复三维物体表面形状，对计算视觉进行成像。表达和算法是马尔计算视觉的核心内容，将观测者坐标系下三维几何形状的表达称为"2.5维表达"，在物体坐标系下的表达称为"三维表达"。算法是指图像三维重建需要经过的三个计算层次：先从图像中抽取一部分基元，再通过三维视觉等模块，将基元提升到"2.5维表达"，最后再提升到"三维表达"。

（2）多视几何与分层三维重建：多视几何的本质是研究图像对应点之间的约束和计算理论，是在射影空间环境下进行的。分层立体重建是指采用阶梯式和层叠式的方式，用多个二维图像还原欧几里得空间的三维结构，即先在射影空间下重建多个影像对应点的相应空间点，再将在射影空间下重建的点提升至仿射空间，最后再将在仿射空间下重建的点提升至欧几里得空间。分层立体重建在计算机视觉领域有着非凡的意义，三维地图、全景街道展示等当前诸多三维应用都是以分层立体重建为基础进行的。研究目前集中在如何把大的场景快速、稳健地重建起来。

（3）基于机器学习的视觉：计算机视觉研究以机器学习为核心手段，分为流形学习和深度学习两大阶段。流形学习的中心思想是对高维采样数据约简求出其低维流形，可以看作是一个数据的降维过程，通常是一个非线性的最佳化过程。深度学习的迅速崛起，得益于其良好的大规模数据集处理能力，卷积神经网络、区域卷积神经网络等神经网络结构的相继出现，使得深度学习在计算机视觉领域显示出了巨大的优势，目前已经取代传统方法成为计算机视觉的主流技术。

2.计算机视觉的关键技术

（1）图像分类：是指对输入的图像进行分类标注。进行图像分类的方法有两种，其一是在传统学习方法的基础上，将经典特征算子、分类器组合起来；其二是将深度学习分类网络加以应用，以此保证图像分类更具实效性。残差网络被提出后，采用残差思想，将输入中的部分数据直接输出而不经过神经网络，解决了逆向传播时梯度弥散的问题，从而将错误率降低。密集连接网络使用了密集连接的卷积神经网络，使模型的规模降低，计算效率提高，抗过拟合性能提升。

（2）目标检测：指针对图片中的一些特定目标，用框标出物体的位置并给出物体的类别。目标检测时一是要进行分类任务，即要明确待检测目标的类别信息、类别概率；二是定位任务，是要确定目标位置信息。基于卷积神经网络的目标检测成为主流，主要分为两大类，一类是基于区域建议的目标检测算法，通过提取候选区域，对相应区域进行分类；另一类是基于回归的目标检测算法。

（3）目标跟踪：是指对视频中的某一物体进行连续识别，并对特定场景中的某一具体或某几个具体的对象进行跟踪的过程。在进行建模时，生成类、判别类是最常见的。可以使用堆叠自动编码器和卷积神经网络两种基本网络模型进行检测跟踪。基于深度学习的追踪方法，早期是通过直接将神经网络学习到的特征应用到相关滤波或追踪框架中，从而获得较佳的追踪结果，但同时也带来了计算量的增加。最近提出了端到端的追踪框架，能够与其他任务一起进行训练，特别是和检测分类网络相结合，在实际应用中具有广泛前景。

（4）图像分割：是指将图像细分为若干子区域。计算机视觉的核心是分割，它把整个图像分割成一个个像素组，然后在这些像素组上做记号，并将它们分类排列。画面分割可以实现画面对不同区域的资料信息提取，即提取画面像素。影像中的每一个像素点都会被分配到不同的区域，并被划分到不同的类别，以确保每个区域内的影像都是有意义的，每个类目内的影像也是有意义的。以卷积神经网络为代表的一系列语义分割方法陆续被提出，不断提高图像语义分割精度，成为当前主流的图像语义分割方法。

（5）图像分析：从图像中提取有用信息，用图像分割的方法求得一定的数值结果，从而客观地建立起对图像的描述。这样的描述，既能回答物象中是否存在某一特定对象，又能对物象的内容进行细致描述。

3. 计算机视觉技术在健康管理中的应用　计算机视觉技术主要应用于医学影像，在早期筛查中会产生磁共振、X 线片、CT、超声、PET、组织切片、病理等大量影像资料，以及内镜、胶囊内镜等影像资料，处理任务涵盖影像分类、目标识别、影像分割、图像检索等多个方面。能够实现识别医学影像、识别癌变病灶、皮肤病自检等功能。

三、自然语言处理

自然语言处理是研究机器理解和解释人类书写和说话方式的技术，即计算机处理人类语言的技术。自然语言处理是利用计算机对自然语言的各级语言单位，如字、词、句、章等，通过可计算的方法进行转换、传输、存储、分析等加工处理的理论和方法。自然语言处理的步骤主要有分词、词法分析、语法分析、语义分析等。其中：①分词是指以词组的形式将文章或句子按照意思分开，其中英文由于其语言格式的关系，自然地将词汇分开，而中文和其他语言则需要将词组分开。②词法分析是指将各种语言中的名词、动词、形容词、副词、介词等拆分成词头、词根、词尾，并在各种语言中进行多种词义的取舍。③语法分析是指对主、谓、宾、定、状、补语等句子元素通过语法树或其他算法进行分析。④语义分析是指在正确的句法指导下，通过选择词语的正确意思来表达句子的正确意思。

自然语言处理的应用方向主要有文本分类与聚类、信息检索与过滤、信息提取、问答系统、机器翻译等。其中文本分类和聚类主要是根据重点单词对文字进行统计，建立索引库，以便在查询重点单词的时候，能够快速地根据索引对所需内容进行查找。在大流量的信息中寻找关键词，找到后对关键词进行相应的处理，是网络瞬时检查的应用范畴。信息提取是从自然语言文字中直接提取事实信息，为人们获取信息提供更为有力的工具。机器翻译是目前热门的应用方向，通过机器学习使翻译的性能和质量明显提高。

1. 自然语言处理技术的发展历程

（1）萌芽期：自然语言处理这一概念早在 20 世纪 50 年代就已提出。这一阶段进行了大量的自然语言处理基础研究，推动了以规则为基础、以概率为基础的两种不同的自然语言处理技术的产生。

（2）快速发展期：这一时期，人工智能技术迅速融入了自然语言处理。20 世纪 70 年代，以隐马尔可夫模型为基础的统计方法在语音识别领域取得成功，话语分析技术也有了明显的进步。

（3）融合期：20 世纪 90 年代中期开始，计算机运行速度和存储量急剧上升，使商品化的语音和语言处理成为可能。基于自然语言的信息检索和信息提取需求，在机器翻译、问答系统、阅读理解等方面都获得了一定的成功。

2. 自然语言处理关键技术

（1）特征提取：是指对自然语言文本进行分割处理，对单个概念进行识别，并对识别出的概念与其他概念进行关系定义，输出结构化数据。在提取特征的过程中，先进行词汇分割，再进行词汇的语义分析。

（2）特征加工：确定抽取的结构化数据中是否包含目标概念，然后通过抽取的数据将某种概念推导出来。自然语言处理技术按照技术路线分为基于语言学规则的语言处理技术和基于统计学的语言处理技术，以及两者的结合。基于语言学规则的语言处理技术是在语言学规则的基础上，通过语言学知识的形式化、形式化规则的算法化、算法的实现等步骤，将语言学知识转化为计算机可以进行处理的形式。基于统计学的语言处理技术是通过统计推理技术，根据语言单元较低层次的统计信息，从各层次语言单元上获取大规模的真实语料库中的统计信息，从而推算出更高层次的统计信息。无论采用何种方法进行特征处理，设定的规则必须经过训练和验证，才能进一步应用。

（3）系统训练和验证：完成特征处理后的系统，要经过训练和验证。在此过程中，应向系统提供足够的"标准答案"数据集。一般来说，训练和验证时使用的标准数据越多，越能保证实际系统的稳定运行。

从输入端到输出端对特征进行调整和优化，最终训练出最优的特征。机器学习作为推动自然语言处理的最新动力，在没有人为干预的情况下，深度学习自主学习的特性在大数据中展现出了前所未有的优越性。深度学习主要采用多层神经网络模型，如深度神经网络、循环神经网络、卷积神经网络以及长短时间记忆模型等，通过不同方式对神经元进行组合运算，以获得更多更准确的特征组合。

目前，深度神经网络技术将机器翻译提升到了新的水平，信息抽取也变得更加智能，可以更好地理解复杂句子结构之间的关系，提取出正确的事实。深度学习促进了自然语言处理任务的进步，同时自然语言处理任务也为深度学习提供了广阔的应用前景。

3. 自然语言处理技术在健康管理中的应用　随着医学信息化和电子病历的普及，医学语言处理技术在医学信息学的研究中逐渐成为重要的一环，从病历资料的简单提取、报告的自动编码，到更加复杂的信息理解，甚至是新知识的发现。例如，使用自然语言处理提取结构化的电子病历数据中的特征值，监测个体健康状况，并进行决策分析，就能对个体或群体的健康状况进行评估。

四、生物识别技术

生物识别技术是指通过计算机对个体进行身份识别的一种技术，利用人体固有的生理特征，如指纹、虹膜、面部、血管等，以及行为特征，如声音、步态等进行识别，如指纹识别、面部识别、静脉识别、语音识别、虹膜识别、步态识别等。生物识别系统先对生物特征进行采样，提取其唯一特征，将特征通过计算机进行数字化处理，并将其转换为数字代码，然后将这些代码组合成特征模板。在交互认证过程中，系统获取生物体特征，并与数据库中的特征模板进行比对，确定是否匹配，通过算法处理后形成数字代码，从而确定身份。近年来，生物识别技术取得了长足的发展，从理论研究走向实际应用。

1. 生物识别技术的发展历程　20世纪60年代，由于计算机图形处理技术的发展，人们开始使用计算机技术来处理指纹。随着硬件技术的发展，用于采集、分析"生物密钥"的设备成本开始大幅降低，同时算法技术的演进，也让生物识别的速度和准确率有了很大的提升。在这两方面因素的综合作用之下，生物识别技术被广泛应用。与此同时，需求层面的因素也大大推进了生物识别技术的发展和普及。

2. 生物识别关键技术

（1）生物特征传感器技术：生物特征传感器的主要任务，是通过测量生物特征，如面部、指纹、虹膜、掌纹、手形、静脉血管等，将其转化为计算机能够处理的数字信号。生物识别传感器技术提高了生物识别系统的易用性、舒适性和使用者的接受度。

（2）活体检测技术：生物识别系统必须具有活体检测功能，即判断提交的生物特征是否来自有生命的个体，以防止恶意人员伪造、窃取他人生物特征进行鉴定。一般生物特征的活体判别技术利用的是人的生理特征，如基于手指的温度、排汗、导电性能等信息的活体指纹检测，基于头部运动、呼吸、眨眼等信息的检测，基于虹膜颤动特征的活体虹膜检测，基于睫毛、眼睑运动信息的检测，基于瞳孔收缩、扩张的可见光强度反应特征的检测，这些都是可以进行的活体检测。

（3）生物特征信号质量评价技术：生物特征一般在自动识别系统中以连续视频流或音频流的形式获得。高质量的生物特征信号是进行特征表达和识别的基础，目前通过高性能成像平台已经可以实现提高识别算法的稳健性，消除低质量生物特征信号对识别性能的影响。

（4）生物信号的定位与分割技术：由生物特征获取装置所取得的原始信号，包含背景资料和生物特征，因此必须将感兴趣的内容从背景资料中分割出来，用于特征提取。定位和分割算法通常是以图像结构和信号分布中生物特征的先验知识为基础的，比如人脸检测，就是从图像中发现人的面部区域并进行定位，这在计算机视觉领域一直是研究的热点。

（5）生物特征信号增强技术：一些生物特征识别方法在得到划分的特征区域后，需要增强对某一感兴趣区域的特征提取，主要包括去噪和突出特征内容。如人脸、虹膜图像，一般都需要采用加强图像信息对比的方法。

（6）生物特征信号的校准技术：参与比对的两种生物特征需要对齐，才能克服在不同时刻采集到的生物特征信号之间的平移、尺度和旋转变化。

（7）生物特征的匹配技术：特征匹配是计算两个生物特征样本的特征向量的相似程度。在指纹细节点模式、人脸模式、虹膜斑块模式的相似度上，应用了图像匹配算法。

（8）生物特征数据库检索与分类技术：随着生物识别技术在人类日常生活中的普及，生物识别数据库的规模必然会随着用户数量的增长而扩张。这种规模的扩张不仅体现在数据的存储量上，还体现在从数据库中搜索某条记录所需要的时间上。生物特征粗分类与数据库检索技术是当前研究的重点。

3. 智能语音技术　主要针对语音信息处理进行研究，通过分析、理解、合成语音，让电脑、智能设备、家用电器等达到"会听会说"的能力，拥有自然语言沟通的能力。

根据机器在其中扮演的角色不同，可以分为语音合成技术、语音识别技术、语音评测技术等几大类。①语音合成技术相当于机器的嘴巴，让机器开口说话，通过机器将文字信息自动转换成语音；②语音识别技术相当于机器的耳朵，让机器听懂人说话，通过机器，将语音信号自动转换成文字和相关信息；③语音测评技术通过机器对语音进行校对和自动评分，并给予纠正引导。此外，还有声纹识别技术，可以根据人的声音特征，以及语音消噪和增强技术，来实现语音转换技术变声和声音模仿。智能语音将成为一种全新的人机交互方式。

4. 生物识别技术在健康管理中的应用　目前，包括指纹、掌纹识别在内的生物识别技术占主流，还包括辨识声纹、虹膜识别、面部鉴定、静脉识别和步态识别等，其中 3D 人脸识别、静脉识别和步态识别是一种新兴的生物识别技术，目前已在各种认证和智能终端中广泛应用。再如应用红外热成像技术可测量体温。

五、机器人技术

机器人技术是在生物学原理基础上，根据工程学原理进行设计和操作的技术，目前已达到纳米机器人水平。

1. 机器人技术的发展历程　20 世纪 70 年代以来，随着计算机技术和人工智能技术的发展，机器人技术得到了飞速的发展，但是，这一时期的机器人只具备记忆和存储能力，按照相应的程序进行重复作业，属于"示教再现"机器人，基本没有感知和反馈控制能力，被称为第一代机器人。20 世纪 80 年代，随着传感技术和信息处理技术的发展，出现了第二代机器人，即离线编程机器人，具有一定的感觉功能，并具有一定的适应性。目前正在研究的"智能机器人"是第三代机器人，它不仅拥有比第二代机器人更完善的环境感知能力，还能根据作业要求与环境信息独立地工作，并具有逻辑思维、判断力和决策力。

2. 机器人关键技术　机器人主要由四大部分组成：执行机构、驱动传动装置、传感器、控制器。①执行机构是机器人运动和完成某项任务的重要组成部分；②驱动传动装置，用于有效地驱动执行器；③传感器是机器人获取环境信息的工具，如视觉、听觉、嗅觉、触觉、力觉、滑觉和接近觉传感器等；④控制器是机器人的核心，它负责控制机器人的运动和各种动作，以及识别环境。机器人的工作原理是模仿人的各种肢体动作、思维模式、控制决策能力。

3. 机器人技术在健康管理中的应用 医疗机器人已经成为一个新兴的研究方向。我国出台了一系列支持医疗卫生机器人发展的相关政策，如《"十四五"机器人产业发展规划》《新一代人工智能发展规划》等。机器人在医疗领域的研究和应用主要集中在手术机器人、康复机器人、护理机器人和服务机器人等方面，机器人可以通过智能假肢、外骨骼和辅助设备、智能助理等方式辅助医护人员工作，以人机对话的方式提供医疗咨询和病情评估，修复损伤躯体部位，取得了良好的市场产业化成果。

第五章 智能医疗

第一节 智能医疗概述

一、发 展 背 景

2019 年 7 月，《健康中国行动（2019—2030 年）》发布。全方位聚焦影响人民健康的主要因素，包括生活行为方式、生产生活环境和医疗卫生服务问题，针对重点疾病、重点人群及不同生命周期所面临的突出健康问题，提出明确的建议，做出系统的安排。根据不同人群的特点有针对性地做好健康促进和教育，通过行动实施，努力使每个人都能够了解必备的核心健康知识与技能，把"每个人是自己健康第一责任人"的理念落到实处，形成自主自律的健康生活方式，努力使群众不生病、少生病、晚生病，提高生活质量。坚持"大卫生、大健康"理念，从供给侧和需求侧两端发力。每一个行动都有具体的目标，个人、家庭、社会、政府各方面都有自己明确的任务，就是要强化部门协作把健康融入所有政策，调动全社会的积极性和创造性，掀起健康中国建设热潮，努力实现"政府牵头、社会参与、家庭支持、个人负责"的健康中国实践的格局。以全社会公众为主要对象，围绕重点健康危险因素、重点疾病、重点人群，不仅要倡导政府、社会、家庭和个人共担健康责任，而且要动员全社会行动起来，全民参与、共担责任、共享健康成果。

智能医疗将以提升居民健康管理水平为目标，结合人工智能、大数据、第五代移动通信、物联网、云计算等新兴技术，聚焦智慧运营、智慧医疗、智慧服务、区域协同、智慧健康、智慧养老等业务领域，形成面向医院、居民、企业、政府的智慧医疗服务生态系统。

智能医疗将融合汇聚医疗健康各方资源，通过整体统一的医疗健康云服务平台，以构建智能智慧健康服务生态为愿景目标，为居民和患者提供线上线下一体化、全生命周期、高品质、高效率的医疗健康服务。依托智能技术，围绕居民和患者的全生命周期管理，提供全方位的医疗健康服务，持续提升患者服务和居民健康管理的满意度，有效协助从业人员持续提升服务能力。

二、特   征

医疗行业智能化将呈现以下特征。

1. 以用户为中心 智能医疗以用户为中心，围绕着居民健康全生命周期开展服务。

2. 以健康管理为中心 智能医疗将由传统的以治疗疾病为主转变为以管理健康为主。

3. 协同性 产业间横向深度协同发展，政府与各级医疗机构间纵向有机协同。智能医疗的发展与产业协同需求相辅相成。

4. 线上化 物联网等新兴技术将实现医生、患者、医疗资源的线上化，推进医疗产业的线上化。

5. 平台化 为了提升患者服务、提升资源配置效率，智能医疗将呈现平台化的特征，数据将依托平台进行有效的收集和联通。

6. 共享化 平台化将推进医疗资源复用、健康信息共享。

7. 智能化 将人工智能技术全面应用于赋能医护人员的诊疗、患者服务等场景，医疗健康服务也将广泛使用智能机器人和智能设备。

三、应 用 场 景

随着人工智能与医疗的进一步融合和深入，在多个医疗细分领域，人工智能辅助技术得以应用。如表 5-1 所示，医疗领域的人工智能应用主要可以分为以下几点。

表 5-1 人工智能技术在医疗领域的应用

智能医疗应用场景	应用的人工智能技术
电子病历	自然语言处理、语音识别
影像诊断	计算机视觉技术、图像识别
医疗机器人	机器人技术
健康管理	大数据分析、智能终端、深度学习
药物研发	文献搜集与分析推理

1. 智能诊疗 是在疾病诊断和治疗中应用人工智能技术，通过大数据和数据挖掘等技术，计算机可以帮助医生进行检查报告的统计、分析，挖掘患者的医疗数据，自动识别患者的临床变量和指标等。计算机通过对相关专业知识的"学习"，模拟医生的诊断思路和推理过程，给出可靠的诊疗方案。智能诊疗是医疗领域最重要、最核心的人工智能应用场景。

2. 医学影像智能识别 在传统的医学场景中，培养优秀的医学影像专业医生，所需时间长，投入大。人工阅片过于主观，没有充分利用信息，在判断过程中容易出现误判。人工智能可以通过学习大量的医学影像资料，帮助医生进行病灶区域定位、特征提取和辅助诊断，减少漏诊和误诊的问题。

3. 医疗机器人 机器人广泛应用于医疗领域，如修复人体受损躯体、智能假肢、外骨骼和辅助设备，以及医疗保健机器人等，可以协助医护人员工作。目前，机器人应用在医学领域的研究，以外科手术机器人、康复机器人、护理机器人和服务机器人等为主。

4. 药物智能研发 人工智能系统依靠数以百万计的患者大数据信息，能够对适合的药物进行快速精准的挖掘和筛选。人工智能通过计算机模拟，预测药物的活性、安全性及副作用，从而找出最好的药物与疾病相匹配。该技术将使新药研发周期缩短，成本降低，成功率提高。

5. 智能健康管理 利用人工智能技术打造的智能设备能够监测人们饮食、运动、体质健康、睡眠等身体的一系列基本特征。评估身体素质、提供个性健康管理方案、及时识别疾病风险、提醒用户关注自身健康和安全。目前，人工智能在健康管理上的应用主要是基于精准医学的风险识别、虚拟护士、精神健康、在线问诊、健康干预和健康教育等。

第二节 核心技术

目前，传统健康管理技术对信息的获取、处理和应用范围有限，健康管理处于起步阶段，而高科技快速发展并在健康管理中不断拓展应用，如网络技术、传感技术、移动互联网、大数据、可穿戴设备等。作为一种新型社会健康保障体系，"互联网+健康管理"模式将井喷式发展，为百姓健康事业带来全新服务。2019年工信部正式发放第五代移动通信技术（fifth generation mobile communication technology，5G）商用牌照，中国进入5G商用元年，5G技术逐渐成为各行业关注的焦点，近几年5G技术在医疗健康领域的应用不断深化，健康管理与智能的深度融合，在人们日益增长的健康需求面前势在必行，基于此，5G技术在医疗健康领域的应用逐渐成为行业关注的焦点。应用"5G+健康管理"在催生多种行业新应用的同时，也成为健康管理领域的一种新模式。例如，多种移动医疗应用的开发，包括专为慢性病患者开发的移动端应用，以及多种可穿戴设备的应用，可在日常生活中打造个性医疗体验。

一、医疗传感器

智能传感器与智能手机的结合，使得人类的行为变得"在线"。可穿戴设备使人类长出了很多外生"触角"，使得人类的器官变得"在线"。借助这些外部化的"器官"，人类克服了自身的生理局限，大幅提升了感知自然界的能力。医疗传感器的全方位使用，帮助医生看到更加细节的人体器官、执行更精准的手术操作，帮助患者更好地了解自己、管理自己的病情。基于 5G 的物联网的广泛布局，使得传感器可以提供实时在线数据，这些数据使得人工智能迅速具有了感知智能，成为智能医疗系统的"触角"。随着新材料的发现及传感器的体积更小、成本更低、数据传输速度更快，这些优势使得它更容易被人体佩戴，甚至植入人体，也更容易参与到医疗过程中。未来在个性化医疗方面，智能传感器将发挥重要作用。

1. 生物传感器　医用传感器最初是从生物传感器开始的。传感器的作用是将一种能量转换成另一种能量形式，简单来说，传感器是一种检测装置，通常由可测量信息或让使用者感知信息的敏感元件和转换元件组成。为了满足信息的传输、处理、存储、显示、记录和控制等要求，通过变换方式，让传感器中的数据或价值信息转化为电信号或其他所需形式的输出。

传感器通过模仿人五官的真实感受，即视觉、听觉、触觉、嗅觉、味觉，来达到信息搜集的目的，是使机器具有感知智能的重要设备。传感器按技术和应用类型分为：温度、压力、超声波、流量、电阻、图像传感器等；从学科上讲，它包含了声、光、电等，也分为化学、物理、生物传感器等几个学科。

临床医疗领域使用的传感器属于生物传感器。20 世纪 60 年代，我国成立研制多种高科技医用传感设备的医学工程，生物传感器商品化后首先被医院大规模使用，基于生物传感器的正确测量而得出正确的生物医学研究结论。随着定量医学的发展，生物传感器依靠这些传感设备能够精确地定量诊断临床疑难杂症，提供基础医学和临床诊断研究分析所需的数据和图像，也使临床医学有了质的飞跃。

2. 现代医疗传感器　现代医疗传感器技术经过多年的发展，已经发展成熟。现代医疗传感器技术摆脱了传统医用传感器体积大、性能差等技术短板，形成了智能化、微型化、多参数、可远程控制、无创检测等新方向，并在技术上实现了一系列突破。传感器技术已成为现今信息社会的技术基础，生物医疗传感器也开始从专业医疗领域走向面向大众化健康服务的个人健康管理领域，其体积更小，携带方便，与智能终端紧密结合，可以实时获取、分析个人健康行为数据。随着大健康产业的逐渐发展，从手机运营商到其他各种电子设备开发制造商，都在思考将人们生活中常见的电子产品中嵌入能够收集人们身体状况数据的传感设备中，以满足人们的健康追求。

3. 智能生物传感器　在智能化发展阶段，医疗传感器逐渐发展为智能生物传感器。加入了移动通信技术及新一代信息技术后，传感器能融入整个科技生态系统，传感器和传感器系统变得更加智能，传感器已不再只是一个静态设备，而成为科技生态中进行有效交互的重要组成部分。有远见的技术开拓者在医疗健康领域，利用传感器和信息通信技术，提供了深入了解人体的方法，从而对医疗进行了全新的定义和创造。

新一代智能生物传感器的主要特点有数字信号处理和无线数据流两大部分。传感器与信息通信技术的融合与深度交互，点亮了医疗的"黑箱"。传感器与通信技术的深度融合使得患者具有了新的能力，可以实时生成自身的健康和保健信息，从而可以与医生一起参与管理自己的医疗与健康。同时，患者还能够采用新的方式控制和利用自己的健康信息。传感、社交网络、智能手机的连接将对医疗产生深远的影响。

在过去 30 年中，生物传感器和基于微机电系统的传感器开发了大量的可用性产品。生物传感器的研发与应用是传感器迈向大众消费领域的关键基石。低成本、高精度是生物传感器的优势。由于人们对个人健康的需求不断增加，这一市场需求将继续大幅增长。基于微机电系统的传感器可以被内置于越来越多的可穿戴设备中，也推动了医疗与健康相关的移动应用不断发展。

如今，传感技术在医疗领域的使用已经不仅仅局限于医院，在医院以外的地方也开始变得更加多样，智能传感技术所带来的全新的医疗和护理模式已经从有限的、专用的传感器使用逐渐过渡到大众使用，通过传感器的商业化之路，向患者、家庭保健、公共医疗机构提供支持，通过传感器的商业模式，传感器产品已经应用在很多场景，比如药店、运动用品商店、连锁超市等，传感器在健康方面的应用增长迅速。

无线传感器的发展使得传感器与信息通信技术之间的交互关系变得更加紧密。无线感测装置中的片上系统是一个芯片集成的信息系统核心，旨在小型化、低成本地将传感器与其他装置连接起来。片上系统持续推动物联网的未来发展，传感器会逐渐融入日常生活，人与传感器的交互也将会变得更加频繁。

4. 5G+智能传感器

（1）高速传输。5G 及与之相伴而来的物联网使得传感器网络开始在新的空间上与用户产生交互，智能传感器将无所不在。5G 技术高速度、低延迟、高密度的特点，支持信息传输更高效，信号响应更迅速，终端访问规模更大。由此带来无线覆盖性能、降低传输的时延、提高系统的安全性，用户的使用感受将得到显著的改善。

（2）体积更小。网络带宽的提升使传感器不再需要内置高性能的中央处理器，传感器采集的原始数据不再需要预处理，直接上传到云端通过强大的服务器来计算，降低传感器结构复杂程度，使其体积更小、更易于集成。

（3）成本更低。传感器不再内置中央处理器带来的直接影响就是成本降低，传感器的散热性能及功耗成本也会更优。随着个人可穿戴健康装置的市场逐渐发展，医疗保健类可穿戴设备的设计和制作成本越来越低，传感器被安置在布料、鞋子、智能手表中，增加了能够获悉个人健康情况的渠道。

5. 可穿戴设备 传感器在医疗领域更加扮演着人类器官外部化的角色，可达人类触及不到的人体内部组织中。传感器成为人类的外生智能"触角"，通过感测技术的整合为智能医疗提供增值服务。

可穿戴装置是指一种便携式装置，如衣物等，直接将感测装置穿在身上，或集成到可穿戴物品中。将可穿戴技术与传感器相结合，改变传统的样品采集后再检测的模式，直接实现样品收集检测一体化。这些设备具备了智能手机、平板电脑及电脑的所有功能，但最大的不同是，可穿戴设备内嵌了各类高精度且灵敏的传感器，作为输入终端，能与人体达到前所未有的深度融合。输入方式不再是传统的键盘或声音输入，而是升级为与人体更为密切的心跳、脑电波、视网膜等。可穿戴设备将成为新的数据流量入口，其概念无时限、无边界。

可穿戴装置产品形态与功能日趋多元，可穿戴装置设计概念日趋微型化、隐形，逐渐成为人体的一部分。可穿戴设备由于追踪数据变得精准有效，并建立了大数据分析模型，将成为移动医疗的最佳入口。

（1）可穿戴设备的穿戴方式分类：可穿戴设备常见的穿戴方式有接触型、植入型和外接型。接触型穿戴直接将传感器固定到皮肤表面，植入型穿戴则是利用传感器透皮检测，而外接型可穿戴设备通过将传感器外接到固定装置实现其穿戴。

1）接触型：直接接触的可穿戴设备具有轻松、便捷、灵活等特点，有较高的柔韧性和灵敏度，在设计和制造方面需要多种技术的共同支持，常用的接触方式是通过黏合剂或吸附力等直接将设备固定到皮肤表面。无创可穿戴设备检测最多的是汗液。汗液是最容易接触到的皮肤液体，可以提供很多与人体生理状态相关的信息，所以汗液是研发可穿戴设备的生物流体之一，可以通过自供电的可穿戴汗液监测系统，使智能系统进一步结合信号传输和无线传输技术。

2）植入型：植入型可穿戴设备主要以微针形式做皮下检测。间质液作为一种新兴的生物标志物源，对疾病诊断具有重要意义，微针提供了一种从间质液中提取所需分子的微创方法。近年来，已可通过间质液检测代谢物，如葡萄糖、乳酸、酒精等。相较于采血分析，微针分析不会造成不适和疼痛，对于需要每天进行检测的患者，这些影响会更加突出。微针是一种小型化的传统皮下注射针具，高度仅为 102μm，避免了对真皮层的损伤。

3）外接型：对于外接型可穿戴设备，设备本身不能直接穿戴，而是通过将其外接到穿戴物品上实现穿戴，如集成了视听图像处理和记录设备以及无线连接和传感器的智能手表和眼镜等，谷歌眼镜就是一种典型的外接型的智能可穿戴设备，具有成像和视频记录功能，以及各种无线技术。

（2）可穿戴设备的应用场景

1）智能护理：大部分老年人独立生活存在困难，如经常忘记吃药、行动迟缓容易摔倒，而随着年纪增加，老年病也在增加。老年人虽然需要更多看护，但由于专业护理费用昂贵，大多数老年人无法获得专业看护，这已成为困扰全球老龄社会的重要问题。

2）生物测定：是利用某些生物对某些物质的特殊需要或特殊反应进行定性和定量。生物测定应用于生物学、医学和毒理学等。传感器在生物监测中的作用举足轻重。当患者描述一段经历时，传感器获取声音数据，通过分析声学特征寻找冠心病患者独特的声音特性。通过可穿戴心率传感器检测糖尿病引起的心率变异性改变，可以利用深度学习模型进行检测。

3）大脑管理：在改善心理健康方面，可穿戴设备也扮演了重要角色。研究显示，失智症患者的记忆可能会被音乐触发，尤其是患者过去听过的歌曲。

4）医疗机器人：触觉是机械刺激的总称，如接触、滑动、压觉等。大部分动物的触觉遍布全身，如同位于人体体表的人类皮肤一样，而且触觉会有冷热、痛痒的感觉，也会有光滑或粗糙的感觉。触觉传感器是一种机器人传感器，模仿人的触觉功能。人的感知能力无法量化，而触觉传感器可以把温度、湿度、力等感觉用量化的方式显示出来，甚至可以帮助伤残者恢复失去的感知能力。毛状的电子皮肤能迅速分辨出空气轻微波动或呼吸引起的微弱的心跳振动，在假肢、心率监测仪和机器人中广泛使用，甚至比人的皮肤还灵敏。

触觉传感器可以延伸外科医生可以触及的身体构造，可以让医生从一个完全独立的位置看到并感受身体组织。戴上特殊的眼镜，就可以看到患者体内细微的病变，从而更有针对性地精准医疗。除了触觉传感器外，其他传感器也将帮助机器人辅助技术取得长足进步，例如，位置追踪用的加速度计和陀螺仪，运动控制用的扭力传感器等。外科机器人凭借高性能的传感器，能够完成人类所不能完成的使命。微创手术、控制复杂仪器和导航，在外科医生无法进入的人体内空间进行操作，具有高功率计算能力和次毫米级精度。机器人还可以在执行更高级的任务时，依靠患者的医疗数据和成像信息，在自我导航时在体内创建实时三维地图。

二、医疗物联网

1. 概述　5G 是物联网的基础，是链接在物联网上的各种小型无线传感设备感知、传递信息的时代，将实现真正的万物无线互联。物联网发展迅猛，从供应链上的射频识别标签到医疗监测植入物，从智能恒温器到自动驾驶，物联网正在将世界日益连接成一张智慧之网。

通信技术的重大进步正在促进医疗技术的革新，同时也促进了能够产生数据、收集数据、分析数据和传输数据的互联医疗设备的发展。这些数据及设备本身正在创建医疗物联网，由医疗设备、软件应用程序、医疗卫生系统和服务组成的连接基础设施。5G 时代的医疗服务将突破传统，实现数字化、远程化与个性化。

2. 发展过程　20 世纪 60 年代至 70 年代，物联网被应用于自动售卖机、全球定位卫星计划、家电、手机、自动驾驶等项目，2010 年，我国将物联网列入长期发展计划，此后多种智能可穿戴设备上市，提供了专业的个人健康医疗数据监测。

（1）无线医疗：无线医疗利用有限的医疗人力和设备资源，最大化发挥医院的医疗技术优势，以物联网、无线通信、云计算等技术为依托，在疾病诊断、监测、治疗等方面提供信息化、移动化、远程化的医疗服务。无线医疗的核心是患者，构建以患者为中心，包括医生、护士、药品、医疗设备等在内的所有与患者有关的系统。在移动通信技术和智能传感器的支持下，在新一代智能计算技术的支持下，实现全面无缝的互联互通和数据的实时读取，高速处理和传输将使精准医学诊断的实时决策成为可能。

云计算技术提供了极强的数据存储、处理、聚类、可视化和分享的能力。基于社交媒体的医疗知识共享社区为用户提供了新型的医疗知识获取方式与自我健康管理的新途径。传感器和信息通信技术的融合不仅能够生成关于患者健康和保健的信息，与医生共同管理自身的医疗与健康状况，还能使医生采用前所未有的方式控制和利用医疗数据。物联网的构建，使各种医疗设备以实时在线的方式存在于网络中，医疗服务将大大改善并以全新的模式呈现。

"医疗个性化"在医疗领域最能体现 5G 的影响力。物联网装置可实时采集患者的特定数据，快速处理、分析和返回标注着健康状况的信息，并向患者推荐合适的治疗方案，让患者自主地进行健康管理。

（2）多网合一：计算处理能力、无线技术和微型化的进步推动了互联医疗设备的创新，连通性增强，增加了互联医疗设备的数量，支持了医疗数据的采集和传输，为创造医疗设备的互联互通创造了服务系统和完善的软硬件设施，推动了互联互通技术的进步。

医学物联网将数字和物理世界相结合，提升诊疗速度和精确度，将人员（患者、护理人员和临床医师）、数据（医疗或绩效数据）、流程（护理交付和患者支持）和启动程序（连接医疗设备和行动应用程序）集合起来，实时监控和修正患者的行为和健康状况。医疗保健机构通过简化临床流程、资料、办事流程，提高运转效率。传感器和设备之间的连接可以帮助患者实时护理，可以帮助医疗机构内部的沟通和医疗机构之间的沟通，即使患者身处偏远地区，也能够得到高质量的医疗服务。传感器与装置相互连接所产生的大量数据，提高了药物的预见性、预防性、个性化和参与性，创造了新护理模式。

医疗物联网有三个要素："物"即客体，即医者，患者，机器等；"联"即信息交互，对象可感知、可交互、可控制；"网"即流程。医疗的物联网不是有形的物理网络，而是以标准流程为基础的物联网。从物联网的理念来讲，是全程的过程控制，有标准的依托，物联网会推动整个医疗信息化本质上的提升。目前，物料管理可视化技术、医疗信息数字化、医疗过程数字化三个方面是医疗物联网在智能医疗领域的主要应用。

3. 技术支撑 医疗物联网通过多网合一的网络体系，包括无线网络通信技术、射频识别技术、地理信息系统、5G 和医疗遥感网络等，将各种电子标签、传感器、网络连接放置在医院的各种物品上，或者将可穿戴设备佩戴在人的身上，对医院的人和物进行精细化管理，帮助医院提高效率、优化管理、降低成本，让医院的管理进入智能时代。

医疗物联网借助移动终端、嵌入式计算装置和医疗信息处理平台，结合多种医疗传感器，借助光学技术、压敏技术和射频识别技术等先进技术手段，通过传感网络进行信息交换，按约定协议运行，服务于医疗卫生领域。

4. 网络架构 和物联网一样，医疗物联网也存在着感知层、网络层、应用层这三个层次，其中应用层是医疗物联网价值的集中体现。

（1）感知层：感知层已大量应用的技术包括光学技术、压敏技术和射频识别技术。医院通过射频识别手环等设备保存患者的个人信息和医疗档案，并由医院服务器负责接收、处理和存储。医务人员可以通过掌上电脑读取患者就诊卡上的信息，了解患者的病史、特征等详细数据后，再对患者进行医疗护理处理。

（2）网络层：又细分为网络传输平台和服务平台。网络传输平台是医院网络的主力平台，可将感知层获取的信息实时、准确、无障碍地传输出去。服务平台可以实现各种数据的整合，为应用层的各种服务提供开放接口，为医务工作者和患者等相关人员在此平台上开发各种应用程序。

（3）应用层：医疗将以物联网技术为基础，走向数字化和智能化。数字化医院是一种集诊疗、管理、决策为一体，以物联网技术构建多种应用服务的综合性医院，是医院物联网技术的综合应用。配合独有的医学资料传输技术，有助于提升会诊效率，也便于移动端应用。

医护人员可以通过掌上电脑记录急救患者的病情信息和简单处理情况，利用无线通信发送到医院，让医院第一时间知道情况，并做好接诊前准备，保障医疗安全，缓解医患矛盾。

（4）融合感知层、网络层和应用层的数字化解决方案：融合感知层、网络层、应用层的解决方案，以物联网无线接入点、无线接入控制器为核心，推出四网合一的物联网基础架构平台，其中物联网无线接入点、射频识别阅读器功能，可实现资讯收发。物联网无线接入点接收射频识别标签的返回信息和支持无线网络通信的手机终端的返回信息，实现前端感知的融合。除了能够对接物联网无线接入点外，物联网无线接入控制器还能够将中间件模块融合，实现前端感知信息与后端应用系统之间的转换、封装、解析与融合。通过融合通信网关模块，解决有线网络、物联网与内外网络之间的通信与数据融合应用。

5. 关键技术　物联网的四大核心技术是传感技术、射频识别技术、数据分析技术、网络通信技术。对于医疗物联网而言，又可分为医学信息感知、医学信息处理、医学信息传输三大模块。

（1）医学信息感知：目前，通过医疗传感器可感知或采集医疗信息。医疗传感器可以对人体生理信息进行感知，并将这些生理信息转化为电信号，生理信息与这些电信号之间具有确定的函数关系。在智慧医疗中，体温传感器、电子血压计、脉冲式血氧仪、血糖仪、心电传感器、脑电传感器是最常见的医疗传感器。应答器一般会被制作成标签样式，即射频识别标签，可以很方便地附着于物体或人员上。阅读器负责读取和写入射频识别标签信息。射频识别具有信息存储读取准确、快捷，操作方便，自动化等优点，在智慧医疗建设过程中发挥着重要作用。

（2）医学信息处理：目前，数据分析处理技术取得进步，如数据融合、数据挖掘、图像处理识别、机器学习、自然语言处理、数据可视化等。医疗资讯具有多模特性，包括纯数据资料（如生命体征参数、化验结果等）、信号（如心电信号、肌电信号、脑电信号等）、影像（如医学影像、多普勒超声等）、文字（如患者的身份记录、症状描述等）、语音、视频等。医疗信息处理涉及多个领域，如图像处理技术、时间序列处理技术、数据流处理技术、语音处理技术、视频处理技术等。

（3）医学信息传输：医疗物联网产业已经形成了多种物联网通信技术，从传输距离上加以区分，分为两大类：第一类是短距离无线通信技术，代表技术有无线网络、蓝牙等；第二类是低功耗广域网无线通信技术。低功耗的广域物联网技术又可分为两大类：一类是在非授权频段工作的无线技术，这类技术大部分是非标准化的，是自定义实现的；另一类是工作在授权频段的无线技术中，如窄带物联网通信技术、全球移动通信系统、码分多址接入等通信技术，这类技术基本都在国际标准组织进行标准定义。

1）无线人体局域网：采用近距离无线通信技术，将穿戴式或植入式人体装置的集中控制单元与多个微型传感单元相连。典型的生理传感器有穿戴式或植入式两类，如心电图传感器，血压传感器，血氧传感器，体温传感器，行为传感器等。无线人体局域网主要针对糖尿病、哮喘、心脏病等慢性病患者，如发现心脏病患者心电信号异常时，能及时通知家属和医院，在需要时能为患者提供相应的服务，进行长期、持续的生理参数的采集和记录。当发现糖尿病患者胰岛素水平下降时，自动给患者注射适量的胰岛素。

2）无线局域网：在移动医疗护理应用中，护士使用手持式移动终端设备，可以通过医院无线局域网，将患者的相关信息快速传输到医院信息系统的后台数据库中，也可以将患者的住院记录、化验结果等，在后台数据库中根据患者的唯一识别号进行读取。无线局域网也可以接入广域网，向远端服务器传输数据。在远程医疗应用中，可将居家老人的生理实时数据、活动记录、生活状况等，通过布设在家中的无线局域网传送至医院数据中心进行分析，并在突发事件发生时向家属或值班医师进行通报。

3）低功耗广域网无线通信技术：广域网适用于以信息传输为主要目的的医疗信息的远程传

输，如远程医疗、远程监控、远程会诊等。窄带物联网专注于低功耗广覆盖物联网市场，可与现有高速移动网络服务结合，是物联网的重要分支。

6. 应用 医疗物联网将改变医疗行业人与设备的交互方式，实现医疗设备间的对话与互动，极大地解放人力，从而创造一种新型的医疗服务与医院管理模式。这种模式将会加速医院信息的流动，提升医生诊治的效率，最终造福患者。

医疗物联网的作用主要体现在五个方面：患者参与度更高、治疗效果更好、医疗差错更少、用户体验更好、就医流程更短。

医疗物联网环境下，患者通过终端设备访问医疗数据，查看医疗进展，提升了医疗过程中患者的参与度；医护人员通过医疗物联网可以实时访问患者信息、监控患者状态，以更好地制定治疗方案，获得更佳的治疗效果。医疗物联网自动采集并传输数据，比手动模式更准确。同时，医疗物联网能够及时监测、反馈患者病情，使患者得到更优质的医疗服务。在医疗过程中，医疗物联网可以简化各种临床流程和信息流，并将人员（患者、护理人员和临床医生）、数据（诊疗或绩效数据）、流程（医疗服务和监控）和软硬件（医疗设备和移动应用程序）整合在同一网络中。

目前，医疗物联网的应用场景大致分为12种，分别是：体征监测（心电、血糖、睡眠质量等），移动护理（移动查房），人员管理（护理人员定位、婴儿防盗、老人定位等），输液管理，资产管理（血液管理、器械管理、高值耗材管理等），远程转诊会诊，报警求助，手术室管理，环境监测（细颗粒物、温湿度、光照等），院内导航，标本送检，药品服务。

三、医 疗 云

1. 概述 医疗云是指在云计算、物联网、移动通信及多媒体等新技术的基础上，结合医疗技术，以提高医疗水平和效率，降低医疗开支，实现医疗资源共享，扩大医疗范围，满足广大人民群众日益提升的健康需求的一项全新的医疗服务。云计算是分布式计算的一种，指的是通过网络"云"将巨大的数据计算处理程序分解成无数个小程序，然后，通过多部服务器组成的系统进行处理和分析这些小程序得到结果并反馈。云计算作为互联网平台在线运行的基础保障，可助力智能计算对大数据进行高效挖掘、计算及分析，有助于从数据中产生洞察力，为"智能化"提供源源不断的"动力"。

随着云计算的快速发展，传统的医疗信息化公司与云服务商开始合作发展医疗云，智能移动医疗平台开始出现，成为我国目前主要的医疗云发展形式。

医疗云通过借助云计算，在各层级医疗机构实行资源统一调度、按需供应、配置，在医疗需求旺盛的当下，大大提升了医疗服务效率；同时在医疗卫生服务整个环节中实现协同和整合，平衡医疗资源。

中国医疗云服务起步于20世纪90年代初，发展到今天，随着云计算技术和互联网技术的迅猛发展，中国医疗云服务模式被越来越多的医院所接受，云服务的理念深入医疗领域，互联网医院、移动医疗、远程问诊等模式兴起。

2022年11月，国家卫生健康委联合国家中医药局和国家疾控局根据全民健康信息化工作面临的新形势新任务，坚持"统筹集约、共建共享，服务导向、业务驱动，开放融合、创新发展，规范有序、安全可控"的基本原则，以引领支撑卫生健康事业高质量发展为主题，编制印发《"十四五"全民健康信息化规划》。强调充分发挥新一代信息技术的优势，构建基于数据驱动的生态系统，强化区域数据汇聚应用，推进跨部门、跨地域、跨层级、跨系统、跨业务的技术融合、数据融合、业务融合，创新数据供给方式，深化数据开发利用，促进行业转型升级，推动关键技术和服务模式创新，推进健康医疗数据资源和基础设施开放共享，不断提高卫生健康行业治理水平。

2. 应用 当前，医疗云服务主要包含四种服务类型，分别是云医疗健康信息平台、云医疗远程诊断及会诊系统、云医疗远程监护系统以及云医疗教育系统。当前医疗云所采用的云服务基本以云基础设施服务为主，包括公有云基础设施服务业务和医疗专属云的基础设施服务，以及与之相关的云安全、云运维等服务。

（1）云医疗健康信息平台：主要是将电子病历、预约挂号、电子处方、电子医嘱、医疗影像、文档、临床检验信息整合起来建立一个完整的数字化电子健康档案系统，并将健康档案通过云端存储，便于作为今后医疗的诊断依据以及其他远程医疗、医疗教育信息等。

（2）云医疗远程诊断及会诊系统：主要针对边远地区，以及应用于社区门诊，通过云医疗远程诊断及会诊系统，在医学专家和患者之间建立起全新的联系，使患者在原地、原医院即可接受远地专家的会诊并在其指导下进行治疗和护理，可以节约医生和患者大量时间和金钱。云医疗运用云计算、移动通信、物联网以及医疗技术与设备，通过数据、文字、语音和图像资料的远距离传送，实现专家与患者、专家与医务人员之间异地"面对面"的会诊。

（3）云医疗远程监护系统：主要应用于老年人、心脑血管疾病患者、糖尿病患者以及术后康复的监护。通过云医疗监护设备，提供了全方位的生命信号检测，包括心脏、血压、呼吸等，并通过移动通信、物联网等设备将监测到的数据发送到云医疗远程监护系统，如出现异常数据系统将会发出警告通知给监护人。

（4）云医疗教育系统：主要在云医疗健康信息平台基础上，以现实统计数据为依据，结合各地疑难急重症患者进行远程、异地、实时、动态电视直播会诊以及进行大型国际会议全程转播，并组织国内外专题讲座、学术交流和手术观摩等，可极大地促进我国云医疗事业的发展。

四、语音交互

人机交互技术是指通过计算机输入、输出设备，以有效的方式实现人与计算机对话的技术。在人工智能领域，让机器知道人类"要做什么、怎么做"是人机交互的关键。互联网与智能硬件的普及，改变了互联网的入口方式，语音是最简单、最直接的交互方式。

1. 概述　语音的交互既包括了语音听写，也包括用命令操控设备。人机交互是一项核心技术，实现智能人机交互有三个关键要素——多模感知能力、深度理解能力和多维表达能力。

①多模感知能力是在虚拟世界中获得跟真实世界一样的敏锐感知，能听得懂，眼睛能看得到，鼻子能闻得到，手能触摸得到等各种多模态的感知能力。②深度理解能力是能够对我们所面对的物体、人物、环境进行深度理解。③多维表达能力理解之后能够进行多维表达，以完成我们所需完成的相关工作。

语音识别主要是将人类语音中的词汇内容转换为计算机可读的输入，语音识别是一项融合多学科知识的前沿技术，覆盖了数学与统计学、声学与语言学、计算机与人工智能等基础学科和前沿学科，是人机自然交互技术中的关键环节。

语音识别发展到今天已经有70多年，深度学习技术，特别是深度神经网络的兴起，使语音识别精准率得到了显著提升。由于"端到端"技术兴起，语音识别进入了百花齐放时代，语音界都在训练更深、更复杂的网络，同时利用端到端技术进一步大幅提升了语音识别的性能。目前，主流语音识别框架还是由3个部分组成：声学模型、语言模型和解码器，有些框架还包括前端处理和后处理。深度全序列卷积神经网络使用大量的卷积直接对整句语音信号进行建模，主要借鉴了图像识别的网络配置，每个卷积层使用小卷积核，并在多个卷积层之后再加上池化层，通过累积卷积池化层对，从而可以获取更多信息。

2. 应用

（1）智能医疗中的语音虚拟助手：人工智能虚拟助手使用自然语言处理技术进行语音和语义识别，以及优化的决策算法来完成与人类的互动。借助虚拟助手，人们可以直接说出问题、愿望和需求，并从虚拟助手的反馈中得到答案。人们和虚拟助手的交互方法一般有语音和文字两种，机器通过语音和语义识别与人类进行沟通。所以，语音识别技术是虚拟助手产品中非常重要的一项技术。

根据医疗领域虚拟助手的服务对象进行分类，可以把虚拟助手分成 3 个类别，分别是使用者是患者的虚拟助手，包括个人问诊、用药咨询等应用；同时连接医患双方的虚拟助手，包含智能导诊、分诊机器人和慢病管理等应用；使用者是医生的虚拟助手，包含电子病历语音录入等应用。虚拟语音助手提高了医疗诊疗效率，同时能为患者提供多项自助服务。

超声助理融合语音合成、语音识别、自然语言处理、医疗知识库等人工智能技术，实现通过语音的方式调用报告模板、内容填槽等操作，过滤报告无关文本，实现所说所述即所得，提高医生工作效率；云医声融合了业界先进的语音识别、语音搜索、人脸声纹识别技术，为医疗领域打造住院医护移动工作站解决方案；为了配合门诊电子病历系统上线，门诊运行语音录入系统，患者可通过语音查询、预约当日门诊医生、根据所述症状完成院内导航等操作；虚拟护理员可以将患者所述语音自动转换为文字，完成出院后随访、监测。

（2）语音录入：电子病历与检查报告智能语音录入功能在充分结合门诊、医技报告工作站的基础上，将医生所述内容转换为文字信息并将其录入到门诊病历中。

移动护理智能语音录入功能主要借助掌上电脑应用于护理工作站，采用集成处理的方式，将护士所述内容转换为文字并录入到相应的信息系统中。

非接触式智能语音交互功能的使用主要基于非接触医疗环境，临床医生通过口述语音在系统中检索、获得系统反馈的检索结果，并通过与其他工作站的连接将结果信息交互联通，进而全面、完整、高效地获取、整理非接触式数据。

（3）智能医疗问答系统：是信息检索系统的一种高级形式，它能用准确、简洁的自然语言回答用户用自然语言提出的问题。其研究兴起的主要原因是人们对快速、准确地获取信息的需求。问答系统是人工智能和自然语言处理领域中一个备受关注并具有广泛发展前景的研究方向。智能医疗问答系统的研发主要针对医患沟通效率低、医生人数少两大现状，能够将患者提供的散乱语言文字归一整理，并据此精准定位对应以获得对应诊疗意见。并且医生可以在正式就诊前基于深度学习技术去理解患者所提供的病史、家族史、发病诱因、发病时间、发病频率、发病时状况等关键信息，并将患者所述语言信息翻译为标准的医学语言进行存储导出，据此完成预问诊，大大节省了面诊时间。在正式就诊时，智能医疗问答系统也可以利用语音识别实现协助患者向推荐科室导诊的功能，这样既减少了患者排队等待时间，又缓解了医护数量不足的压力，并且更好地保护了患者的隐私。

第六章　智能化健康管理

　　随着《"健康中国2030"规划纲要》的发布，疾病预防和筛查显得尤为重要，健康管理已上升到国家战略高度，实施健康中国行动是贯彻落实健康中国战略的一项重要任务。全民健康意识逐渐提高，定期健康筛查的人群也随之增多，体检中心以建设速度快、数量爆发性增长的特点迅速兴起，以适应日益旺盛的健康管理、健康筛查需求。提高服务能力和效率，提高受检者的满意度，成为健康体检中心面对日趋激烈的行业竞争首要考虑的生存问题。因此传统的以治疗为主、预防及康复为辅的模式已然不能满足人民需求，加之基本公共卫生服务和医疗服务资源紧张，人民群众日益丰富的健康生活方式与健康需求急需关注与响应。在当今社会，开展早筛查、早诊断、早治疗，推动慢性病的机会性筛查，如癌症、脑卒中、冠心病、糖尿病等，逐渐成为慢性病健康管理工作的重点。

　　健康体检是实现疾病早筛查的重要途径。近年来，在健康管理领域应用了越来越多的人工智能技术。人工智能技术给出精准、系统、规范、个性化的医疗方案，通过实时收集健康数据、科学分析、整合处理、风险评估等步骤，相对于传统健康管理技术在信息获取、处理、应用等方面，质量大幅提升。随着疾病早筛查中数字健康和人工智能技术的不断应用，冠心病、肺癌、糖尿病等重大慢性病的早筛查早诊断工作将变得更加高效、精准，不仅可以有效保障民众健康，还可以有效节省医疗开支，进一步释放体检机构人力资源，提升健康管理服务的稳定性和精准性，推动健康管理学科建设朝着智慧型、高水平稳步迈进。

　　2018年4月，《国务院办公厅关于促进"互联网+医疗健康"发展的意见》（国办发〔2018〕26号）中提出，推进"互联网+"人工智能应用服务。研发基于人工智能的临床诊疗决策支持系统，开展智能医学影像识别、病理分型和多学科会诊以及多种医疗健康场景下的智能语音技术应用，提高医疗服务效率。支持中医辨证论治智能辅助系统应用，提升基层中医诊疗服务能力。开展基于人工智能技术、医疗健康智能设备的移动医疗示范，实现个人健康实时监测与评估、疾病预警、慢病筛查、主动干预。

第一节　智能筛查技术

一、应用场景

　　健康管理的筛查环节通过采集及时、精准、有效的个体健康信息，发现健康问题。筛查工具包括健康问卷、健康信息档案、动态健康数据采集、健康信息及咨询等。医务人员利用上述多种筛查工具，采集个体的健康数据并进行分析，从而早期发现健康问题。

　　传统筛查技术大多是凭医生的主观经验进行筛查。误诊、漏诊的风险也随着诊断工作量的增大而增大。例如，影像诊断医生在筛查肺癌时，需要从大量CT影像中筛出异常病灶；病理医生在细胞病理分析时，需从成千上万张细胞图片中筛查出异常细胞，工作负荷大，很容易对病例的判断造成影响。

　　21世纪以来，由于高分辨率医学成像技术、基因组测序和电子病历等不断发展，产生了大量数据，且临床工作存在诊断错误、资源浪费、工作效率低下等现象，因此仅靠人类分析这些数据必然是不足的。个体化医疗信息的获取、分类和储存及医疗信息系统大数据整合与数据库构建都离不开强大的计算，而人工智能强大的计算力和先进的算法正在推动医学领域走向数据化、智能化。随着计算机算法的不断完善和技术的不断更新，人工智能技术取得了一系列突破性进展，在医学领域多个环节发挥了巨大作用，并能辅助缓解医疗领域医疗资源不足、医生培养周期长、医疗费用高、健康筛查效率低、医生误诊率高等问题，促进我国全民医疗健康事业的发展和进步。

二、技术进展

在筛查环节引入人工智能技术，筛查诊断工作将更加快速、准确，尤其在可穿戴设备、医疗影像、内镜、病理检查等方面应用广泛，发挥了重要的辅助作用，为个体健康提供保障。

1. 动态健康监测 对于偏远社区、高龄和行动不便的患者来说，传统的医疗监测设备也会因移动性差、成本高、数据共享不便、优质医疗资源接受条件受限等缺点带来距离和费用问题。移动健康市场在过去几年可谓风起云涌，新型远程移动终端的普及和信息交互技术的迅猛发展，使新的移动医疗模式应运而生。人们对健康的关注，对亚健康的警惕，对疾病预防的重视，让实时监控的移动医疗系统有了广阔的发展空间，同时也缓解了人们在医疗健康筛查方面看病难、看病贵的压力，整个移动医疗模式总体包含3个方面，首先是通过各种智能技术手段采集人体健康信息，然后通过先进的信息传输手段，把这些重要的健康信息上传到云端，最后由医护人员接收信息，进行分析，再对患者的医疗活动进行反馈。

动态健康监测的主要生理参数是在人体运动变化状态下提取到的数值指标，包括血压、心电图、心率、血氧饱和度、肌电图、体温、体态和光学描绘术等。在筛查环节，基于大数据分析的动态健康监测，可实时监测个人健康数据，自动评估、尽早识别疾病风险。例如，通过智能手机或手表可以检测步数、心率、跌倒或者吸烟动作，可穿戴传感器贴片可检测肌肉活动和姿势，智能织物可以测定压力、湿度和温度变化，从而支持神经康复。

动态健康监测具有便携、可移动、动态实时、灵活性高、隐私性强等优点，用户可以不受时间、地点的限制，随时接受心电、体温、血压、血糖、呼吸等生理参数的监测，进行日常健康咨询，在疾病早期筛查、紧急情况处理等方面发挥着重要作用。

（1）动态血压监测：是采用间接无创测量方式，24小时不间断监测血压，获得多个血压数值，且不影响患者日常活动的技术。一般间隔15～30分钟测定1次。动态血压监测可以反映全天的血压变化规律，相较偶测血压，可排除白大衣高血压，根据血压昼夜节律变化判断目标器官损害程度，并通过监测血压和心率变化，指导降压药的临床应用和服药时间的长短。

光电容积描记技术是一种基于光学的传感技术，由发光二极管和光接收器组成，可以探测微血管的血液体积变化。利用智能手表进行血压监测时，手表会采集腕部光电容积描记信号，通过对光电容积描记信号进行形态分析和特征提取，构建深度学习模型计算血压，然后使用个人信息（如性别、年龄、身高、体重等）、静止时段腕部脉搏信号、标准水银血压仪测量结果进行校准。

（2）动态心电监测：是利用随身携带的记录器，利用信息处理分析系统，连续监测和记录分析人体心电变化的一项技术。动态心电监测弥补了普通心电图仅能作短暂静态记录的缺憾，提供了重要的诊疗和疗效判断依据。

心电数据通过智能化判读平台的处理，进行心电信号质量评估、心电异常片段的快速定位、常见心律失常的检测、心率变异性分析，形成心电分析报告，对可能发生的突变做出及时预警，也为疾病诊断提供重要依据。

（3）动态血糖监测：能通过特定的监测系统，对组织间液葡萄糖水平进行连续监测并记录，且不影响日常生活。组织间液葡萄糖的浓度与静脉血糖浓度有显著的关系，能有效地反映人体的血糖值。通过微型皮下传感器、动态资料记录仪和葡萄糖数值分析软件等，动态血糖监测系统对受测者的血糖值进行测定和记录，从而绘制出连续的、完整的血糖图谱。

动态血糖监测克服了传统的单点血糖检测仅能反映一个时间点血糖值的弊端，为早期筛查、诊断相关疾病，制定个体化治疗方案，评价药物疗效，判断靶器官损伤等提供了可靠依据，优越性明显。

（4）呼吸睡眠监测：呼吸睡眠监测技术主要用于诊断和分析睡眠障碍、睡眠呼吸功能紊乱和睡眠呼吸暂停综合征等疾病。其检测的参数主要包括脑电、眼电、肌电、血氧和体位等。微电子设计和无线通信技术的发展，使呼吸睡眠监测系统具有远距离、连续监测和管理的能力，从而提高了疾病筛查和管理的可及性。

1）穿戴式睡眠监测：以床垫相关的检测技术为基础，通过压敏单元和压力监测带，将人体不同部位的微动转化为电信号，并将这些电信号通过小波变化分解出心脏单独搏动、身体运动和腿部运动等信号，来达到监测心率、呼吸频率、翻身、睡眠周期等生理参数的目的。基于脑电帽的监测技术是采用嵌入式系统，利用传感器和阵列式结构将所有电路系统整合封装成电极片大小的系统，设计睡眠自动分期算法模型。信号分析法主要有三种分析方法，如频域和时域分析法，非线性动力学分析法，以及机器学习分析法。

2）非接触式睡眠监测：非接触式信号测量技术的发展为睡眠监测提供了新的途径。基于生物雷达的监测技术是利用雷达回波信号，应用时频降噪、自回馈和多分辨率分解等信号处理方式，以辨识不同的呼吸模式，如过度通气、缓呼吸、急促呼吸、呼吸暂停和运动呼吸等。另外，以鼾声检测技术为基础，对采集到的声音进行记录和分析，并对声音特征进行提取，进而识别阻塞性睡眠呼吸暂停低通气综合征。

（5）物联网：作为新一代信息技术，物联网是通过信息传感设备，将现实物体与移动网络连接起来，从而实现智能定位、监管等功能。物联网技术通过将可移动医疗设备以个体为单位连接入网，实现移动医疗设备的精细化管理。

物联网是大数据、传感技术、定位识别技术等多种信息技术的融合，以手机应用和便携式穿戴设备等为主要载体，以终端传感器与互联网相连接，对目标对象进行识别、监测，实现远程通信、筛查和干预的网络交互系统。物联网在健康管理领域内的主要应用形式包括社交平台（微信等）、信息化管理平台、可穿戴设备、移动应用程序（手机应用），具有远程监测、及时反馈、风险警示的优势，为疾病早期筛查、临床决策等提供大数据支撑。

医疗物联网指的是将医务工作者、患者、各种医疗设备和设施通过物联网和通信技术智能便捷地连接起来，从而更好地完成自动识别、定位、采集、追踪、管理、分享医疗数据等所有功能，推动智能化医疗管理的发展。

2. 计算机辅助诊断　医学图像与人工智能的交叉融合取得了突飞猛进的发展，越来越多的人工智能技术应用于医学图像诊断过程中，提高了医师的诊疗效率和诊疗精度。医学图像的计算机辅助诊断主要分为图像识别和深度学习两部分，对医学图像进行分类、分割、配准、融合和检索。

（1）影像学检查：在疾病的筛查和诊断以及辅助治疗决策过程中，医学影像学是最主要的资料来源。

医疗影像设备作为信息采集的源头，其成像质量与筛查、诊断、治疗后续疾病有着直接的关系。人工智能技术的应用能够实现医学影像成像质量的提升，人工智能优化的扫描工作流能够显著提高扫描效率，使成像质量趋向标准化，具有重要的临床和科研价值，也对整个医疗卫生链条带来了深远影响。对疾病诊断和治疗起到至关重要作用的环节是进行医学图像分析，挖掘其中具有诊断和治疗价值的关键信息。人工智能辅助诊断能够在前期承担较为烦琐的病灶筛查工作，将有诊断价值的信息从海量数据中秒级提取出来，避免了人工阅片导致的主观性差异，更加高效精准地进行影像筛查工作。人工智能辅助图像处理算法还具有快速分割、配准等复杂功能，为外科手术机器人等用于治疗的医疗设备提供手术导航和精确的病灶结构信息。人工智能在眼科的应用也是通过对大量的图像和临床数据进行分析，通过机器学习来开发应用于临床的智能软件。

目前医院存储的病例资料 90% 以上为图像资料，形成了巨大的数据积累。正因如此，基于医学影像大数据的人工智能技术的应用，才越来越成为医疗机构、相关产业、科研以及政府等多方面共同关注的焦点。医学影像主要利用计算机视觉技术解决三大需求，是目前医疗领域最受欢迎的人工智能技术应用场景之一。

1）病灶辨识与标记：影像分割、特征提取、量化分析、对照分析等。

2）划定区域：自动勾画靶区、自适应放射治疗，处理肿瘤放射治疗的部分影像。

3）影像三维重建：针对手术环节的应用。

（2）病理学检查：人工智能细胞学辅助阅片系统可以在线 24 小时阅片，可以处理更多的细胞玻片，同时降低了漏诊、误诊的可能性。利用人工智能图像分析替代免疫组织化学检测，可对肿瘤特征性免疫表型表达状态进行预测。

（3）内镜检查：人工智能辅助诊断技术能自动捕捉上传至云端的内镜巡检影像并进行人工智能解析，对病灶可疑区域进行提示，并实时反馈给操作者，引导操作者更加有的放矢地选择活检部位，增强活检阳性率。

三、应用成果

基于大数据分析的智能穿戴等监测设备，可以全方位获取人体生命体征和健康数据，开展有效的疾病筛查。

1. 心血管疾病筛查工具 由于心血管疾病具有隐匿性和不可预测性，日常监测对发现和治疗心血管疾病就显得尤为重要。如今，智能穿戴设备广泛应用于心血管疾病的筛查中，如手持式心电记录仪（图 6-1）、智能可穿戴贴片式心电记录仪（图 6-2）、心电监测智能手环（图 6-3）、无袖式血压计（图 6-4）等。通过智能穿戴技术，可以实现心血管事件的实时监测、远程传输、智能结果判读、风险评估和预测，有助于心血管疾病的早期发现、诊断和治疗。基于人工智能与物联网的胸痛区域平台可实现心血管疾病的准确预警。

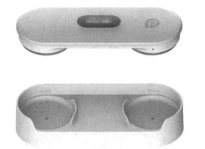
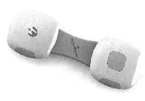
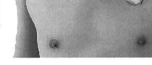

图 6-1 手持式心电记录仪　　　图 6-2 智能可穿戴贴片式心电记录仪

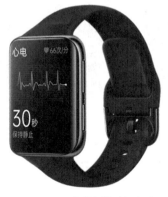
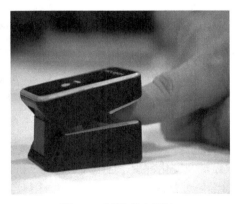

图 6-3 心电监测智能手环　　　图 6-4 无袖式血压计

心脏超声图像采集软件利用人工智能辅助捕捉心脏图像，在心血管疾病筛查中发挥重要作用

（图6-5）。基于人工智能研发的远程超声诊断机器人，医生直接远程操控超声探头，就能对患者实施远程诊断（图6-6）。其采用机器人技术、实时远程控制和超声影像等技术，突破了传统超声诊疗方式的局限，发挥疾病筛查作用不受地域和空间限制的优势。

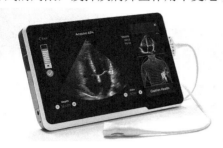 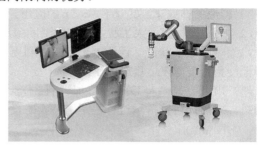

图6-5 人工智能辅助心脏超声采集系统　　图6-6 远程超声诊断机器人

冠状动脉CT血管成像作为冠心病筛查的常用手段，可以通过三维重建心脏结构和冠状动脉走行，清晰显示心脏血管的病理变化，精确观察病变管腔狭窄程度，还可以精确评估斑块性质，目前已广泛应用于临床。但数量倍增的冠状动脉CT血管图像后处理及诊断分析也大大增加了影像诊断医师的工作压力，带来人工阅片低效、报告质量降低等一系列问题。近年来随着成像及后处理分析技术的飞速发展及革新，人工智能在冠心病筛查及诊断中显现出绝对优势，显著提高了冠状动脉CT血管图像后处理及诊断的时效（图6-7）。

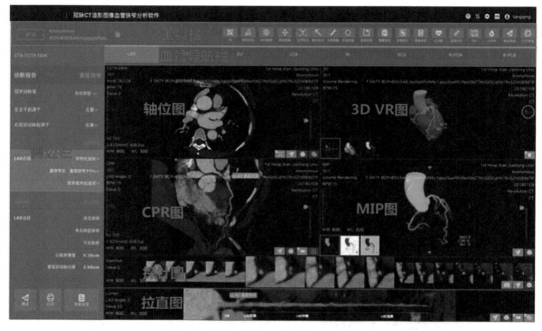

图6-7 冠状动脉人工智能辅助诊断系统

2. 糖尿病筛查工具 对于糖尿病患者，可穿戴连续血糖监测设备（图6-8），可以监测皮下组织液，间接获取血糖及变化程度，通过人工智能分析，预测血糖水平、提供胰岛素注射剂量等功能；还可以利用机器学习进行糖尿病前期筛查、发生风险预测和糖尿病诊断。

人工智能技术为糖尿病的早筛查早诊断工作带来了新的机遇。利用人工智能技术开发的糖尿病诊断专家系统，是一套通过收集、整理、记录专家知识，模拟医学专家对疾病诊断的思维过程，进而给出诊断和治疗建议的程序系统，该系统的应用可以显著降低误诊率，提高专业知识普及范围。

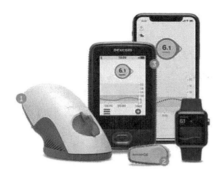
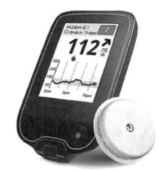
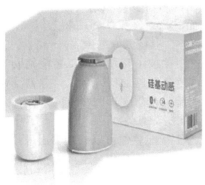
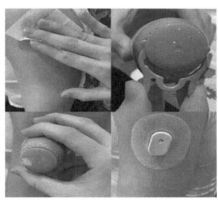

图 6-8　常见的连续动态血糖监测仪

3. 乳腺癌筛查工具　人工智能辅助检测和诊断技术应用于乳腺癌筛查，可以辅助医生准确发现早期肿瘤。可完成病灶的检出、分型、良恶性分类，并出具结构化乳腺影像报告，内容包括腺体分型，腺体结构是否扭曲，腺体分布是否对称，疑似病灶，病灶征象（如肿块，钙化）和乳腺影像报告和数据系统分级等。目前已成为放射医师的诊断助手。

在人工智能与乳腺超声联合应用领域中，将乳腺智能识别系统融入一系列超声仪器中（图 6-9）。该仪器能自动识别感兴趣区域，测量感兴趣区域各项数据，对病灶形态、纵横比例、边界、内部回声、后回声衰减、钙化等信息进行报告，缩短了超声医师对乳腺超声影像学资料的筛选、诊断和出具报告的时间，同时也推动了乳腺超声诊断报告标准统一化的进程。

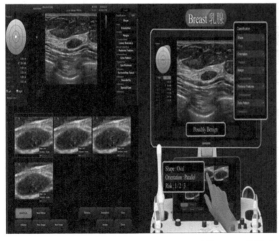
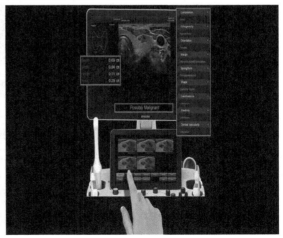

图 6-9　乳腺超声智能检测系统

乳腺癌病理图像识别领域也是人工智能技术应用的一大热点。推进了智能组织诊断学的进一步发展。

4. 宫颈癌筛查工具 目前人乳头瘤病毒检查已经成为宫颈癌的主要筛查策略。将深度学习与全息显微技术结合，检出人乳头瘤病毒 16 型和 18 型时效率显著提高，显示出了很高的灵敏性和特异性；利用人工智能技术进行下一代测序分析，检测氨基酸突变特征，使用多种机器学习算法分别预测宫颈高度鳞状上皮内病变的风险。基于上述智能筛查及研究，临床医生可利用人工智能辅助系统对不同人乳头瘤病毒类型感染的患者做出预测，有助于确定阴道镜检查的优先顺序，从而达到有效健康管理。

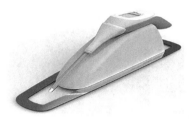

图 6-10　人工智能宫颈癌实时筛查系统

近年来，人工智能在宫颈细胞学筛查中也得到了一些应用，使用手控传感器多点识别（图 6-10），并按操作规范探测宫颈表面，筛查结果实时可得。具有无创、无痛、实时、客观等特点，有望成为宫颈癌筛查的优先选择。

基于计算机视觉技术开发的人工智能辅助细胞学阅片系统，能够实现宫颈细胞的精确定位，并精准识别具有诊断意义的异常细胞，有效缩短阅片时间，弥补人工阅片的不足，显著提高疾病筛查效率。

5. 肺结节筛查工具 目前临床常用的肺结节筛查人工智能软件可以同步输出病灶的数量、大小、位置、密度等数据，部分还具有动态随访的功能，能对大小变化、密度变化和倍增时间等做出对比分析，进而输出恶性概率（图 6-11）。因此，影像医师在工作中适当参考人工智能的诊断结果，既可以利用人工智能对于肺结节检出和诊断的高灵敏度，避免漏诊，又可以通过多平面重建、动态对比等进行综合判断，提升鉴别肺结节良恶性的精确度，使早期肺癌筛查工作更加快速、精准。

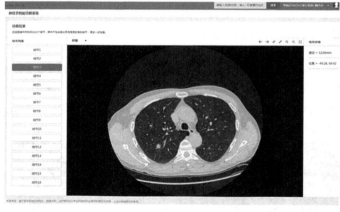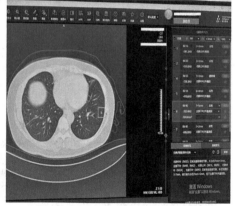

图 6-11　肺结节智能筛查诊断系统

6. 眼科疾病筛查工具 糖尿病视网膜病变、白内障、青光眼等眼病的早期诊断和筛查，主要依赖于各种影像学资料，如彩色眼底照相、光相干断层扫描等。人工智能在图像处理和数据分析上的卓越性能，使得其在眼科疾病领域的研究和应用具有明显的学科优势。具有更高性价比的青光眼人工智能辅助筛查技术，可以大大节省费用，提高眼科医生的效率，从而让筛查覆盖的人群更广，避免早期漏诊导致的失明。

该技术应用于对糖尿病患者的眼底筛查中，研发出的人工智能糖尿病视网膜病变检测设备（图 6-12），可自动进行筛查，无须医师解读，从而早期发现眼底病变并给予及时干预，可有效减少糖尿病视网膜病变患者的视觉损害及致盲率。

基于裂隙灯照相资料，使用深度学习算法创建的先天性白内障辅助诊疗决策平台（图6-13）有效提高了先天性白内障的筛查效率。

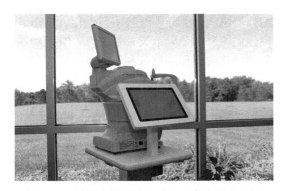 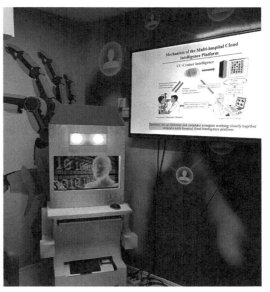

图6-12 糖尿病视网膜病变人工智能诊断系统　　　　图6-13 白内障辅助诊疗决策平台

第二节 智能评估技术

一、应用场景

慢性病风险评估是运用某种分析方法或工具，根据危险因素的水平高低，判断或估计一个人或一群人未来可能发生某种疾病的可能性，是对个人的健康状况及未来患病或死亡危险的量化估计。慢性病风险评估是健康服务与管理过程中的一个重要环节，为健康管理提供科学可靠的依据，对了解人群健康状况、合理地分配资源起到很大的作用。

慢性病风险评估的类型主要有两种：一是一般健康状况风险评估，二是疾病风险评估。一般健康状况风险评估是通过评估发现主要健康问题和可能发生的主要疾病，然后对危险因素（如吸烟状况、体力活动、饮食状况等）和可能发生的疾病进行分层管理的过程。疾病风险评估是指评估或预测特定慢性病的发病风险。

慢性病风险评估可以帮助个体了解自己的健康状况，检测身体各系统各脏器的功能状态，预警疾病风险；可帮助个体和群体尽早发现潜在的风险，从而进行健康教育和健康干预，从根源上解决慢性病高患病率进一步恶化的局面；可以变被动治病为主动健康管理，做到早防早治；可以针对危险因素进行针对性的评估，制定个体化的健康干预措施，把握预防疾病发生和发展的最佳干预治疗时机。

风险评估建模方法是一种识别高危人群、进行危险因素干预以达到更好疾病风险评估效果的技术手段。合理应用统计技术，构建有效的疾病预测模型，进而降低患病风险，是预防和控制慢性病的重要措施之一。疾病风险预测模型可以对评估对象未来一段时间内的患病可能性进行告知和预测，为其提供自我健康管理建议，也可以为经济学家合理配置医疗资源、预测未来疾病负担提供基础，帮助政府决策者合理开展健康服务项目，制定符合实际情况的健康服务政策等。

传统的慢性病风险评估建模方法分为两大类：一类是以大量分散的断面研究结果为基础的合成研究，如荟萃分析法、哈佛癌症风险指数等统计学方法；另一类是直接利用流行病学研究成果，主要是基于社区大型纵向队列研究成果,其建模方法主要有逻辑回归分析、生存分析法、多层次模型、线性混合模型、联合模型分析法等。

近年来,随着大数据平台和云计算技术越来越成熟,更多的机器学习方法开始广泛应用于慢性病预测中,为智能医疗和临床决策提供有力支持。机器学习能够对数据进行训练学习,识别其中潜在的概率分布和数据中的信息,从而做出准确的评估和预测,建立预测性能更高的风险评估模型。随着健康中国战略的深入发展以及健康医疗大数据系统的日益成熟,机器学习尤其是深度学习将在疾病预测中扮演越来越重要的角色。与传统方法相比,具有以下优势:

(1)我国存在城乡发展不均衡、医疗资源分配不合理的特点,在此新形势下,我国提出了新的慢性病管理模式,就是以社区卫生中心和健康管理体检机构为主导,直接服务于慢性病患者和慢性病高危人群,建立慢性病患者随访档案,开展慢性病检测和危险因素评估干预,有效解决基层防治慢性病的难点问题。利用人工智能可以让有限的医疗资源得到充分利用,解决人力资源不足和数据分析烦琐等缺陷,提高慢性病防控的管理质效。因此,利用人工智能技术助力慢性病防控是解决基层慢性病防控问题的重要思路,是慢性病防控新的发展方向。

(2)与传统方法相比,人工智能与慢性病管理的融合提高了患者的依从性和慢性病管理效率,节约了宝贵的医疗资源和成本,通过智能学习和精确探索疾病与危险因素之间的潜在关系,可以更精确地评估每一个危险因素,建立预测性能更高的疾病风险评估模型。

(3)在预防方面,人工智能技术可以实现涵盖更多因素的自动化评估与分层,大大减轻了人工负担,提高了准确率。通过人工智能综合防治平台,对个体的危险因素进行分析,对慢性病的风险进行预测,提出个体化的生活方式干预和危险因素的防治策略,从而提高个体的健康意识,减少慢性病的发生。

二、技 术 进 展

随着移动智能、云计算、嵌入式可穿戴设备等前沿技术的广泛应用,以及深度神经网络、超限学习机方法、支持向量机方法和自然语言处理等技术的发展,产生了多种慢性病风险评估工具,且随着研究的进展日趋完善,对常见慢性病高危人群能够进行快速有效的识别评估。目前我国较多地区已经以人工智能技术为基础,搭建了众多慢性病管理平台,应用效果良好,有助于慢性病患者自我管理和高效诊疗。

1. 回归算法

(1)逻辑回归:逻辑回归分析法是目前应用最广泛的一种疾病风险评估统计建模方法。它是以疾病、死亡等结果发生的概率为因变量,影响疾病发生的因素为自变量建立回归模型。它的自变量有可能是连续变量,也有可能是分类变量。弗雷明汉风险评分型、英国前瞻性糖尿病研究、美国得克萨斯大学安德森癌症研究中心开发的肺癌风险评估模型等经典模型,都是利用逻辑回归分析方法构建的。

(2)Cox 比例风险回归:Cox 比例风险回归分析法是继逻辑回归分析法之后,被广泛采用的另一种疾病风险评估方法。Cox 比例风险回归模型能够有效地利用结局变量所经历的时间信息,并能分析删失的数据,与队列研究数据的实际情况相一致。为了确定每个对象的结局,需要从研究起点到研究终点进行连续的观察,并对相应的人年数进行计算。美国白种人脑卒中个体发生疾病的风险模型、糖尿病死亡风险预测模型都是采用 Cox 比例风险回归分析方法构建的。

2. 分类算法

(1)贝叶斯分类:也是建立在概率基础上的一种学习方法,目前常用的有朴素贝叶斯和贝叶斯网络两种分类模型。在小样本数据分类中表现优异,在数据量较大的情况下,可以采用增量的方式分批学习,同时,它还可以处理多分类的任务,并且具有稳定的性能,广泛应用于慢性病研究。

(2)随机森林:是一种将每棵树都依赖于随机向量的树预测器组合在一起的统计学习理论,

所有向量各自独立。它的预测准确度高，对异常值和噪声的容忍度好，并且不容易出现过度拟合，随机森林凭借其固有的特性和出色的分类效果，在许多机器学习算法中脱颖而出，广泛应用于医学、生物信息和管理领域。

（3）Boosting 算法：是根据上次预测结果对训练样本进行权重调整的一种串联式学习方法，错误分类的样本通过多轮迭代后赋予更大权重并整合结果，其中应用最广泛的是自适应增强算法。此外，梯度提升树算法是在 Boosting 的基础上提出的，因为它可以灵活处理连续和离散数据，并且预测性能很高，所以在很多领域都有广泛应用。

（4）支持向量机：是一种在统计学理论的基础上发展起来的分类方法。它在解决小样本和非线性数据方面有明显优势，同时可以避免局部极值和过度拟合现象的出现，同时能克服难以确定合理结构和局部最优的弊端。支持向量机在医学研究领域的应用研究近年来逐渐增多，对预测和分析慢性病具有重要意义，目前常用于基因分类、确定基因功能、预测蛋白质结构类别、诊断肺癌、影像诊断乳腺癌等，在医学领域有较好的应用前景。

（5）决策树算法：决策树模型是将所有因偶然事件而产生的不同结果按时间发生的先后顺序罗列出来，绘制成图形，因为图形像树干，所以叫决策树。从本质上来说，决策树只是一种建模思路，一般不单独用于模型的构建研究。这种方法的特点是分类精确度高，计算量小，生成模式易于理解，可以判断不同程度危险因素发生危险的可能性。目前，已应用于糖尿病、脑卒中等疾病的风险预测。

3. 神经网络

（1）误差逆传播（BP）算法：属于监督学习范畴内的一种算法，包括输入层、隐藏层和输出层在内的浅层前向型神经网络计算模型。其原理是神经元和函数对数据的相互处理发出信号，通过相互调整连接强度，将输入数据方式的信息传递给输出层。目前常用于帕金森病的诊断、肺癌的诊断、区分乳腺摄片中的良恶性病变等。

（2）人工神经网络：是一种基于大脑和神经系统研究的计算模型，建立于20世纪80年代中期。具有适应性强、自组织和容错能力强等特点，处理非线性问题具有独特的优越性。人工神经网络能克服回归分析方法对数据的过多限制，能较好地处理变量间的共线性问题，能较正确地反映因素间的作用方式和影响程度，在流行病学的病因研究上有其应用的独特优势，目前常用于预测和研究心脏病、糖尿病和肿瘤等慢性病。

4. 深度学习　深度学习相对于传统机器学习而言，是一类深层学习模型，本质上是神经网络的发展，通过多个非线性模块组合构成复杂的深度网络结构，可以灵活设置网络层数和神经元个数，表示学习多水平特征，同时深度学习可以借助各种学习算法实现对众多参数的快速更新，学习预测性能大幅提升，高效完成高维数据的庞大运算任务。深度学习算法非常多，在慢性病预测中的准确率和效率都明显提高，其中深度神经网络、卷积神经网络等在慢性病研究领域应用非常广泛，对慢性病的预测研究具有重要意义。

（1）深度神经网络：具有层数显著增加、网络复杂度增加、参数共享和局部连接的主要特点，相对于传统的全连接前馈神经网络有相对的区别性。它可以降低网络模型的复杂程度并提升计算的效率，网络的规模越庞大，效果就越显著。这使得深度神经网络在疾病预测中得到广泛应用，尤其是在具有大量成像数据的疾病如脑部疾病或精神疾病中应用较多。

（2）卷积神经网络：近年来，基于医学影像资料的疾病诊断发展迅速，其中研究慢性病最常见的是卷积神经网络。它通过卷积、池化等操作实现样本资料的降采样，同时结合权重共享等手段有效增强了对图像局部特征的利用，对于减少网络参数、优化网络结构具有重要意义，已成为目前图像识别领域最高效的深度学习模型。

5. 多模态数据分析方法　目前多任务、多模态数据分析方法在机器学习领域得到了广泛的研究与应用。利用多模态数据分析方法可以发现只利用单模态数据分析无法发现的信息，从而有助于更好地对疾病进行分类和理解，特别是在影像研究领域，因为单一模态的影像往往不能将相关病理信息全面准确地表达出来，而多个不同模态的影像可以从不同侧面反映病灶部位的相关信息，弥补资料稀缺、信息视角单一的劣势。因此，基于多模态影像资料，以深度学习的方式进行疾病早期筛查，对于提高识别的精确度、辅助医师进行决策诊断，具有重要意义。

三、应 用 成 果

慢性病风险评估是慢性病管理的核心环节，建模方法是实现慢性病风险评估的一种技术手段。目前，已经产生了多种慢性病风险评估工具，并随着研究进展不断完善。

1. 高血压风险评估工具

（1）危险因素

1）一般情况：年龄、性别、种族、职业、社会经济因素、基本疾病、医疗保险覆盖情况、环境因素等。

2）家族史：高血压家族史、心血管病家族史。

3）检查指标：身高、体重指数、血常规、尿常规、血脂、肝脏功能、血压、脉率、眼底检查图像。

4）生活行为方式：吸烟史、饮酒史、运动状况、睡眠、心理因素等。

5）基因特征：基因位点、基因表达、基因的网络拓扑特征、基因本体富集分数、人类本体表型富集分数等。

（2）预测方法

1）人工神经网络：分类精确度高，并行分布处理能力强，具有较强的分布存储和学习能力，在处理模糊数据、随机数据或复杂非线性数据方面优势明显。利用人工神经网络构建的高血压预测模型，预测效果较好，为高血压的预防、诊断提供科学依据和技术支持。

2）XGBoost：采用 XGBoost 建立的脑卒中风险预测模型，具有优越的预测性能，能够早期识别高血压高危个体，预测高血压并发脑卒中的风险。

3）深度学习：利用多层神经网络算法模拟人脑进行模式识别，应用深度学习技术对大量数据进行分析，可预测不良结果或隐藏表型，具有较强的处理大量语音图像分析数据的能力，在心血管疾病精准医学领域具有广阔的应用前景。

4）支持向量机：基于支持向量机算法构建的高性能预测模型，能利用基因表达的数据或综合环境和遗传因素变量来预测高血压的发病风险，具有比传统回归分析模型更高的精确度和更好的预测效果。

2. 糖尿病风险评估工具

（1）危险因素

1）一般情况：性别、年龄、种族。

2）家族史：父母及兄弟姐妹患高血压、糖尿病的情况。

3）生活行为方式：吸烟、饮酒、饮食习惯、运动情况。

4）检查指标：体重指数、腰围、身高、腰臀围比、血压、心率、血脂、血糖、尿糖、糖化血红蛋白、生物标志物、口服葡萄糖耐量试验、餐后 2 小时血糖、空腹胰岛素、胰岛素敏感性、C反应蛋白、总胆固醇、高密度脂蛋白。

5）疾病史：妊娠期糖尿病、高血压病史。

6）药物：抗高血压药物应用情况。

（2）预测方法

1）决策树：资料准备简单，计算量小，生成模式简单易懂，可以判断不同程度危险因素发生危险的可能性。目前，已应用于糖尿病、脑卒中等疾病的风险预测。

2）神经网络：分类精确度高，并行分布处理能力强，具有较强的分布存储和学习能力，在处理模糊数据、随机数据或复杂非线性数据方面优势明显。

3）支持向量机：在解决小样本和非线性数据方面具有明显优势，泛化性能较高，能较好地解决高维度问题，避免神经网络结构选择和局部极小点问题。

（3）常用模型：随着统计方法的进步和机器学习的发展，以大数据为基础，融合多种指标的特征筛选方法也慢慢兴起。评估模型可以分为两种：非侵袭性和侵袭性，其中侵袭性模型中增加实验室检测结果作为风险因素评估指标。

非侵袭性糖尿病风险评估模型：不同国家根据自身样本特征构建不同的非侵袭性糖尿病风险评估工具。

侵袭性糖尿病风险评估模型：除了非侵袭性模型中使用的特征外，模型中还增加了血脂、血糖、尿糖、糖化血红蛋白和生物标志物等血液检测相关指标。国内外主要的糖尿病风险评估研究如表 6-1 所示。

表 6-1 国内外主要的糖尿病风险评估研究

模型类型	模型	年龄	风险因素	算法
非侵袭性模型	德国糖尿病风险评分	35～65 岁	腰围、身高、年龄、体力活动、红肉、全麦面包、饮酒、吸烟、戒烟、高血压	逻辑回归
非侵袭性模型	丹麦糖尿病风险评分法	>31 岁	年龄、性别、体重指数、高血压、体育活动、糖尿病家族史	多元逻辑回归
非侵袭性模型	芬兰糖尿病风险评分模型	25～65 岁	年龄、腰围、体重指数、使用降压药史、高血糖史	逻辑回归
非侵袭性模型	阿曼模型	>40 岁	年龄、腰围、体重指数、糖尿病家族史、高血糖史	逻辑回归
侵袭性模型	美国弗雷明汉模型	平均年龄 54 岁	性别、年龄、糖尿病家族史、体重指数、血压、高密度脂蛋白胆固醇、甘油三酯、空腹血糖	逻辑回归
侵袭性模型	中国 HCL 模型	20～70 岁	家族史、体重指数、腰围、体力活动、肉类食物、蔬菜水果、吸烟、饮酒、空腹血糖、高血压病史、总胆固醇、甘油三酯	合成分析法

3. 心血管疾病风险评估工具

（1）危险因素

1）一般情况：年龄、性别、种族、地域、社会经济指标。

2）家族史。

3）生活行为方式：吸烟状态。

4）检查指标：收缩压、腰围、体重指数、总胆固醇、低密度脂蛋白、高密度脂蛋白、高敏 C 反应蛋白、糖化血红蛋白。

5）病史：慢性肾脏病、风湿性关节炎、心房颤动、糖尿病、系统性红斑狼疮、重度精神病、艾滋病、偏头痛。

6）药品：降压药、降脂药、激素类药物、抗精神病药物。

（2）常用预测方法

1）逻辑回归：在研究疾病风险评估模型时，逻辑回归分析法应用最为广泛。参数意义明确，即这一因素在不同水平下的优势比或近似的相对危险程度，在得到某一因素的回归系数后，可以迅速估计。目前已有的许多风险评估模型，如弗雷明汉风险评分、英国前瞻性糖尿病研究等都是以逻辑回归分析为基础建立的。

2）Cox 比例风险回归：适用性很强，能够充分利用截尾数据和生存时间信息来估计各种研究因素对风险率的影响。Cox 比例风险回归是被广泛采用的慢性病风险评估建模方法，现有的许多风险评估模型都是以 Cox 比例的风险回归分析建立的，比如脑卒中的个体发病风险模型、国内心血管疾病的简易预测模型等。

3）人工神经网络：具有较强的自适应、自组织和容错能力，在处理模糊资料、随机资料或复杂非线性资料方面优势明显，在多病因慢性病的预测研究中应用较多。

4）决策树方法：是一种广泛应用的分类算法，能够有效地处理危险因素的共线性和交互作用，探究数据内在规律，实现对新数据对象的分类预测。这种方法的特点是分类精确度高、计算量小、生成模式容易理解、可以判断不同程度危险因素发生危险的可能性。

5）支持向量机方法：这种方法可以避免局部极值的出现和过度拟合的现象，而且在解决小样本和非线性数据方面也具有明显的优势，因此，在解决小样本和非线性数据时，这种方法可以克服合理结构难以确定、存在局部最优等缺点，因此在医疗领域有着更好的应用前景。

（3）常用模型：20 世纪 40 年代末，美国首先启动了弗雷明汉心脏研究，通过评估冠心病、脑卒中等疾病的主要危险因素，构建了心脑血管疾病风险评估模型，为心血管病一级预防提供了理论依据。目前，各国都在积极探索适用于本国人群的心血管风险评估模型，当前的主要风险评估研究如表 6-2 所示。

表 6-2　国内外主要心血管疾病风险评估研究

风险评估模型	人群	年龄（岁）	危险因素
弗雷明汉风险评分	美国白种人	30～74	年龄、性别、总胆固醇、高密度脂蛋白胆固醇、收缩压、吸烟、糖尿病
汇总队列公式	美国多种族	40～79	年龄、性别、总胆固醇、高密度脂蛋白胆固醇、收缩压、吸烟、糖尿病、种族
系统性冠状动脉风险评估模型	欧洲各国	40～65	年龄、性别、总胆固醇或总胆固醇/高密度脂蛋白胆固醇、收缩压、吸烟、地区
ASSIGN 评分	英国人群	30～74	年龄、性别、总胆固醇、高密度脂蛋白胆固醇、收缩压、吸烟、糖尿病、家族史
QRISK2 评分	多种族	35～74	年龄、性别、总胆固醇/高密度脂蛋白胆固醇、收缩压、吸烟、糖尿病、体重指数、家族史、种族、高血压治疗、类风湿性关节炎、慢性肾病（3～5 期）、心房颤动
世界卫生组织/国际高血压学会心血管疾病风险预测图	多种族	40～70	年龄、性别、总胆固醇、收缩压、吸烟、糖尿病
动脉粥样硬化多种族研究（MESA）风险评分	多种族	45～84	年龄、性别、总胆固醇、高密度脂蛋白胆固醇、收缩压、吸烟、糖尿病、家族史、种族、降脂药物
中国成人血脂异常防治指南	中国人群	35～64	年龄、性别、收缩压、总胆固醇、高密度脂蛋白胆固醇、低密度脂蛋白胆固醇、吸烟
中国居民心血管病风险评估科学工具	中国人群	35～74	年龄、性别、收缩压、总胆固醇、高密度脂蛋白胆固醇、吸烟、糖尿病、腰围、地域、家族史

4. 乳腺癌风险评估工具

（1）危险因素

1）一般情况：年龄、种族、初潮年龄、初育年龄、绝经年龄、肥胖、地域、生育史、教育水平、职业类别。

2）家族史：一、二级亲属中患乳腺癌的人数及年龄、卵巢癌家族史。

3）生活行为方式：饮酒、吸烟、体育运动。

4）检查指标：体重指数、*BRCA1* 基因、*BRCA2* 基因。

5）疾病史：良性乳腺疾病史，乳腺活体检查次数。

6）药物：雌激素使用。

（2）常用预测方法

1）Logistic 回归模型：对变量的分布没有任何要求，不要求数据满足正态性假设，而且可以处理连续型、离散型与混合型等不同类型的数据资料，是一种应用范围更广、更为灵活的判别方法。

2）决策树：既体现了推理过程，又是知识的表达形式。易于构建、资料准备简单、运行速度快，无须应用领域的学科背景知识，以树形结构显示，更加直观，易于理解和认同，在高维度特征属性分类中展现更好判别性能，在探索性资料挖掘与分类中更具优势。

3）支持向量机：优点是在处理小样本、高维度模式识别等问题时，训练算法不存在局部极小值问题，模型复杂度可自动设计，不存在维数灾难问题，概括能力较强。

4）贝叶斯网络：学习机制灵活且语义表达清晰，能够进行严密的推理。应用贝叶斯网络可有效地进行多变量的联合预测、因果推理、不确定性知识表达。

（3）常用模型：乳腺癌风险评估对评估个体乳腺癌的危险性和提出预防乳腺癌的策略都有非常重要的意义，通过评估危险因素，建立风险评估预测模型，是乳腺癌预防工作的关键环节。目前，针对不同人群，乳腺癌风险评估模型已在国内外建立了近 30 个，例如，Gail 模型、Claus 模型、BRCAPRO 模型、Tyrer-Cuzick 模型、BOADICEA 模型等。

1）Gail 模型：是最常用的一种快速、经济、有效的乳腺癌风险评估模型。Gail 模型采用的危险因子共有 7 个因子、9 个条目，包括年龄、家族史、种族、初潮年龄、初产年龄、乳腺活检次数、活检是否有非典型性增生等。常用于乳腺癌高危人群的筛查。

2）Claus 模型：是目前应用较为广泛的另一种乳腺癌风险评估模型，其主要危险因素包括年龄，一、二级亲属患乳腺癌的数量和发病年龄，卵巢癌家族史，比较适合有乳腺癌家族史的高危人群。

3）BRCAPRO 模型：是一种乳腺癌基因模式，目前应用比较广泛，效果也比较好。该模型通过女性携带 *BRCA* 基因突变率的方式，从基因研究入手，计算出乳腺癌在特定年龄段的患病概率。该模型主要针对具有家族遗传史的女性群体。

4）Tyrer-Cuzick 模型：基于国际乳腺癌干预研究数据，通过模型拟合的方法建立，纳入环境、绝经年龄、乳腺疾病史和家族史、*BRCA1/2* 的突变和外显情况、暴露雌性激素等危险因素。

5）BOADICEA 模型：是基于英国普通人群家族和多个患病者家族数据，综合考虑 *BRCA1/2* 等遗传因素而建立的。可以通过家族中发生乳腺癌和卵巢癌的情况，计算出在特定年龄患乳腺癌的风险，以及携带突变的概率。BOADICEA 模型的预测更准确，特异性也相对较好。

第三节　智能干预技术

一、应用场景

健康干预是采取措施和手段对影响健康和导致不良健康状态的因素进行干预，处理不良行为、不良生活方式和习惯等危险因素的过程。该过程包括健康咨询和健康教育，健康风险控制和管理，健康医疗指导，营养和运动干预，心理和精神干预等方面的内容。

通过健康干预提高居民对慢性病的知晓率、治疗率和控制率，从而有效控制健康危险因素，降低疾病风险，有效控制疾病的进展和并发症的出现。医疗费用明显下降，健康损失明显减少，从而降低了慢性病的发病率、病死率和致残率。

　　根据干预对象、干预手段和干预因素的不同，健康干预可有多种形式。根据介入对象的不同可分为：个体介入和群体介入；根据介入手段和介入因素的不同可分为：临床介入、药物介入、行为干预、生活方式干预、心理干预等。综合干预指同时对个体或群体的多种健康危险因素进行的干预，在健康管理中通过健康监测和风险评估形成的健康指导方案应包括综合干预措施。

　　随着健康干预的范围和形式增加，传统的干预方法在大规模应用时在有效性、便捷性等方面受到了极大的挑战。近年来，随着人工智能和大数据技术的飞速发展，丰富的多模态数据（如语音数据、文本数据、生理数据等）获取更加便利，用深度学习等方法来表征和建模这些高维的、非结构化的、自然产生的数据与健康状态之间的关系，实现健康干预手段的升级换代。

二、技术进展

　　数字疗法是基于临床证据证明能够对特定疾病起到预防、管理和治疗作用的软件产品，包括应用程序、数字传感器、虚拟现实和人工智能设备等，在多个领域都有应用。数字疗法的定义是由软件程序驱动，以循证医学为基础的干预方案，用于治疗、管理或预防疾病。数字疗法可以单独使用，也可以与药物、医疗器械或其他疗法配合使用，以优化患者护理和健康结果。

　　数字化技术的发展，为研发数字化治疗产品提供了技术依据。通过整合人工智能、大数据、云计算、虚拟现实/增强现实等新兴数字技术，实现对患者病情演变的疾病全程个性化干预和患者管理，有效提高患者的参与度。

　　1. 智能医疗平台　　大数据和云计算的发展有效驱动了对患者数据的挖掘和分析，有助于智慧医疗平台的搭建，能够将患者自身的日常监测数据，以及自身临床症状的改变等一系列与病情相关的情况上传到平台系统中，让医疗机构每天或者最近一段时间都能对慢性病患者的病情进行及时的检测。对于哮喘患者来说，大数据还可以通过对天气、空气质量、时间、地理位置等多维度数据的采集、存储和分析，实现对哮喘患者急性发作的预判，从而提高患者自我管理的效率，减少患者因突发事件而就医的频率。

　　除了个体情况的检测和干预之外，利用大数据及云计算技术搭建的平台还可以实现市、县、乡三级医疗机构的一体化远程医疗服务体系。对所涉及的区域内的慢性病患者采用网络平台的管理模块、健康教育课件和现场交流指导相结合的方式来进行管理，分享慢性病的相关知识并提供相关指导，本人或相关工作人员定期填写管理日志。通过平台还可以定期对参与管理的慢性病患者进行随机抽查，观察慢性病患者包括体重指数、血压、血脂、血糖等各种指标有无改善。

　　智慧医疗平台除了远程管理外，还可以进行远程问诊及治疗，更好地对疾病进行治疗及干预。

　　2. 智能语音随诊　　在慢性病患者的动态管理方面，人工智能系统或相关软件不只可以帮助医生收集相关的信息，制定合理的管理方案，还可以对患者提供智能语音的远程干预管理，智能性的语音外呼可以对依从性较差或者自我管理不规范的患者进行远程指导，从而对其慢性病的进展进行更好的干预。

　　智能语音可应用在日常的随诊过程中。计算机模拟人声并按照标准话术与随访患者进行通话，同时使用语音识别技术、音频转码技术、音频降噪算法、声纹识别技术、语音合成技术等信息技术将采集到的回答内容进行翻译并分析，提取有效信息，经过语义分析后自动生成对应的随访结果。得到的随访结果可以反馈给医疗人员，以便对每一位患者的病情变化进行及时且详细的了解，从而对患者进行更好的干预。智能语音技术应用于社区慢性病随访能大大减轻社区医生的工作量，在大规模慢性病人群随访中具有良好的应用前景。

　　3. 智能用药干预　　在药物干预方面，人工智能通过其不断发展的计算机视觉、机器学习和预测分析等技术也可以对患者进行健康护理。智能手机面部识别技术可以通过获取的患者数据，判断患者是否按时吃药，再通过自动算法，对服药的种类、服药情况等进行识别。根据数据的累积优化监测还可以对篡改服药时间、异常中断用药等欺诈、虚假行为进行监测。对不服从按时用药提醒的慢性病患者，还可以逆向推导其惰性病因等，为其提供服药和检测提醒。

4. 智能生活管理

（1）运动管理：人工智能技术的应用可以帮助患者更便捷地获取健康行为指导计划。尤其是糖尿病患者，经常锻炼更有利于血糖的控制，心肺功能的增强，同时还能促进机体血液循环，使机体新陈代谢加快。

（2）饮食管理：随着人工智能和远程通信技术在照片分析技术方面的进步，营养摄入量的自动评估成为可能，为慢性病患者的饮食管理提供更加便捷的方式。另外，人工智能可以提供健康的饮食指导，机器学习算法可以提供更精确的营养建议，餐后血糖水平也可以得到更好的控制。除了提供营养学建议，人工智能研发的软件还可以根据季节和个人兴趣为糖尿病的高危人群及患者推荐适宜的零食，既做到了吃出乐趣，也做到了吃出健康。

5. 智能心理调节　人工智能技术在心理管理的领域也有深入的探索，有助于帮助患者获得更好的心理健康护理。使用相机获取和记录面部的肌肉运动，并利用人工智能技术对获得的表情进行分析，可以在短时间内解读出来表情的内在含义。人工智能技术除了能够分辨出人们的喜怒哀乐、惊讶等不同的表情外，还可以通过一些面部的变化分析出更加细微和复杂的表情。因此，面部表情识别系统很好地解读患者当下的情绪及情感的变化，可以更好地帮助医护人员根据患者的状态进行适当的心理干预。

心理状态的干预不仅仅局限于观察患者的情绪状态，还应该聚焦于如何帮助患者舒缓当下的情感。聊天机器人，是一种利用自然语言与用户进行通信的系统，可以完成特定的任务或者模仿人与人的聊天状态。聊天机器人程序于20世纪60年代问世，该程序可以模仿心理治疗专业人员，引导患者将自己的心理状态和感受直白、清晰地表达出来。此后机器人虚拟治疗师开始逐步升级，可以捕捉患者的表情，还加入了动作、语音等功能，从而获得患者的心理表征，进一步了解患者的情绪状态。通过虚拟沟通的心理治疗，能够感知患者每个阶段的情绪及治疗状态，并且这种心理治疗模式还可以促进目标设定、自我监测、协助积极反馈、克服自我管理的障碍以及教育，这些体现了虚拟治疗机器人在老年人慢性病共病自我心理管理领域应用的可行性。

6. 智能康复　随着大数据算法的升级和芯片的迭代，可穿戴设备在近几年的发展中取得了很大的进步，如穿戴式+数字疗法赋能肌骨复健、穿戴式脑机接口+数字疗法等。康复机器人按其应用的肢体可分为上肢机器人和下肢机器人两大类；按照驱动力的传递方式，可分为外骨骼机器人和软体机器人两大类；按应用方式可分为以康复训练为主的固定式机器人和以辅助行走为主的穿戴式机器人（即外骨骼机器人）。外骨骼机器人的研究随着技术的不断发展，进入了一个高速发展期。外骨骼机器人的技术原理是通过大量的传感器收集肌肉收缩的强度和方向，感应操纵者的意图，并将收集到的数据传递给信息处理器，再将指令传递给相关关节，通过关节内部的液压机构传动装置产生精确的作用力。使用外骨骼机器人能够刺激患者神经系统重塑，提高下肢自主行走能力，对于中前期患者的康复训练具有良好的辅助作用，同时可以帮助下肢肌力三级以下，即不足抗重力、无法站立的患者尽快建立步行运动模式。外骨骼机器人的辅助还能够避免患者在康复过程中进行错误的运动方式，可以安全有效地帮助患者建立正确的步行模式。同时外骨骼机器人还可以减少下肢的痉挛，缓解损伤后的慢性疼痛或神经性疼痛，增加患者的心率和耗氧量，提高运动耐受（图6-14）。

软体穿戴机器人是由符合生物物质（如人类皮肤和组织）的材料组成的，能够实现栩栩如生的功能。这些材料还可以改变自己的形状和弹性硬度，不仅重量轻，而且适于与人亲密接触。软体机器人目前的几种驱动模式中，气动网络制动模式是目前大多数软体机器人采用的驱动模式。这款驱动器由软体材料、弹性体组成，在驱动器的一系列通道和腔体内流动着加压流体。在这些腔室受压时，受限的流体在材料内部产生应力，从而使材料产生应变、变形，使制动器产生机动性。人们可以通过调节嵌入式腔室壁的材料属性及其几何形状来控制运动性质。脑机接口技术是在大

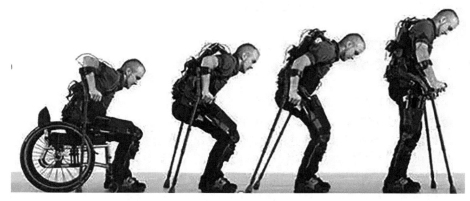

图 6-14　穿戴式机器人

脑与外部设备之间建立直接通信和控制通道的人机交互技术，可利用大脑活动产生的生物电信号对外部设备进行控制，或用外部的电、磁、声等信号对大脑活动进行调控，被称为人脑与外界沟通和交流的高速公路。根据脑电信号的获取方式分为：非侵入式、半侵入式、侵入式三种。非侵入式无须进行外科手术，只需在附头皮面的穿戴式装置上收集脑电信号即可。大多数的可穿戴脑机接口使用脑电图来测量大脑的电活动，还有一种新兴的方法是功能近红外光谱技术，用近红外光穿透头骨来测量，可以显示用户的意图等信息。植入式脑机接口通常通过手术直接连接到脑组织，从而直接测量大脑的信号，减少来自其他组织的干扰。植入的脑机接口可以直接连接到特定的神经元，以重新获得对肢体的精确控制，因此该方式更适合患有严重神经肌肉疾病或身体损伤的使用者。

三、应用成果

1. 糖尿病干预工具

（1）智能管理平台：慢性病的辅助治疗通过智能管理平台进行远程健康监控进而干预患者的行为来实现管理慢性病。通过将血糖变化水平上传至相关的医疗机构，实现糖尿病的远程管理，从而产生长期的健康收益。除了日常管理，平台还可以进行远程问诊及治疗等其他远程医疗活动。

（2）人工胰岛：对于糖尿病患者，尤其是需要长期注射胰岛素的患者来说，维持血糖水平需要每天进行一系列复杂的程序，如采集血样、计算用量、人工注射等，既费时又费力。随着智能化技术的不断提高，人工胰岛治疗越来越多出现在人们的视野中（图 6-15）。人工胰岛是一种闭环血糖控制方式，它可以智能化地感知体内血糖的变化，结合胰岛素泵、连续血糖监测和控制算法，以葡萄糖反应方式（即单激素人工胰腺系统）输送胰岛素。这种治疗方式在使用的过程中，患者只需在皮下局部植入软管，避免了对皮肤的反复刺激损失，并且无须反复定时注射胰岛素。不仅满足改善血糖控制的临床需求，而且可以明显减轻 1 型糖尿病患者自我护理负担。

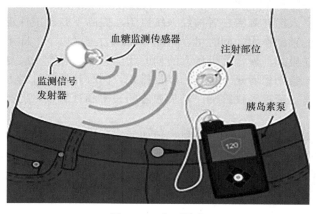

图 6-15　人工胰岛

（3）饮食管理：随着人工智能和远程通信技术在照片分析方面的进步，让营养摄入量的自动评估成为可能。移动食品识别系统只需用户拍摄食物盘的照片，就能够自动识别食物并且估算食物的热量及营养成分。其原理是检测照片的显示区域，裁剪其需要的图像，并相应地减去背景，然后进行分层将其分割成不同的区域，提取不同位置和尺度的特征，并使用分类器（线性支持向量机），将这些区域归类为不同种类的食物。同时，系统会测定分量的大小，然后估算食物在盘中的能量、营养素等。可以给予慢性病患者特别是糖尿病患者在饮食管理方面的帮助。

（4）运动管理：手机应用程序与学习算法相结合的管理方式可以提升糖尿病患者对体育锻炼的依从性，并且此方式可以在糖尿病患者中广泛普及用以更好地控制血糖、改善患者健康状况。智能手机对糖尿病患者进行计步并制定个人活动计划，定期对患者发送短信服务以鼓励其积极且适量地进行体育锻炼。

目前，市场上出现了各种各样的运动管理干预的智能设备，如智能健身教练、智能健身镜等，它们通过语音和多模态交互、人工智能技术提供给不同人群多种健身相关服务。

2. 脑卒中干预工具

（1）人工智能治疗方案：利用人工智能技术（机器学习、深度学习）来区分真性脑卒中与假性脑卒中、缺血性脑卒中与出血性脑卒中，能够在较短的干预时间窗内为治疗方案的制定提供重要的依据。针对缺血性脑卒中，人工智能技术能够快速识别血栓成分，确定缺血性脑卒中的病因分型，从而提高服用二级预防性药物的依从性，降低缺血性脑卒中的复发率和死亡率，为抗栓药物的处方选择提供支持依据。

（2）康复管理：随着机器人辅助技术的发展，国内康复机器人市场呈现出突飞猛进的发展态势。利用机器人辅助技术可以帮助患者恢复自理能力，提高生活质量。可穿戴的外骨骼式假肢，帮助患者重获行动能力，积极改善由于脑部疾病、脊髓损伤和退行性病变引起的功能性障碍。多体位智能康复机器人既可用于开展临床步态、虚拟行走互动训练，还可进行康复评定，利用仿生学、人体工学、机器人技术为脑卒中等神经系统疾病导致的下肢运动功能障碍患者提供高效康复训练。上肢康复训练系统配合智能末端控制，以柔顺的钢绳驱动主动力，能够精准到达运动位置，不仅可以满足患者主动抗肢体重力康复训练的需求，还可以为肌肉力量不足的患者提供可调式减重辅助。利用"稳定性、对称性反馈控制"技术对患者进行主被动训练的下肢机器人，可以很好地适应早期、中期、后期的康复需求。柔性机器人技术和神经科学相结合打造的手指康复机器人，基于"中枢-外周-中枢"闭环康复模式，多模态循环加速手功能康复进程。

（3）生活方式干预：在生活中，实时的营养餐谱推送、合理的饮食建议、提供适当的运动处方等方式，让高危人群能够从各种途径获得相关生活方式的干预信息，从而逐步养成良好的生活饮食习惯。通过医务人员一对一的健康教育和咨询、观看健康大课堂、发放相关健康教育手册、社交软件互动追踪等方式，使高危因素人群全面深入地了解他们潜在的危险因素、相关高危因素导致的疾病危害程度和疾病临床表现，逐步提高自我管理意识，降低高危人群进一步向脑卒中患者发展的风险。对于高危因素人员除提供各种资料外，还应进行定期的电话回访，并结合回访时获取的资料，随时掌握其血压、血脂、血糖、饮食和体能训练等情况。强调科学饮食和体能训练的重要性，协助其对自身生活形态中存在的危险因素进行总结，并在适当的时候对其进行辅导和改进，做好相关的考核工作。

第三篇 不同场景的健康管理

健康管理的组织形式指完成健康管理这个过程的各种组织结构、组织制度、组织场所。提供服务方包括政府、机构、企业、事业单位等。主要形式有社区健康管理、医院健康管理、工作场所健康管理、学校健康管理等。

（1）社区健康管理：对社区居民生命过程进行系统监控、指导和维护，以社区全体居民为服务对象，推行"小病在社区、大病进医院、康复回社区"的服务模式，把预防保健、健康教育、疾病治疗、康复训练结合起来，真正做到"治未病"。

（2）医院健康管理：通过开展慢性病控制、健康筛查、健康教育等，达到改善致病因素、降低慢性病患病率、降低医疗费用等目标。以健康管理中心为基础的健康管理，可对参加体检的人群倡导文明科学的生活方式，使疾病防治达到最佳服务水平，为个人或单位提供全方位的健康监测，对健康状况进行评估，实现高血压、高脂血症、糖尿病等重大慢性病的健康管理。

（3）工作场所健康管理：是促进工作场所所有成员健康程度提高的过程，促进工作场所对影响健康因素控制能力的提高。

（4）学校健康管理：是全面管理学生健康危险因素的过程，结合学生健康特点，有效地利用医疗资源，取得最好的健康管理效果。

第七章 健康管理机构主导的健康管理

第一节 检前管理

一、确定体检项目

健康状况受到年龄、性别、地域、生活习惯等诸多因素影响，差异大，体检项目应具备精准化的特征。受检者由于缺乏专业医学知识，无法确定最适合自身情况的体检项目套餐，受检者寻求最佳性价比和体检机构的经济考量之间矛盾很难得到彻底解决，套餐式体检方式需要优化，以避免漏检。

检前线上自助健康状况、既往病史、既往阳性体检结果采集，系统智能推荐体检项目，形成体检方案。低频率全面检查以保证没有重大漏项+中/高频率专项检查使检查有重点，会大大提高阳性检出率，也避免过度检查和资源浪费。但是，智能系统的背后需要巨大数据库作为支撑，而且需要多个子系统的横向链接，需要软件平台和系统的探索和研发。

二、预约排期

提供网站平台、短信平台、微信平台多种预约渠道，支持精准时段预约，系统推送体检介绍、仪器设备、检前指南、地图导航等服务，大大提高检查的顺畅度和满意度。

对于个性化的体检项目，除了常规的提醒外，还需要个性化的指导提示，如胃肠镜检查检前需要停用抗凝药物，需要提前做清肠处理，需要提前确认相关检查结果等，如果能做到区域内各级医疗机构检查互认、检查风险及注意事项提前告知、线上签署同意书等，会大大提升检前服务效率。

三、线下接待

通过系统后台数据获得特定时段预约人员名单、预约项目排名、体检时长预估、性别年龄分布、个人团体分组等数据信息，通过系统智能预测、智能排期功能，提前评估自身接待能力，做好紧急事件处理预案，做到未雨绸缪，预防短时人员聚集，信息对接障碍。

第二节　检中管理

一、智能导诊

体检项目耗时长短参差不齐，对体检流程不熟悉的体检人员对导诊人员的依赖性较强。在聚集性体检时段，对导诊人员需求大。对于检查耗时长、检查操作复杂的项目，排队时间过长，降低了体验感。

壁挂屏可以对体检人员进行列表显示，对正在检查和待检查人员进行提示，如闪烁、语音播报等多种形式，智能导检机器人能够在各科室之间实现智能同步客户体检流程，对已检项目、未检项目、科室状态进行通报，对当前导检排队状态进行播报，前台端自动排序当前各科排队人数，灵活调换科室，体检医生根据个别科室的工作进展情况，在整体配合下，调整进度。

二、异常指标预警

异常指标，尤其是重大疾患的异常指标的及时提醒对维护体检人员健康至关重要。对于体检人员离院后才出结果的异常指标，多数以电话通知的方式进行提醒，后续服务应当及时。医护人员应及时发现健康问题，使后续进一步深入检查诊疗的服务得以延伸。

重大体检异常数据第一时间同步到各服务端口，并设定预警提醒，同时和门急诊建立有效的联动机制，这样才能第一时间提供后续服务。

三、终检报告呈现

体检的目的是查出问题，为后续的治疗和预防提供证据，排除患某些疾患的可能性。终检报告不仅仅针对单个指标进行释义，而是借助后续的常见慢病风险评估，对所有异常指标按轻重缓急归纳总结，以人体系统及常见慢性病的体系来呈现，同时给予后续的跟进和复查建议。

第三节　检后管理

一、综合评估

专业的健康评价系统可以对慢性病进行分析，与人群发病的大数据进行对照，通过模型计算出个体发病的相对风险和绝对风险。

二、干预计划

基于全面体检结果，结合慢性病风险评估模型，参考问卷及量表，阶段性地提出重点干预计划，为后续每一步计划和方案配备技术手段和监督随访指标，让健康干预技术更具实操性和定制性，为后续健康管理服务效果提供客观保证。

三、跟踪随访

　　近年来由于互联网和移动可穿戴设备技术的突破，在专项慢性病监测指标的采集、上传、分析等节点有了很大的突破。为了增加数据采集的时效性和客观性，慢性病管理平台和第三方可穿戴设备无缝对接监测数据，如体重、血压、血糖、心电图等，做到客观、准确、及时、简便地评价健康状况。

四、动态电子档案

　　移动通信技术的推广，使得随时随地查阅存储在云端的健康档案成为可能。海量的医疗、体检、健康数据之间相互结合，有机互补，在数字健康大数据多维度应用的场景下，做出预测性的健康指导，取得更高的社会及经济价值。

第八章 社区主导的健康管理

第一节 社区健康管理概述

一、社区概念与分类

社区一词源于拉丁语，意为群体、共同之意。社区是以地区为单位，由正式或非正式的组织、机构或团体等社会系统组成的，相互依存、行使社会职能的社会系统。

社区是生活中相互关联的一个大集体，由若干社会团体或社会团体在一定区域内聚集而成，是一种让人们以某种经济、文化、种族或社会凝聚力共同生活的社会组织。社区人群具有地域性、同质性，具有相同的文化背景、行为背景和价值观念，会产生相同的社会意识、行为规范和生活方式。

社区健康是指在限定的区域内，以需求为导向，以个体、家庭和社区的健康为主，维护和促进群体和社区的健康。社区健康管理以卫生健康为中心，预防、医疗、保健、康复、健康教育多位一体，为社区服务对象提供健康管理服务。随着科学技术的高速发展、生活水平的提高、人口结构和疾病谱的改变、人口老龄化，社区健康管理由以医疗为主向以预防保健为主转变，实行全方位、连续性、综合性的预防保健工作。

二、影响社区健康的因素

1. 社区生活环境因素 社区居民一般居住在限定区域内，有共同的生活环境，受到相似的环境影响，比如在居住地附近水、空气、土壤等受到污染，居住地附近产生噪声的大型化工厂、地铁、铁路、机场等，放射性物质的污染，缺少某种微量元素而引起疾病，如碘缺乏导致甲状腺局部肿大、特殊水质环境引起的寄生虫病等。

2. 社会经济文化因素 同一社区居民一般具有同等水平的经济文化水平，也具有相同的健康认知，在日常生活中相互影响。如某个特殊职业单位职工聚集的社区，可能会出现职业相关性疾病的高发；具有某种特定风俗习惯的社区，因不良习惯而引发的某疾病高发。以健康的方式引导居民放松身心、丰富业余生活、保持健康心态，也会影响社区居民的身体健康，社区居民如果具有较高的文化水平，往往更注重自身的健康，更注重对健康生活方式的指导和就医建议。

3. 社会组织因素 联系社区居民的重要纽带是以社区为主要力量的社会团体，如下设的社区文化小组、社区居民委员会等。社会组织的工作内容和工作成效也影响了社区内居民的健康状况。

4. 社区人口因素 如果社区人口密度过密，就会造成人口质量下降、居住空间拥挤、缺乏公共卫生设施、卫生服务明显不足等问题的发生。

三、社区健康管理概念、特点及功能

1. 社区健康管理概念 社区健康管理主要通过社区人群健康预警，改善健康行为和生活方式，培养健康素养，改善健康状况，升级健康服务方式，提高全社会健康意识，创建人人享有健康的社会，是一种有组织、注重成本效应的预防方式，通过社区健康管理的方式提高全社会的卫生健康意识。

社区健康管理属于社区基本公共服务体系，社区健康管理是以社区全体居民为服务对象，通过有组织的社区健康干预，深入社区、家庭，在合理利用卫生资源和适宜技术的基础上，帮助居民培养健康观念和健康行为的一门科学艺术，把预防、医疗、保健、康复、健康教育等与健康相

关的服务形成一个有效整体，为促进人和社会全面发展进步提供有效、经济、便捷、综合、持续的基层卫生服务，切实关注社区妇女、儿童、老年人、慢性病患者、残疾人和弱势群体的健康需求，将医学、人文社会科学、自然科学以及哲学等内容融合并应用于社区健康教育传播，以促进身心整体健康为目标提供整体性长期服务。

2. 社区健康管理特点　社区健康管理的主要特点是：以社区和家庭为服务对象，改善人口健康和预防疾病，是政府主导、无排他性和竞争性、社会力量共同参与的社会公共产品。社区健康管理主要提供以下两个方面的服务：一是做好社区居民的首诊和转诊工作，提高医疗资源的使用率；二是为社区居民提供持续个性化的基本医疗服务，包括针对健康多元化需求的社区居民开展健康教育服务，为慢性病患者提供心理疏导服务等。

3. 社区健康管理功能　社区健康管理的基本功能包括：社区健康管理服务通过深入家庭，对社区全体人群加强健康教育，告知影响健康的因素，包括生理、心理问题、家庭以及其所处社会环境，在预防和康复过程中，注重身心健康锻炼，变被动治病转为主动预防，进而增强对自身生命状态的自信心和自主把握生命的主动性。监测卫生状况，查找卫生问题；对健康问题和隐患进行诊断和排查；重视自身卫生，动员社区各方面力量团结一致，共同查找和解决卫生问题；用政策法规支持社区努力提高卫生水平；卫生相关法律法规的贯彻实施；为社区居民与医疗服务机构联络，确保及时就医；对社区卫生服务的及时性、有效性进行动态评估，不断优化卫生管理办法。

第二节　社区健康管理模式

一、全科团队社区健康管理模式

1. 概述　全科团队由全科医生、社区护士、健康管理师组成，是以社区为基础、以全科医生为骨干、以专家团队提升服务，为社区人群提供专业的健康管理。全科医疗是将全科医学理论应用于社区和家庭护理中的一种基层医疗专业服务，是社区卫生服务中的一种主要医疗服务形式，是一种在家庭动力、人际关系、咨询和心理治疗等方面强调应用知识和技能服务的临床专业，它综合了许多其他学科领域的内容。全科医疗是为个人及家庭提供持续全面保健服务的医学专业。家庭医生是身兼社区医生、教育者、咨询者、健康守护者、健康服务协调者等多重角色的综合程度较高的医学人才，是既为社区居民诊治疾病，又关注疾病康复和健康人群保健的社区全科医疗提供者。全科医生带领的全科团队助力解决"看病难、看病贵"的问题，随着人们健康意识的增强，有病才去求医的医疗模式已经成为过去式，全科医生带领的社区健康管理团队从治"未病"的角度出发，将健康管理关口前移，让社区百姓的健康素养得到提升。

2. 全科医疗特点　全科医疗的特点包括：连续性、综合性照顾；强调早发现、早治疗；为社区居民提供疾病预防和促进健康的医疗服务，为社区内外的健康做好各种资源的统筹安排。全科医疗最大特点是对社区居民提供长期的基础医疗保健服务，以人的健康为中心，以健康需求为导向的主动服务，确保社区居民在适宜的地点和时间获得最佳的照顾。全科医疗是基本卫生服务体系中最基础的医疗服务模式，它正在夯实整个卫生体系的基础，合理利用卫生资源，有效节约卫生经费。

3. 基本原则

（1）基本医疗：主要包括以下六个方面的功能，疾病的首次医学诊治；心理诊治；针对不同背景、不同疾病阶段的各类患者，提供个性化的健康干预措施；开展疾病康复、健康促进的健康宣教，开展慢性病患者健康管理；通过疾病筛查、教育、咨询、预防等手段对疾病进行干预。

（2）以人的健康为中心的健康管理：全科医疗的目的是维护服务对象的整体健康，在医疗服务中，从整体角度考虑其生理、心理和社会需要，积极调动服务对象的主观能动性。

（3）综合性健康管理：是全科医学的具体体现，服务内容包括预防、医疗、保健、康复和健康管理，在处理健康和疾病问题上有机结合、协调应用；健康管理水平包括生理、心理和社会文化的各个方面；健康管理服务为个人、家庭和社区提供综合服务；健康管理服务手段包括现代医药和传统医药的整合服务。

（4）连续性健康管理：全科医疗提供全生命周期的全过程健康服务，包括生命的各个阶段，产前保健、婴儿生长发育、青少年保健、中老年保健和慢性病管理、临终关怀，甚至是患者去世后对家人的健康支持；疾病各阶段（健康—疾病—康复），从监测健康危险因素、观察判断早期症状、疾病诊断、治疗、康复等方面提供健康管理服务。全科医疗提供持续照顾要与社区居民形成契约关系，建立全面的预约、转诊、随访制度和良好的应急服务体系，包括个人和家庭保健记录、转诊和会诊记录、全科医疗团队与其他医生或医疗机构的联系信息、健康档案的动态维护等。

（5）协调性健康管理服务：为社区居民提供全方位、全过程的服务，全科医疗团队需要调动各方面的资源为社区居民服务，由全科医生掌握各专科的出诊信息和转诊专家的信息，为服务对象提供转诊、咨询服务，协调志愿者队伍、社区管理人员、护工队伍等提供社区健康支持。

（6）以预防为导向的健康管理：全科医疗对社区健康管理强调预防为主，在人处于健康状态、由健康向疾病转变，以及疾病早期无症状时，提供健康干预，强调全生命周期的健康管理，根据不同阶段社区居民可能出现的危险因素和健康问题，提供三级预防。

（7）团队合作的工作方式：全科医疗以全科医生为中心，相关人员相互配合，以家庭访视、居家护理、慢性病患者健康宣教等内容，共同为社区居民提供健康服务。

4. 内容　全科团队在社区健康管理中的主要工作有：建立社区卫生档案、管理社区慢性病患者、开展社区卫生宣教和基本医疗服务工作等。开展社区居民健康档案工作是以社区疾病预防为前提，以基础医疗和健康教育为基础，为社区居民提供基础医疗服务的同时，完善健康档案。

慢性病规范化管理，全科团队掌握社区居民健康档案，为延缓病情进展、减少并发症的发生、促进康复，可多方面、多角度、个性化地为社区居民制定慢性病健康管理措施。社区居民健康管理人群包括很多方面的内容，比如对患病人群的健康管理，对亚健康人群的健康管理，对健康人群的健康管理等。健康教育是最主要的健康干预方式。

二、知己健康管理

1. 概述　知己健康管理模式通过量化饮食、运动等非药物干预手段，达到降低血糖、血压、体重、血脂等代谢紊乱指标的目的，并对健康危险因素进行全面管理，帮助糖尿病、高血压等慢性病患者及其慢性病高危人群建立起一种全新的健康生活方式，从而达到控制疾病及其并发症的发生和发展、改善卫生效果、降低医疗费用、提高生活质量的目的。

2. 内容　知己健康管理模式是以合理膳食、适量运动、戒烟限酒、心理平衡为基础，以饮食、运动量化管理为核心，在合理用药的同时进行病因治疗，不断强化健康意识，增强依从性，以个体化指导为关键，实现有效运动与能量平衡的健康管理模式。以"能量均衡，有效锻炼，量化指导，标准化管理"为核心内容，为患者提供一套行之有效的行为干预服务模式。

3. 特点

（1）将生活方式干预作为主要治疗措施：慢性病大多是因为不健康的生活方式导致的代谢功能紊乱，单纯的药物治疗是治标不治本的，要综合每个人的各种危险因素，综合制定个性化的干预措施，减少并发症的发生，改善生存质量，只有这样才能有效地控制慢性病的进展。

（2）实现以家庭为单位的社区居民健康管理：以家庭为单位，同样生活环境中的家庭成员患慢性病，说明该家庭生活方式存在问题，要及时采取干预措施，防止其他成员患慢性病。社区医务人员通过健康讲座、面对面指导为家庭成员制定个性化健康生活方式，阻止其他家庭成员患病。

（3）减少慢性病并发症：知己健康管理模式为慢性病患者提出了减少并发症发生的生活质量建议，降低医疗费用，提高生活质量。

三、分段干预社区健康管理

1. 概述　分段干预是社区健康管理中慢性病综合防控策略之一，从控制危险因素、早诊早治、规范治疗三个环节入手，针对社区健康居民、慢性病高危居民、慢性病居民的不同健康管理重点，制定不同的健康管理干预措施。

2. 内容

（1）病因预防：确定导致慢性病高发的不良生活方式和其他各种危险因素，针对不同生活方式制定个性化的健康管理措施，加强健康教育和健康促进活动，帮助社区居民建立健康生活方式，消除健康隐患。

（2）三早预防：在疾病进入临床阶段时进行预防，慢性病多是多种危险因素的长期作用所致，疾病的发展时间较长，因此要加强对各种慢性病的高危状态的早发现、早诊断、早治疗，控制或延缓慢性病的发展，加强对慢性病高危状态的预防，通过普查、筛查等手段，对高危人群做到早发现、早诊断。通过普查、筛查、定期健康体检、群众自我监督等手段，做到疾病初期早发现、早诊断；对其建立健康档案并实时健康监测，通过医患互动的措施，如家庭医生、义工进社区等方式，将慢性病遏制在萌芽阶段。

（3）临床预防：对慢性病患者，在疾病的临床期及时采取有效的治疗和恢复措施，尽可能使患者起居恢复，劳动能力恢复，延长生命。社区开展功能康复、心理康复活动，针对慢性病患者，减少残疾和并发症的机会，提高生存质量，享受生活。

在疾病的分阶段干预中，病因预防最为重要，在疾病未发生时，针对慢性病高危因素和生活方式采取的健康干预，是主动、积极、有效的预防措施。

四、PRECEDE-PROCEED 社区健康管理模式

1. 概述　PRECEDE-PROCEED 模式由健康教育学家格林提出，因此也称格林模式。该模式从行为和环境中找出倾向因素、促成因素和强化的因素，从政策、组织、管理等方面对影响因素进行评估和干预。

2. 内容　作为一个系统的理论框架，PRECEDE-PROCEED 模式包括 9 个方面：社会学诊断、流行病学诊断、行为与环境诊断、教育与组织诊断、管理与政策诊断、实施干预、过程评价、影响评价、结果评价。

（1）社会学诊断：通过对社区居民年龄、性别、职业、经济状况、文化程度等方面的了解，对影响健康的社会学因素进行诊断。

（2）流行病学诊断：对社区居民高发疾病、健康状况进行分析，包括现病史、家族史、医学检查结果、就诊记录等。

（3）行为与环境诊断：对影响健康的行为和环境因素进行分析，确定哪些是可以改变的因素。

（4）教育与组织诊断：将影响健康的相关行为因素分为三大类：倾向因素、促成因素和强化因素，为制订健康教育干预策略提供依据。

（5）管理与政策诊断：评估开展健康教育的资源与环境，包括组织资源、外部力量，以及政策环境。

（6）实施干预：进行健康生活方式干预、中医保健、心理干预，开展健康教育，提供线上健康咨询以及绿色就医通道。

（7）过程评价：制定监控指标，对健康干预的过程进行质量监控和评价。

（8）影响评价：分析健康管理是否达到既定目标，分析不足，再次修订管理策略。

（9）结果评价：分析居民健康管理效果，进行动态评估，不断修订健康管理策略，促进居民健康。

五、SMG 社区健康管理模式

1. 概述　SMG 社区健康管理模式是针对社区空巢老人提出的基于健康管理理念和社区理论内涵的社区健康管理模式，以促进被管理者的自我效能为核心宗旨，从自我管理（S）、互助管理（M）和团体管理（G）三个角度出发。

2. 内容　SMG 社区健康管理模式主要包括三个层面。第一层，培养被管理者自我健康管理意识和能力，包括主动求医意识和自我健康评估能力。第二层，将被管理者按照社交网络关系结成互助健康管理对子，以自我健康管理为基础，结合居家距离、年龄、性别等，培养其互助健康管理的意识和能力。第三层，开展团体健康管理，根据不同疾病或不同社区特性制定团体健康管理措施。

六、PDCA 社区健康管理模式

1. 概述　PDCA 四个英文字母所代表的意义为：P（plan）——计划，包括方针和目标的确定以及活动计划的制定；D（do）——执行，具体运作，实施计划中的内容；C（check）——检查，检查计划实际执行的效果，比较和目标的差距，明确效果，找出问题；A（action）——调整或处理，包括两个内容，对成功的经验加以肯定，形成标准化或制定作业指导书，便于以后工作时遵循；对于没有解决的问题，查明原因，找到解决方法。如此周而复始，不断推进工作的进展。PDCA社区健康管理模式，将 PDCA 循环的 4 个流程和社区健康管理环节有机地结合在一起，对社区居民健康管理形成良性循环。

2. 内容

（1）计划

1）建立健康档案。健康档案信息包括：住院记录、检查报告单、门诊记录、服药记录、生理资料、生活习惯等。健康档案信息管理需要不断地动态更新。通过健康档案，医生及时了解健康干预效果，更新健康干预方案。

2）评估健康风险。建立与医院、社区卫生服务中心的联合互通，根据社区居民健康管理档案和健康测评问卷，通过智能软件测评，在综合医院医生、社区全科医生、健康管理师的协作下，开展健康风险评估，从疾病风险、心理评价、功能医学评价、中医体质辨识等方面进行评估。

3）制定干预计划。社区居民根据健康档案，通过健康风险评估，单独制定个性化的健康干预方案，分为健康人群、亚健康人群、慢性病人群三大类。

（2）执行——从 9 个方面开展健康干预

1）生活方式干预：饮食指导、运动管理等。

2）睡眠管理：通过营造舒适的环境、心理上的关怀、对症的呵护、对睡眠健康的宣教等，使睡眠质量得到提高。

3）慢性病管理：针对高血压、糖尿病、脑卒中、冠心病、残疾康复等设计个性化、特异化慢性病管理方案，综合多种危险因素的健康干预，从饮食、睡眠、运动、心理等多个方面进行全面评估，不断完善健康计划。

4）心理干预：通过专题讲座、心理咨询师一对一辅导等方式进行心理健康评估和干预，针对不同人群的心理问题如慢性病患者、孕产妇、青少年、单亲家庭、留守儿童等，制订心理健康评估方案。

5）健康教育：通过健康一对一咨询、专家专题健康讲座、个性化健康管理相关知识 APP 推送、向社区发放健康宣传手册等多个途径，让健康管理工作真正落到实处。

6）在线健康咨询：通过电话、微信、APP 等常见方式开展健康咨询，包括常见疾病的健康管理方式、饮食管理、运动管理等。

7）社区活动：定期举办健康文化活动、健康宣教活动等。

8）健康保险：签约居民选择社区首诊可享受医保优惠政策，使社区居民受益。

9）绿色就医通道：社区卫生服务中心开通社区居民就医绿色通道，与综合医院建立联系，帮助社区居民及时就医。

（3）检查——随访：从 10 个健康管理模块，对居民健康数据进行跟踪监测，并通过便携式监测仪、入户随访、健康小屋测量、网络健康数据采集等多种渠道实施随访。

1）生物学：对居民的体温、血压、心率、脉搏、血糖等各项生理数据，通过随身携带的检测仪进行实时监测。

2）心理及精神压力：包括压力测量、抗压指数测评、心理个性化问卷等。

3）社会适应：包括个人生活能力、基本劳动能力、择业能力、社交能力、道德涵养能力等。

4）睡眠监测：通过睡眠监测仪对睡眠质量进行监测。

5）眼底检查：包括儿童和青少年视力监测、中老年老花眼筛查和预防白内障等工作。

6）人体成分：监测身高、体重、脂肪、含水量、腰臀比等。

7）营养：制定针对亚健康人群、慢性病患者等不同人群的营养管理方案，通过营养监督指导方案，定期对效果进行评估，完善方案。

8）运动：对不同人群运动计划的完成情况进行监督，并对运动方式进行不断改进。

9）中医体质辨识：开展中医健康状态评估。

10）功能医学：包括人体成分分析、肺功能检测、血管内皮细胞功能检测、动脉硬化检测、微量元素监测、重金属监测、激素检测等，对人体所需成分进行了监测和干预。

（4）调整——效果评价与改进：通过汇总整合居民卫生指标变化、改善生活方式等信息，借助专业的考核工具，对居民是否达到管理目标进行评价，提出下一步管理目标及管理重点。

七、4CH8 社区健康管理模式

1. 概述 4CH8 管理模式之社区健康管理模式，由中华医学会健康管理学分会的专家首次提出。4CH8 社区健康管理模式是指通过 8 个居民自测健康模块，针对健康管理的 4 类重点人群，通过健康管理的 4 个环节对个体和人群进行健康管理。

2. 内容 "4C"是指健康管理的 4 个环节，包括：

（1）社区诊断和健康档案建立：社区诊断是社区医务人员利用社会学、人类学和流行病学的研究方法，对社区的卫生状况、社区居民的健康状况、社区卫生资源、社区居民的需求以及提供和利用卫生服务的情况进行收集，从而发现社区存在的主要卫生问题的过程，是以社区人群为对象，以促进社区人群健康为目的的社会-心理-生物医学模式下的产物。

（2）健康风险因素评估：健康危险因素是指对各种不良的生活方式和习惯等进行评估，筛选影响健康、诱发疾病的因素。

（3）社区健康风险干预：通过多种干预方法纠正不良生活方式，制定个性化干预措施，并动态评估，随时调整干预措施以达到改善健康的目的。

（4）健康干预和效果评价：随访是明确健康管理干预措施效果的主要方法，效果评价主要包括群体评价和个体评价。

"4H"是指健康管理的 4 类人群及相应的管理场所，具体包括：①老年人健康呵护；②慢性病患者健康呵护；③妇女健康呵护；④少年儿童健康呵护。

"8"即八大卫生管理模块，具体包括：生理健康管理模块、心理健康管理模块、社会学健康管理模块、睡眠健康管理模块、眼保健管理模块、体质管理模块、膳食管理模块、体质分析模块。

开展全方位的监测，包括血压监测、血糖监测、身体质量监测、人体成分分析、骨密度检测、眼视光检测、心理干预、中医综合评价、健康危险因素综合监测等服务项目。

3. 优势 4CH8 社区健康管理模式在健康管理中体现出个体与群体的健康信息连续性。4CH8 社区健康管理模式中的"4H"将社区中 4 大重点人群定为管理对象，保证了 4 大人群健康信息的连续性，打破了先前"病时才就医，以疾病为契机，获取片段数据"的非连贯性、医疗为主的健康服务模式。并以具体人群为抓手，体现了全新的健康管理模式的内涵，即"以维护人的整体和终身健康为最终目的"。同时，"4H"在完成个人健康管理信息的基础上，构建了整个人群的健康数据库，有助于社区和相关研究机构进一步了解和掌握疾病易患性和治疗方法的有效性，能够从"促进个体健康"和"促进医学发展"等方面，系统地了解某一慢性病在不同人群中的发病和进展，真正起到社区卫生服务中心"健康守门人"的作用。

4CH8 社区健康管理模式有助于形成针对特定人群的纵向、深化、优质管理。4CH8 社区健康管理模式针对社区居民进行人群分类管理、分区域管理，便于在服务流程、服务项目、服务内容、服务方式等方面进行不断优化和完善，同时，可以通过特定人群的健康管理，培养一批擅长慢性病、老年病、妇科疾病、儿童疾病的全科医生，逐步引入专科和专家资源，以及二、三级医疗机构的优质资源，使整个社区卫生服务中心的临床医疗水平得到提升，实现社区常见疾病管理的精准化、精细化。

第三节 社区健康管理的智能化技术

一、健康监测

1. 健康监测概述 健康监测是指对特定人群或人群样本的健康状况的定期观察、不定期观察、普查。健康管理过程中的健康监测指对特定目标人群或个人的健康状况进行不间断的观察，以掌握其健康及疾病状况。健康监测是获取健康相关信息的重要途径，可为健康风险评价提供基础数据和科学依据。健康监测可采用日常健康监测、健康调查、专项调查的形式，对健康危险因素的早期干预和疾病早期发现具有重要意义。

2. 健康监测的目的
（1）获取健康管理对象的健康相关信息及动态变化情况。
（2）为分析健康相关危险因素和健康风险评估提供依据。
（3）根据健康风险评估结果，制订有计划的个性化健康指导方案。
（4）对健康危险因素实施早期干预。
（5）评价早期干预和健康改善效果。

3. 健康监测的基本内容
（1）建立健康档案：个人健康档案的建立应该符合卫生行政主管部门的规范要求，应包括个人基本信息、个人健康信息、疾病家族史、个人疾病相关信息（就诊、检查、诊断等）、生活方式（膳食、运动、饮酒、吸烟等）等内容。
（2）动态健康监测：通过健康体检和健康咨询等多种健康管理服务形式，在健康管理服务机构指导下开展自我健康管理，对健康状态进行动态监测，并保证健康管理服务机构和管理对象之间健康相关信息及疾病相关信息的及时、有效沟通，做到全面掌握健康状况，及时干预健康危险因素和控制疾病进展。
（3）干预效果评价：健康管理的健康监测、风险评估和健康干预是一个周而复始的动态连续过程，上一个周期的健康管理过程中的干预措施及健康指导计划的实际效果如何，可以通过健康监测的相关数据来验证，使健康干预计划不断得到改善。

（4）专项健康管理和疾病管理服务：健康监测也可用于专项健康管理和疾病管理服务，与常规健康监测所不同的是，监测对象是特殊群体或患者群体，监测指标依据专项内容或特定疾病的特点来设计，监测频率和形式也应根据管理需要确定。除了健康管理机构提供的管理服务外，自我管理、群组管理也是有益的健康监测和健康管理手段。

二、远 程 医 疗

1. 远程医疗概述　远程医疗是指以计算机技术、遥感、遥测、遥控技术为依托，在患者与医务人员、医疗机构及设备之间建立起医疗信息平台，充分发挥医疗机构的医疗技术和医疗设备优势，对边远地区、医疗资源缺乏的地区进行远距离诊断、治疗和咨询。

在互联网医疗与大数据背景下，各种远程医疗健康管理系统与逐渐普及的生物传感设备的智能化结合，为慢性病管理提供了新的管理模式。

远程医疗旨在提高诊断与医疗水平、降低医疗开支、满足广大人民群众保健需求，已经从最初的电视监护、电话远程诊断发展到利用高速网络进行数字、图像、语音的综合传输，并且实现了实时语音和高清图像的交流，为现代医学的应用提供了更广阔的发展空间。

2. 远程医疗内容　远程医疗包括远程医疗会诊、远程医学教育、多媒体医疗保健咨询等。运用计算机、通信、医疗技术与设备，通过数据、文字、语音和图像资料的远距离传送，实现专家与患者、专家与医务人员之间异地"面对面"的会诊。远程医疗会诊在医学专家和患者之间建立起全新的联系，使患者在原地、原医院即可接受异地专家的会诊并在其指导下进行治疗和护理，可以大量节约医生和患者时间。

3. 远程医疗特点

（1）在恰当的场所和家庭医疗保健中使用远程医疗可以极大地降低运送患者的时间和成本。

（2）可以良好地管理和分配偏远地区的紧急医疗服务，通过将照片传送到医疗中心实现远程医疗。

（3）可以使医生突破地理范围的限制，共享患者的病历和诊断照片，从而有利于临床研究的发展。

（4）可以为偏远地区的医务人员提供更好的医学教育。

4. 远程医疗优势　远程协作医联体建设是医疗卫生领域未来发展的新方向，信息化建设是医联体机构成员之间沟通的重要通道，是实现资源共享，分级诊疗的重要保证之一。其不仅能促进优质医疗资源的下沉，缓解医疗资源分配不均的问题，调动基层医疗卫生资源的使用，提升服务能力，让患者就近获取优质医疗救助，而且信息平台可以促进居民的全面健康管理，推动医疗需求的个性化服务。远程协作医联体的建设不仅打通了医疗资源地域不均的困境，也为患者提升了接受医疗服务的便捷性。

三、健 康 小 屋

1. 健康小屋概述　健康小屋是提供给人们用于体检测量、干预指导、健康宣教、知识获取等的场所。通过在社区、药店、企业、学校的广泛布点，将全民纳入健康管理范围，实现"小病、慢病不出户、不出小区"。通过健康小屋，可以对慢性病人群进行长期健康监护，提供健康指导，帮助他们提高健康意识，形成良好的生活习惯，使病情可控、好转。"健康小屋"借助健康监护高新科技、专业化健康服务机构，为老龄人群，提供慢性病监护、疾病预防、日常保健、紧急预警，实现家居养老、社区养老。

2. 健康小屋必备设备

（1）计算机硬件及网络。

（2）身高体重仪。

（3）血压计。

（4）血糖仪。

（5）健康触控一体机。

3. 健康小屋的功能

（1）养生保健自助。

（2）慢病防治自测。

（3）吃动平衡自查。

（4）中医辨识自检。

（5）心理健康自评。

（6）益智健脑自乐。

（7）健康档案自创。

第四篇　主要慢性病的健康管理

第九章　高血压的健康管理

第一节　疾病概述

高血压是常见的慢性病，是心脑血管疾病的主要危险因素，其导致的常见并发症有脑卒中、心肌梗死、心力衰竭和慢性肾病等，不仅致残、致死率高，而且严重消耗医疗和社会资源，给家庭和国家造成沉重负担。国内外实践表明，高血压是一种能预防和控制的疾病，通过降低高血压患者的血压水平，能使脑卒中和心脏事件明显减少，生存质量明显改善，疾病负担有效减轻。

一、流行现状

1. 患病率持续上升　从 1958 年开始的 6 次全国性调查表明，中国高血压患病率持续上升，18 岁及以上居民 2018 年的患病率为 27.9%。

2. 患病率存在地区和人群差异　高血压患病率总体呈现北高南低的规律，北京、上海等城市患病率高于其他城市，农村地区居民的高血压患病率增速高于城市。高血压的总体患病率以男性高于女性为主要特征。随着年龄的增长，高血压患病率明显增加，65 岁及以上人群的患病率超过 50%，发病也呈现出年轻化的趋势。

3. 疾病负担严重　我国居民死亡原因中排在首位的是心脑血管疾病。2017 年我国由高血压导致的死亡人数达 254 万人。脑卒中死亡人群中，由于高血压导致的约占 69%，缺血性心脏病死亡人群中，由于高血压导致的约占 54%，其他心血管疾病死亡人群中，由于高血压导致的约占 41%，慢性肾病死亡人群中，由于高血压导致的约占 43%。

二、诊断标准与分级

1. 诊断标准　高血压的诊断标准见表 9-1。

表 9-1　高血压诊断标准

血压测量分类		高血压标准	
		收缩压（mmHg）	舒张压（mmHg）
诊室血压		≥140	≥90
动态血压	24 小时血压平均值	≥130	≥80
	白天（或清醒状态）血压平均值	≥135	≥85
	夜晚（或睡眠状态）血压平均值	≥120	≥70
家庭血压		≥135	≥85

注：1mmHg=0.133kPa

（1）诊室血压：高血压是指在未使用降压药物的情况下，非同日测量 3 次诊室血压，收缩压 ≥140mmHg（1mmHg=0.133kPa）和/或舒张压 ≥90mmHg。收缩压 ≥140mmHg、舒张压 <90mmHg 为单纯性收缩期高血压。目前正在使用降压药，尽管诊室血压在 140/90mmHg 以下，

仍应确诊为高血压。

（2）动态血压监测：24 小时平均血压高于 130/80mmHg，白天血压高于 135/85mmHg，晚上血压高于 120/70mmHg，都应确诊为高血压。

（3）家庭自测血压：连续监测 5～7 天，均在 135/85mmHg 以上，可确诊为高血压。

（4）隐匿性高血压、白大衣高血压：隐匿性高血压主要表现为诊室血压＜140/90mmHg，而动态血压监测或家庭自测血压提示有高血压。白大衣高血压表现为诊室内血压反复升高，而家庭自测血压和动态监测血压正常。

2. 分级　根据高血压患者的血压水平，将其进一步分为 1 级、2 级、3 级（表 9-2）。

表 9-2　血压水平的分类和定义

分类	收缩压（mmHg）		舒张压（mmHg）
正常血压	＜120	和	＜80
正常高值	120～139	和/或	80～89
高血压	≥140	和/或	≥90
1 级高血压	140～159	和/或	90～99
2 级高血压	160～179	和/或	100～109
3 级高血压	≥180	和/或	≥110
单纯收缩期高血压	≥140	和	＜90

注：当收缩压和舒张压分属不同级别时，以较高分级为准；1mmHg=0.133kPa

三、病因和危险因素

高血压的主要危险因素：遗传、年龄、超重/肥胖、高盐饮食、吸烟、过度饮酒、运动量不足、精神心理因素等。

1. 遗传因素　原发性高血压发病具有明显的家族聚集性。高血压的发病是一个复杂的过程，由众多的微效基因参与，涉及基因-基因和基因-环境因素的交互。由遗传因素决定个体间血压水平的变异幅度为 30%～50%。父母无原发性高血压，子女发病率约为 3%；父母中一方或双方患病，子女发病率上升为 28%～46%。

2. 年龄　随着年龄增加，血管功能退化，高血压的检出率增加。男性＞55 岁，女性＞65 岁是心血管疾病的危险因素，也是影响高血压患者心血管预后的主要因素。

3. 超重/肥胖　超重、肥胖，特别是中心型肥胖，都会使高血压的风险升高。肥胖者患高血压的风险是体重指数正常者的 3 倍，体重指数每增加 $10kg/m^2$，男性收缩压平均增加 17mmHg，女性收缩压平均增加 14mmHg。

4. 高盐饮食　高盐饮食会导致血压升高，是高血压的重要危险因素。钠的摄取量与血压的高低、高血压的流行率呈正相关，减少盐的摄取量，可使血压下降，预防高血压的发生。目前，世界卫生组织推荐食盐摄入量每天每人小于 5g。膳食纤维能减少身体对钠盐的吸收，使钠离子排出增多，血压降低。

5. 吸烟　吸烟会导致血压升高，心率加快，吸烟者的收缩压和舒张压均明显高于不吸烟者。吸烟者如果有家族高血压病史、肥胖及血脂异常，则有较高的高血压发病风险，吸二手烟也会造成血压升高、心率加快，高血压的患病率风险增加，特别是对女性来说影响更大。丈夫吸烟的女性患高血压的风险是丈夫不吸烟的 1.28 倍。戒烟可以明显降低高血压患者的心血管发病风险，减少冠心病患者的远期死亡率约 36%。

6. 过度饮酒　过度饮酒会增加血压升高的概率。有害饮酒是指男性每日平均摄入酒精量 60g，女性平均摄入量 40g。限制饮酒与血压下降关系明显，酒精摄入量下降 67%，收缩压平均下降约

3mmHg，舒张压下降约 2mmHg。

7. 运动量不足 运动量不足有损健康，心血管疾病患病概率增大。积极而规律的运动，可以降低高血压发病的机会，使身体和健康状况都得到改善。高血压患者适量锻炼能减少高血压患者心脑血管病发病的概率。有规律的中等强度运动（每周≥3 天），每次持续一段时间（30～45 分钟或以上），收缩压可下降 5～17mmHg，舒张压可下降 2～10mmHg。

8. 精神心理因素 精神长期处于紧张、焦躁不安、压力过大等状态下高血压患病概率明显增大。在应激状态下，出现明显的心率、血压、体温、肌肉紧张度以及代谢水平的变化。焦虑和抑郁的状态会使得高血压的概率升高。焦虑会导致高血压风险增加 2 倍，抑郁会导致女性患高血压风险增加 35 倍左右。而且，高血压患者焦虑、抑郁的症状也比较容易发生。焦虑、抑郁症状会影响高血压的治疗效果，直接使高血压的非药物治疗（如生活方式干预）效果降低 34% 左右，使高血压药物治疗的不依从性增加 7% 左右。

9. 其他因素 血压易受多种因素影响而波动，如环境、活动、情绪和不规则的药物使用等。处在拥挤、噪声大、气温骤降等恶劣环境下，或遭受灾害的侵袭血压会升高，舒适安静的环境血压会降低。运动剧烈，作业危险，忙碌过度，紧张劳累，性生活过度，都能使血压升高，而活动适度，劳逸结合，可以使血压降低。

四、临床表现及并发症

1. 一般表现 高血压多数起病较慢，缺乏特异的临床表现，仅在测量血压或出现心脑肾合并症时才发现，从而导致诊断延迟。早期约 1/5 患者无任何症状，患者主观感受与血压升高程度不符。

常见症状包括：

（1）头痛：常位于单侧或双侧的额部、枕部（后脑）、颞部。疼痛多为持续性钝痛或波动性胀痛，多出现在清晨醒来或劳累、睡眠不佳、情绪不佳等情况下。

（2）头晕：多数不是真正的天旋地转，而是脑子不清亮，颈部不适如颈部疼痛、僵硬。

（3）睡眠差：以浅睡眠、不易入睡、易惊醒等为主要表现。

（4）其他：烦躁易怒，此外还有头胀、耳鸣、胸闷、心悸、乏力，以及鼻出血、月经过多等，甚至出现活动能力下降，影响工作生活等。也有少部分高血压发病急、进展快，表现为高血压脑病、高血压危象等。

少数患者出现上述全部症状，极少数患者虽然血压很高但没有任何不适，直到发生靶器官受损或急性脑血管病、心力衰竭、急性心肌梗死等疾病后才确诊。由于以上种种情况的存在，定期监测血压是十分必要的。

2. 心血管危险因素的症状 很多高血压患者合并了很多心血管疾病的危险因素，如血脂异常、糖尿病等。

血脂异常症状多表现为头晕、倦怠、失眠健忘、肢体麻木、胸闷、心悸等，同时也会与高血压的临床症状相混淆。有的患者血脂高却无任何症状，体检时常被检查出血脂偏高的情况。

糖尿病典型症状可出现"三多一少"症状（即多尿、多饮、多食、体重减少），糖尿病患者在发病初期可出现眼睛疲劳、视力下降等症状。还有的糖尿病患者会有顽固性手足麻痹、手脚发抖、手指不能灵活活动、神经炎性疼痛、腰痛、乏力、小腿抽筋、复视和双眼视物不一样清晰。糖尿病患者也会出现自主神经功能障碍等症状。

3. 合并疾病的症状 高血压合并青光眼时，会出现眼胀、头痛、胸闷、恶心、呕吐等症状。伴有前列腺增生的患者，可出现尿流变细、尿频或充盈性尿失禁等症状。

4. 靶器官损害的症状

（1）脑损害：高血压的主要并发症为脑血管病变。长期的高血压会导致微小动脉瘤、动脉粥样硬化，引起脑出血、脑血栓形成和脑缺血暂时性发作，一般表现为头痛、头昏、眩晕、晕厥、

感觉和运动异常。血压极度升高可发生高血压脑病，表现为剧烈头痛、恶心、呕吐和不同程度的意识障碍，血压下降后即可恢复。

（2）心脏损害：长期血压升高，会使左心室负担加重，心肌逐渐肥厚，形成高血压心脏病。由于高血压会促使动脉粥样硬化，有些患者会出现心绞痛、心肌梗死和缺血性心肌病，甚至出现心力衰竭。主要表现为心慌、胸闷、胸痛、呼吸困难、心脏杂音及下肢水肿等表现。

（3）肾脏损害：长期血压升高可导致进行性肾硬化，早期主要表现为头晕头痛、恶心，夜尿增多，中期表现为血尿、蛋白尿；晚期表现为肾衰竭、尿毒症，少尿或无尿。

（4）眼底损害：长期高血压可致眼底动脉粥样硬化，导致血管痉挛、狭窄、堵塞，可以出现视物模糊、视力下降、眼部疼痛、眼部疲劳等。严重时可出现眼底出血、视盘水肿等导致失明。

（5）周围血管损害：长期的高血压导致动脉粥样硬化、动脉内膜受损或者弹力纤维组织发生变形及坏死。严重的高血压会促使形成主动脉夹层而发生破裂，这种现象往往是致命的。

第二节　疾病管理

一、筛　查

1. 测量血压

（1）测量方法：目前测量血压的方法有三种：诊室血压测量、动态血压监测、家庭血压监测。

1）诊室血压测量：准确度较好，是较为客观、传统的测量方式。

2）动态血压监测：通过测量日常生活状态下的血压，获取 24 小时血压信息，对识别白大衣高血压有帮助，并可发现隐蔽的高血压。

3）家庭血压监测：可监测常态下白天血压，获得血压信息，家庭血压监测在个人日常生活状态下能更准确、全面地反映血压水平，已成为高血压诊疗效果评估的重要方法之一。

（2）测量设备：采用上臂全自动或半自动电子血压计进行家庭血压测量，台式汞柱血压计进行诊室血压测量。

（3）测量部位：手臂是血压测量的标准位置，第一次测量血压时测量左、右上臂血压，若两侧血压差异持续大于 20mmHg 时，则高度提示主动脉弓缩窄或上肢动脉闭塞，当左、右上臂血压不一致时，用较高数值的一侧手臂测量血压值。选择合适的袖带尺寸，首先用手在肘窝处触及肱动脉搏动，然后将袖带胶皮中心放置在肱动脉上，袖带下缘距肘 2～3cm，松紧以可插入 1～2 指为宜。把袖带系在裸露的手臂上，而且袖带必须与心脏保持同一水平。

（4）测量前注意事项：测量血压前 30 分钟不抽烟、不饮酒或咖啡，不剧烈活动，心绪平稳，排空膀胱，坐在有靠背的椅子上休息至少 5 分钟后开始测量血压，测量血压时双脚自然平放于地面上，将捆绑袖带的上臂置于桌子上并与心脏在同一水平，上臂与胸壁成 40° 角。测血压时务必保持安静、不讲话。

（5）测量时机与频率：通常情况下，清晨血压较高，夜间血压较低，若在理想状态下，在白天能将人一天中最高的血压测量出来，而夜间则能将人一天中最低的血压测量出来，就能达到全面了解血压的目的。通常情况下，晨起数小时内应进行血压测量，但应在早上服用降压药物之前进行。有时进餐会明显影响血压，因此尽量在早餐前测量血压，晚上测量血压的条件比早上更难控制，所以建议测量晚餐后、洗浴后、服药后的"就寝前血压"，建议初诊和治疗早期时家庭血压测量应连续 7 天，除去第一天的测量值，计算后 6 天的血压平均值作为评估治疗效果的参考；每天早晚测量 2 次（6:00～9:00，18:00～21:00），每次测量 3 遍，每次至少间隔 1 分钟。

2. 建立健康档案　高血压作为环境因素和遗传因素共同作用的复杂疾病，很多因素都能影响高血压的发生发展，包括生理、社会、行为、心理、文化、遗传等多方面的因素。因此查明每个人的健康危险因素是健康管理的第一步。准确、完整地收集个人健康信息，建立详尽的个人健康信息档案，为健康管理的后续步骤提供基础条件。

基本资料收集包括以下内容：

（1）一般情况。包括年龄、性别等。

（2）疾病史、用药史及家族史

1）有无血脂异常症状及治疗情况，有无糖尿病、冠心病、心力衰竭、脑血管疾病、肾脏疾病、内分泌疾病、周围血管疾病、痛风、支气管哮喘、睡眠呼吸暂停综合征、性功能异常等。

2）是否正在服用降压药物。

3）是否正在服用导致血压升高的药物，包括：①激素类药物，如泼尼松、地塞米松等；②甲状腺激素类药物；③非甾体抗炎药，如吲哚美辛、吡罗昔康、保泰松等；④避孕药；⑤毒品，如可卡因、安非他明；⑥咖啡因；⑦促红细胞生成素；⑧其他，如甘珀酸钠、滴鼻药、环孢素以及中药甘草等。

4）有无心血管疾病早期家族史（男性<55岁，女性<65岁），有无家族高血压、糖尿病、血脂异常、冠心病、脑卒中或肾病病史。

（3）生活方式调查

1）饮食习惯：口味偏咸、偏淡，每日能量总量、脂肪摄入量，是否爱吃甜食、肥肉、点心，是否有饱食的习惯等。

2）体力活动习惯：是否坚持规律的体育锻炼，运动的种类，是否为有氧运动，运动的频率、强度、时间等。

3）吸烟情况：是否吸烟，对吸烟者，询问吸烟量，开始吸烟的时间；对不吸烟者，询问以前是否吸烟，若曾经吸烟，询问当时的吸烟量及持续时间。

4）饮酒状况：酒的种类、每周饮用次数、饮酒量等。

5）睡眠状况：睡眠质量，睡眠时间，睡眠效率，以及是否存在睡眠障碍，服用助眠药物，睡眠时有鼾声，呼吸暂停频繁，白天嗜睡等情况。

6）心理社会因素：文化程度，家庭状况，工作环境，以及是否有精神创伤史等；家庭情况要问经济收入、婚姻状况等，工作环境要询问是否属于高危职业，是否长期处于不良刺激状态如精神紧张、情绪激动、过度焦虑等，是否长期受噪声影响等。

（4）体格检查

1）体重：体重指数=体重（kg）/身高^2（m^2），测量腰围及臀围。血压和体重指数密切相关，随着体重指数的增加高血压的相对危险性明显增加。

2）面容及体型：向心型肥胖、满月脸、多毛、皮肤细薄及紫纹提示库欣综合征，神经纤维瘤性皮肤斑提示嗜铬细胞瘤。

3）甲状腺：有无突眼，触诊甲状腺有无增大，颈部有无血管杂音，双手有无震颤，了解甲状腺功能。

4）心肺检查：注意检查有无肺部异常呼吸音；心尖搏动的位置、心脏大小、心率、心律、心音、杂音、附加音等。

5）外周血管：颈部以及外周动脉（如双侧肱动脉、桡动脉、股动脉、腘动脉及足背动脉）的搏动情况；脉搏缺失、减弱或不对称，肢端发冷，缺血性皮肤病变，股动脉血压低于同时测定的上臂血压，提示存在主动脉缩窄、主动脉或下肢动脉疾病；双上臂血压差增大，提示主动脉缩窄或锁骨下动脉狭窄；胸主动脉、腹部动脉和股动脉杂音，提示主动脉缩窄、主动脉疾病、上肢动脉疾病。

6）腹部检查：腹部有无腹主动脉搏动减弱和肿块，有无腹部血管杂音（肾血管性高血压），有无肾增大（多囊肾）或肿块（嗜铬细胞瘤）。

7）神经系统：有无感觉、运动等神经系统损害。

8）眼底：高血压眼底病变：Ⅰ级，视网膜动脉变细，反光增强；Ⅱ级，动脉狭窄，动静脉交叉压迫；Ⅲ级，眼底出血，棉絮状渗出；Ⅳ级，视盘水肿。

（5）实验室及仪器检查

1）基本检查项目包括血常规、肝肾功能、电解质、甲状腺功能、尿常规、血糖、血脂、心电图等。

2）推荐项目：动态血压监测、超声心动图、颈动脉超声、口服葡萄糖耐量试验、糖化血红蛋白监测、尿蛋白定量监测、眼底检查、胸片、脉搏波传导速度监测、踝臂血压指数监测等。

3）选择项目：对怀疑继发性高血压患者，根据需要可以分别选择以下检查项目：血浆肾素活性、血和尿醛固酮监测、血和尿皮质醇监测、血游离甲氧基肾上腺素及甲氧基去甲肾上腺素监测、血和尿儿茶酚胺监测、动脉造影、肾和肾上腺超声、CT 或 MRI、睡眠呼吸监测等。对有合并症的高血压患者，结合临床症状进行相应的心脑血管、心功能和肾功能等检查。

3. 智能血压监测　连续、实时的血压监测可采用无袖带测血压技术。目前常用的无袖带血压监测技术是光电容积描记技术：通过光电传感器采集血管吸收或反射光量用于监测血氧饱和度、脉搏波形状、脉搏波传导速度以及间接反映血压水平等。应用人工神经网络、支持向量机等机器学习算法，在无袖带血压监测的基础上加入年龄、体重指数、心电特征等变量，可以实现对血压更为精准的评估。通过智能手机、智能手表等便携式移动设备，结合人工智能算法，便捷监测血压。

二、评　　估

1. 高血压易患人群　具有以下危险因素之一则为高血压的易患人群：

（1）高血压前期，收缩压为 120～139mmHg 和/或舒张压为 80～89mmHg。

（2）年龄＞45 岁。

（3）超重和肥胖，体重指数＞24kg/m²，或中心型肥胖（男性腰围＞90cm，女性腰围＞85cm）。

（4）有高血压家族史。

（5）高盐饮食。

（6）过度饮酒。

（7）吸烟（含被动吸烟）。

（8）缺乏体力活动。

（9）长期精神紧张。

此外，血脂异常、糖尿病是高血压发生的潜在危险因素。

2. 高血压风险评估

（1）预测因素

1）一般情况：年龄、性别、种族、社会经济因素、疾病史、医保覆盖情况、环境因素等。

2）遗传倾向。

3）症状体征。

4）检查结果：实验室及仪器检查结果。

5）生活行为方式：吸烟史，饮酒史，运动情况，睡眠，心理因素等。

6）基因特征：基因位点、基因表达、基因的网络拓扑特征、基因本体富集分数、人类本体表型富集分数等。

7）动态监测：血压变异性、昼夜血压节律变化等。

（2）预测方法：人工智能凭借强大的数据处理能力，可以处理大量烦琐的数据，简化高血压筛查流程，还可以在传统的高血压危险因素基础上联合影像学、基因组学等多因素，构建高血压风险预测模型。

1）人工神经网络：是一种通过模拟生物神经网络进行信息处理的数学模型。人工神经网络具有很强的解决共线性效应与变量之间交互作用的能力，尤其擅长处理非线性、模糊、含有噪声的数据情况。国内一项研究对原发性高血压流行病学的数据进行统计、预测和分析，利用这些调查数据建立血压人工神经网络预测模型，并与 Logistic 回归模型进行比较，利用受测者的工作特征曲线对人工神经网络模型的预测性能进行评估。人工神经网络模型与 Logistic 回归模型相比具有更高的分类一致性、灵敏度和特异度。人工神经网络模型的拟合效果要好一些，尤其是对于高血压这样的致病因素多而且各因素间关系复杂的疾病；人工神经网络模型的预测能力要优于 Logistic 回归模型。

2）极限梯度提升算法：是一种基于决策树的集成机器学习算法，是在梯度提升决策树基础上，加入目标函数的二次泰勒展开项和模型复杂度的正则项，使得目标函数与实际数据相差更小，从而达到降低数据误差、提高预测准确性的一种算法。一项研究使用递归特征消除与交叉验证从体检数据中提取最佳特征子集后，采用支持向量机、决策树、随机森林、极限梯度提升算法预测高血压，发现极限梯度提升算法预测性能较好。

3）模型集成：是多模型进行融合计算。分类问题是以多个模型计算出的结果进行投票决定最终答案，线性问题是以多个模型计算出来的结果求取均值作为预测数值。模型集成利用不同机器学习模型的优势，通过一定的策略将多个机器学习模型集成在一起。针对高血压分级的分类问题，提出利用多模型融合的方式来实现高血压危险等级的有效分类。基于堆叠的多模型融合方法，有效地避免了单模型原理导致的局部归纳和偏置问题，从而实现了更好的高血压分级效果。通过基于堆叠集成学习的高血压分级模型能够最大限度地利用不同模型之间的优势，从而有效地提高高血压分级的准确率。

4）深度信任网络：是一种通过逐层初始化的方式进行训练的深度网络模型。由于深度信任网络模型优秀的特征学习能力和非线性问题处理能力，在数据预测领域中得到了广泛的应用。无论是面对小样本训练集还是大样本训练集，基于深度信任网络的高血压患者血压预测模型比血压人工神经网络预测模型和支持向量机模型预测精度更高，对高血压患者的特征拟合效果更好，但深度信任网络模型的内存资源消耗和运算时长是三种模型中最高的。

5）支持向量机：是一种浅层次学习模型，在回归预测领域中，支持向量机模型在处理非线性问题上表现出了良好的泛化能力，因而普遍应用于受多因素影响的变量预测中。根据数据的采样频率设计合理的数据拓展方式，并结合无监督和有监督两种特征选择方法，通过非线性核函数的支持，分析各生理特征之间及与血压之间的相关性，进行特征选择与组合，从而实现血压的准确预测。具有内存资源消耗低和运算时长短的优点。支持向量机回归模型在小型数据集上的表现良好。当处理更大规模的训练数据时，模型存在收敛速度很慢的问题。

（3）预测结局

1）识别目标人群高血压发病风险及靶器官损害的风险。

2）预测降压治疗效果，识别药物治疗依从性不佳的高危人群和相关因素。

3）识别血压控制不佳的风险和发生时间。

4）预测治疗成功率。

3. 靶器官损害评估　在高血压患者中，高血压诊断评估的重要内容是评估是否存在靶器官损害，特别是检出无症状性亚临床靶器官损害。亚临床靶器官损害是可以逆转的，提倡采用相对简便、便于推广的检查手段，因地因人制宜，开展亚临床靶器官损害筛查评估工作。

（1）心脏：心脏损害主要是以左心室肥厚为表现的心肌重构，心电图、超声心动图等是常用的评估方法。心电图简单易行，可作为左心室肥厚筛查方法。超声心动图中左心室质量指数可用于检出和诊断左心室肥厚，其敏感性要优于心电图。评估高血压心脏损害的方法还有：胸部 X 线检查、运动试验、心脏同位素显像、计算机断层扫描、冠状动脉造影、心脏磁共振成像及磁共振血管造影、冠状动脉造影等。

（2）肾脏：肾脏损害主要表现为血清肌酐升高、估算的肾小球滤过率降低，或尿白蛋白排出量增加。对高血压患者尤其是合并糖尿病患者的肾脏损害进行 24 小时尿白蛋白排出量或尿白蛋白/肌酐比值的监测。估算的肾小球滤过率是一项判断肾功能简便而敏感的指标，可采用"慢性肾脏病流行病学协作组公式""肾脏病膳食改善试验公式""肾脏病膳食改善试验改良公式"来评估估算的肾小球滤过率。

（3）大血管：大动脉僵硬度增加、粥样斑块形成是大血管损害的表现。颈动脉内膜中层厚度、粥样斑块、大动脉僵硬度，这些都是常用的评估指标。测量大动脉僵硬度的金标准是颈-股脉搏波传导速度。踝臂血压指数能有效筛查和诊断外周动脉疾病，预测心血管风险。

（4）眼底：视网膜损伤主要表现为渗出和出血，眼底检查对了解高血压的严重程度有一定的帮助。对视网膜小血管重构病变的观察分析，是近年来应用的眼底检查新技术。

（5）脑：脑损害主要表现为腔隙性病灶、无症状性脑血管病变（如颅内动脉狭窄、钙化和斑块病变、血管瘤）以及脑白质损害。头颅 MRA 或 CTA 是常用的检查，但针对靶器官损害的临床筛查并不推荐。对诊断脑血管痉挛、狭窄或闭塞经颅多普勒超声有一定帮助。目前主要采用简易精神状态量表对认知功能进行筛查评估。

4. 心血管风险评估　　高血压是影响心血管事件发生和预后的独立危险因素，但是并非唯一决定因素，大部分高血压患者还有血压升高以外的心血管危险因素。因此，高血压患者的诊断和治疗不能只根据血压水平，必须对患者进行心血管综合风险的评估并分层。高血压患者的心血管综合风险分层，有利于确定启动降压治疗的时机，优化降压治疗方案，确立更合适的血压控制目标和进行患者的综合管理。根据血压水平、心血管危险因素、靶器官损害、临床并发症和糖尿病进行心血管风险分层，分为低危、中危、高危和很高危 4 个层次（表 9-3）。

表 9-3　血压升高患者心血管风险水平分层

其他心血管危险因素和疾病史	血压（mmHg）			
	SBP 130～139 和/或 DBP 85～89	SBP 140～159 和/或 DBP 90～99	SBP 160～179 和/或 DBP 100～109	SBP≥180 和/或 DBP≥110
无	—	低危	中危	高危
1～2 个其他危险因素	低危	中危	中/高危	很高危
≥3 个其他危险因素，靶器官损害，或 CKD 3 期，无并发症的糖尿病	中/高危	高危	高危	很高危
临床并发症，或 CKD≥4 期，有并发症的糖尿病	高/很高危	很高危	很高危	很高危

注：CKD 指慢性肾脏疾病；SBP 指收缩压；DBP 指舒张压；CKD 3 期指估算的肾小球滤过率为 30～59ml/(min·1.73m^2)；CKD 4 期指估算的肾小球滤过率为 15～29ml/(min·1.73m^2)；1mmHg=0.133kPa

三、干　　预

高血压的预防与干预主要针对健康人群、高危人群以及无严重并发症的高血压患者，进行评估干预与再评估、再干预的循环过程，最终实现高血压的预防与治疗。从控制危险因素水平、早期诊断、早期治疗以及患者的规范管理等环节入手，全方面努力提高高血压的知晓率、治疗率、控制率，预防或延缓心脑血管病的发生。

1. 健康人群的预防和干预　　对健康人群进行健康指导和干预的措施主要有健康宣教和健康促进两个方面。通过对健康人群的定期随访，来了解和提高居民对高血压及其危险因素相关知识的掌握程度。

在高血压病因学的预防上，降低可能导致高血压的危险因素，防止高血压的发生。例如，减少钠盐摄入、限制饮酒、控制体重、坚持锻炼身体、保持乐观的情绪、降低个体危险因素的暴露程度，从而降低高血压发病率。

2. 高危人群的预防和干预

（1）健康教育：正确面对高血压疾病，乐观积极，保证心理平衡，切勿焦虑、暴躁等。学习如何正确测量血压；低盐饮食，适量运动，控制体重，改变生活中的不良规律，禁烟限酒。提高心理健康意识，减轻心理压力。

（2）平衡膳食

1）严格限制高盐食品的摄入：减少食盐的摄入，每天不超过 5g。主要措施有：烹调用盐应尽量减少，推荐用可定量的盐调羹；减少含钠盐调味品，如味精、酱油等；少吃或不吃各种含钠盐高的加工食品，如榨菜、腊肠等。

2）控制饮食总能量：为了控制体重，控制饮食总能量。减轻 10% 体重可使高血压的发病率减少 20%～40%。对于肥胖患者，可根据自己的理想体重确定总能量，比平时每天少摄入 500～1000kcal 的能量。而减少能量应采取循序渐进的方式。

3）调整能量结构：在控制总能量的情况下，合理安排蛋白质、脂肪和糖类的比例，蛋白质占总能量的 15%～20%，脂肪占 20%～25%，糖类占 55%～65%。限制摄取动物性脂肪，使不饱和脂肪酸比例提高。控制精炼糖的摄取量，每日以＜50g，摄入糖分＜25g 的量为宜。蛋白质摄取原则是食用动物性食品要适量，适当多食豆类及其制品。

4）限酒、戒烟：高血压高危人群要早禁酒。建议每天的饮酒量以少量为宜，即对男性而言，葡萄酒在 100～150ml 以下，或啤酒在 250～500ml 以下，或白酒在 25～50ml 以下；女性则减掉一半的分量。不主张饮用高度烈性酒。戒烟对预防高血压来说也很重要，应该提倡全人群戒烟，更应该提倡高血压高危人群戒烟。

（3）控制体重：体重控制目标体重指数＜24kg/m²，男性腰围＜85cm，女性腰围＜80cm。首先，应积极采取如增加运动、减少摄取能量等生活方式干预，肥胖者若非药物治疗效果不理想，可考虑使用减肥药作为辅助。

（4）适量运动：高危人群往往具有多种健康危险因素，通过积极有计划地运动、增加能量消耗和基础代谢、增强心肺功能、降低血压和血糖、改善血脂异常、控制体重等，从而有效地预防高血压及心脑血管事件的发生。

1）运动类型：健走、慢跑、游泳、练气功、打太极拳等项目，可根据自己的爱好灵活选择运动类型。

2）运动强度：可通过心率来反映，一般认为，运动后最大心率（170～180 次/分钟）减去年龄为适宜的运动强度。如 50 岁的人运动时，心率在 120～130 次/分钟为适宜的运动强度。也可将最大心率的 55%～80% 作为适合运动的心率。

3）运动频率：一般要求每周 3～5 次，每次持续 30～60 分钟。

4）运动计划：典型的运动计划包括 3 个阶段：① 5～10 分钟的准备；② 30～60 分钟的有氧运动或抗阻运动；③ 5 分钟左右的放松阶段，使人的心脑血管系统反应逐渐平稳，身体的产热功能也逐渐减退。

（5）减轻精神压力，保持心理平衡：长期精神紧张、情绪压抑，是诱发高血压的重要原因之一，可使高血压发病率显著增高。常规对高血压易患人群进行心理健康知识宣教，促进健康生活方式与行为，增强心理健康意识。有抑郁、焦虑症状的人，应该接受专业的心理咨询，并在心理上进行相应的处理。

（6）定期筛查：对高危人群定期进行血压监测，做到对高血压患者早发现，早干预。

3. 高血压患者的健康指导和干预 对确诊为高血压的患者，通过健康教育提高高血压防治知识和技能。鼓励监测血压，不断改善生活方式，定期服药并进行规范化治疗；同时监测其他心血管疾病的危险因素，不断改善，以降低暴露量，达到良好地控制血压、延缓并发症出现、提高生活质量的目的。强调患者在高血压管理中的自我管理作用，通过建立管理目标和治疗方案来达到最佳的管理效果。

（1）干预对象：对于存在以下情况的高血压者，应尽早进行医疗干预：①高血压2级或以上的患者。②血压升高，经改善生活方式血压未达标者。③心血管风险评估高危或者很高危者。④继发性高血压，如肾实质病变、肾动脉狭窄、原发性醛固酮增多症、嗜铬细胞瘤等。⑤血压超过180/110mmHg、高血压危象或急进性高血压。⑥高血压合并严重并发症，如心力衰竭、不稳定型心绞痛、严重的心律失常、视网膜出血、脑卒中急性期。⑦合并其他需要医疗干预的情况。

（2）干预措施

1）健康教育：了解常用抗高血压药的种类、用法、注意事项、不良反应、禁忌证，非药物治疗高血压的内容。高血压患者定期随访。一个月至少监测一次血压。

2）改善生活方式：高血压的防治以改善生活方式为根本，需要长期坚持下去。高血压的生活方式干预八部曲包括：①减少钠盐摄入；减少食盐摄入量，每日不超过5g。②增加钾摄入。③合理膳食：在饮食方面遵循平衡膳食的原则，控制高热量食物的摄入，适当控制主食即糖类的用量。④控制体重：最有效的减肥措施是控制能量摄入和增加体力活动。在运动方面，以规律的、中等强度的有氧运动为主。减肥的速度因人而异，一般以每周减重0.5～1kg为宜。⑤不吸烟：高血压患者应尽早戒烟，必要时需用药物辅助戒烟。对戒烟者进行随访和监督，以避免其复吸。⑥限制饮酒：可明显降低高血压的发病风险。每日酒精摄入量男性不应超过25g，女性不应超过15g。⑦心理平衡：保持平衡心态，应及时预防和缓解精神压力，必要时寻求专业心理咨询或治疗。⑧管理睡眠：高血压患者应该有良好的睡眠，必要时寻求药物治疗。

3）药物治疗与管理：长期、合理的药物治疗以使血压达标是高血压治疗的重要措施。目前常用的利尿剂、β-受体拮抗剂、血管紧张素转换酶抑制剂、钙拮抗剂、血管紧张素受体拮抗剂、血管紧张素受体脑啡肽酶抑制剂（ARNI）及低剂量复方制剂均可作为降压治疗的起始药和维持药。根据患者的具体病情选择药物，凡是能有效控制血压并适合长期治疗的药物都是合理的选择。

一般高血压患者的降压目标为＜140/90mmHg；65岁以上老人的降压目标为＜150/90mmHg，若能耐受，可进一步降至＜140/90mmHg；合并糖尿病、肾病及冠心病患者的降压目标为＜130/80mmHg。

4）非药物治疗：难治性高血压是指在改善生活方式的前提下，合理、足量服用3种降压药物（包含利尿剂）降压治疗超过1个月血压仍未达标，或需要服用4种或4种以上降压药物（包含利尿剂）才能使血压达标的高血压。针对患者个体差异，在提高患者治疗依从性和完善优化降压药物治疗方案的基础上，选择有效安全的非药物治疗手段是治疗难治性高血压的有效措施。包括肾交感神经去除术；压力感受性反射激活疗法；髂中央动静脉吻合术；颈动脉体切除术；迷走神经刺激术。

4. 智能管理

（1）智能化管理平台：采集患者健康档案、电子病历、检查报告单等信息数据，提取关键信息，对慢性病患者当前存在的健康问题进行自动分析，根据问题轻重标注不同颜色。依据指南生成个性化慢性病分析报告，将评估建议以短信的形式发送给慢性病患者。

（2）智能干预方案

1）将测量数据通过智慧化处理上传到云端，患者和医护人员可以在任何时间、任何地点即时监测到用户的测量数据，用户和医护人员可以通过微信小程序或手机高血压应用（APP）软件查看连续的、动态的、即时的数据，方便为患者提供个性化的APP指导服务。

2）APP自动提醒患者测量血压，生成血压管理曲线图，当发现患者存在血压管理风险时，APP报警，发送相关报警信息给管理人员。

3）降压药物依从性干预。通过 APP 记录患者服药情况，借助 APP 对患者进行健康教育，说明按时按量服用降压药物的重要性，督促患者按照医嘱服药，养成良好的用药习惯。

4）APP 健康打卡。①关于日常饮食：可以借助手机 APP 查看自己每日能量摄入量，或者按照手机 APP 建议的食物进行饮食。②关于运动与休息：保持适量的运动，通过循序渐进的方式进行，每天按照 APP 建议的运动项目进行活动，利用手机 APP 指导患者每日进行散步、慢跑、骑行、打太极拳等运动。③关于情志干预：在手机 APP 中设置情绪管理项目，让患者情绪较为激动时通过情绪干预放松心情。

（3）智能语音：利用互联网和物联网信息技术手段，以健康管理工作内容和需求为导向，通过智能外呼语音平台进行批量随访。重点追踪血压水平控制不理想的患者，给予专业个性化的指导意见。

电话机器人询问症状、血压、用药、饮食、运动等情况，自动记录分析汇总语音结果。结合患者电子病历数据、物联网可穿戴设备产生的实时健康生理指标数据以及历史数据，通过实体识别、实体消融和意图识别实现对患者问句的深层次、全面语义理解，在构建完成的高血压知识图谱中查询得到所需答案，实现满足用户需求的高血压智能问答系统。

（4）签约服务：医生通过手机端在线评估、随访签约患者，实现健康档案信息实时更新。通过分析患者健康数据，可以进行初步判断，指导其选择合适的就医方式，最大限度减少到医院就诊频数，减少院内交叉感染的发生。患者签约医生在线交流、实时互动，智能自诊，共享医疗数据。对病情稳定的患者，实行药品配送上门服务。

第三节　案例分析

1. 案例信息　高某，男性，47 岁，企业高管。近来出现晨起头晕的症状。口味偏咸，体重超重，经常饮酒，工作繁忙压力大，熬夜较多，很少运动。其母亲为高血压患者。

2. 健康管理目标

（1）通过收集健康信息，开展高血压评估工作。

（2）根据患者的健康状况，有针对性地提出健康干预方法和卫生指导意见。

（3）采用智能化技术管理高血压。

3. 健康管理流程

（1）健康筛查

1）健康信息的收集和健康档案的建立：采集患者性别、年龄、生活方式、饮食状况、家族史、职业等相关信息和数据，有针对性地开展血压测量、动态血压监测，以及超声心动图、心电图、胸部X射线、眼底等影像学检查，血尿常规（包括蛋白质、糖和尿沉渣镜检）、肾功能、血糖、血脂、血钾等化验检查，通过物联网自动传输转变，建立电子健康档案。

2）健康信息监测：通过采集健康信息，了解患者潜在的高血压高危因素。家庭自测血压、动态血压、诊室血压均可以在测量完成后将数据自动上传并储存、分析。医患之间采用电脑或者手机等设备进行血压数据联通，查询血压数据及动态变化的趋势图等。

（2）健康评估：进行资料分析和风险评估：对收集到的健康资料进行分析，评估患者健康状况的风险。

1）患者有家族高血压史，口味偏咸（高钠饮食），体重过重，经常饮酒，工作忙碌压力大，熬夜较多，运动很少等，有许多高血压的危险因素，高血压的发病概率比正常人明显要高。如果检查发现血压值高于正常者，结合近来晨起头晕，患高血压的可能性比较高。

2）进一步了解该客户血脂是否偏高，血管是否硬化、狭窄，是否存在高脂血症、糖尿病、慢性肾病、脑血管及周围血管疾病、眼底病变等。

3）心血管疾病风险评估：对采集的数据利用网络化信息平台进行心血管病风险评估，早期识别心血管疾病风险。China-PAR 风险预测模型是针对中国人的风险预测工具，可评估 10 年内发生动脉粥样硬化性心血管疾病的风险及终身风险。利用网络化信息平台，医生可以对患者上传的血压及时反馈诊断治疗建议。

（3）健康干预

1）制定健康干预方案及执行计划

A. 采取行动控制健康危险因素，减少钠盐的摄入，控制体重，限制饮酒，作息规律不熬夜，保证充足的睡眠和良好的精力。饮食清淡，适当运动，减压，转换工作环境，都是很好的选择。同时，以检查结果为依据，进一步制定健康干预计划。

B. 尽快到医院做进一步检查，如测量血压、动态血压、B 超等，了解高血压的情况、等级及水平，早诊断，早治疗。

C. 定期体检，及早发现高血压发生的高危因素，并加以纠正。

2）跟踪随访、健康指导改善健康状态：通过随访和体检，对管理对象的身体状况进行评估，并对改进干预措施的情况进行反馈和指导。主要随访内容有：

A. 评估高血压危险因子的把握程度。

B. 了解危险因子暴露量的变化，包括吸烟、饮酒、运动、心理状态等。

C. 进行常规的体格检查，如体温、脉搏、呼吸、血压、身高、体重、腰围、心、肺、腹部等。

D. 对高危人群，特别注意有无头晕等表现；对高盐饮食、体重超重或肥胖、嗜酒者，或精神压力较大的职业人群，可进行定期血压测量及血脂等指标筛查。

E. 对高血压患者应了解其营养与运动状况、目前症状以及患者服药情况。

4. 案例总结 本例中，该患者近来头晕，口味偏咸，体重超重，经常饮酒，工作繁忙压力大，熬夜较多，很少运动，有高血压家族史。一是早期明确血压分级程度，明确有无靶器官损害和有无其他的并发症，明确心血管风险分级，做到早诊断早治疗，是患者健康管理的重点。二是患者饮食和生活方式不健康，口味偏咸、体重偏重、饮酒频率过高等多种因素都存在，更容易导致高血压的发生；因此，采取多种方式进行干预，如饮食清淡，控制体重，限制饮酒，降低高血压危险因子的暴露程度等，从而制定个体化的健康干预计划。按照手机 APP 指导方式进行运动和饮食。最后，在生活方式干预的基础上，制定相应的健康宣教和用药方案，通过手机 APP 提醒患者按时按量服药，定期监测血压。

第十章 糖尿病的健康管理

第一节 疾病概述

近30年来，随着社会生活水平的不断提高，我国糖尿病患病率显著增加，糖尿病已成为严重威胁人类健康的第三大慢性非传染性疾病，仅次于肿瘤和心血管疾病。糖尿病是以葡萄糖和脂肪代谢障碍、血浆葡萄糖水平增高、胰岛素缺乏和胰岛素抵抗单独或同时作用引起碳水化合物、脂肪、蛋白质、水和电解质等代谢障碍为主要特征的内分泌代谢疾病，临床上以慢性高血糖为主要特征。其急性并发症有糖尿病酮症酸中毒、高渗高血糖综合征、乳酸性酸中毒等。糖尿病可并发糖尿病肾病、糖尿病视网膜病变、动脉粥样硬化性心血管疾病、糖尿病足等多种慢性并发症，可引起脏器功能紊乱、功能衰竭，严重的可致人残疾或死亡。采用1999年世界卫生组织糖尿病病因分型系统，可将糖尿病按病因学证据分为四种类型，分别是1型糖尿病、2型糖尿病、其他特殊类型糖尿病和妊娠糖尿病。特殊类型糖尿病包括胰岛β细胞功能的基因缺陷、胰岛素作用的基因缺陷、胰源性糖尿病、内分泌疾病、药物或化学物质所致的糖尿病、感染所致的糖尿病、不常见的免疫介导性糖尿病、其他与糖尿病有关的遗传综合征等。本章主要讨论2型糖尿病的健康管理。

一、流 行 现 状

1. 患病率持续上升 我国糖尿病患病率近30年来明显上升，我国18岁及以上人群患病率约为11.2%，糖尿病患病率在不同民族和地区之间存在差异。

2. 2型糖尿病占90%以上 在我国糖尿病患者群中，以2型糖尿病多见，2型糖尿病患者占90%以上，多数起病隐匿、早期症状不明显。随着病程的不断发展，会出现多种代谢和稳态紊乱，并且会持续一段时间。糖和脂代谢的紊乱对血管的完整性具有深远的不利影响，可导致器官功能障碍和一系列的并发症，严重降低患者生活质量，增加患者生活负担。

3. 治疗率、控制率较低 随着人们生活水平的不断提高，我国糖尿病发病率呈逐年上升趋势，肥胖、超重人群的糖尿病患病率明显增高。糖尿病患者占全国总人数的9.7%，是目前慢性非传染性疾病中发病患者数最多的疾病，在我国已成为一个重要的公共卫生问题。并且我国老年糖尿病患者的知晓率、诊断率、治疗率都不高，血糖总体控制水平也不理想，因糖尿病并发症或缺血性心脑血管病就诊时才确诊为糖尿病的现象十分普遍。

二、诊断标准与分类

1. 诊断标准 空腹血糖、随机血糖和口服葡萄糖耐量试验2小时血糖是诊断糖尿病的主要依据。对于糖尿病，要尽量做到早诊早治。其诊断依据为空腹血糖、随机血糖（任意时间点）、口服葡萄糖耐量试验中2小时血糖值。空腹是指至少在8小时内不进食，不摄入任何热量；随机血糖是指任何时候（不计前次进餐时间和进食量，在一天之内的任何时间）所测定的血糖值。确诊时应注意是否符合糖尿病的诊断标准，其分型、有无合并症（及严重程度）及有无伴发或加重糖尿病的因素存在。

诊断线索：

（1）"三多一少"（多尿、多食、多饮、难以解释的体重减少）的症状。

（2）以糖尿病的各种急、慢性并发症或伴发病首诊患者。

（3）高危人群：有糖调节受损病史者；年龄≥45周岁；体重过大或肥胖者；一级亲属中有2

型糖尿病家族史；妊娠糖尿病病史；多囊卵巢综合征患者；长期服用抗抑郁药的患者等。另外，45 岁以上的进行健康体检或住院治疗的各种疾病和手术，糖尿病都应常规排除。

我国目前采用世界卫生组织 1999 年糖尿病诊断标准（表 10-1），并继续推荐国内具有糖化血红蛋白检测国际认证标准实验室所检测的糖化血红蛋白数据作为老年糖尿病的诊断标准，糖化血红蛋白诊断标准值（%）：正常人<6.0；糖调节障碍（包括空腹血糖损害、糖耐量降低、空腹血糖损害+糖耐量降低）6.0～<6.5；糖尿病≥6.5。应用时尚需排除影响血红蛋白与血糖关系的疾病或干扰检测的因素。

表 10-1 糖尿病诊断标准

糖代谢状态分类	静脉血浆葡萄糖（mmol/L）		糖化血红蛋白（%）
	空腹	糖负荷后 2 小时	
正常血糖	<6.1	<7.8	<6.0
空腹血糖受损	≥6.1，<7.0	<7.8	6.0～6.5
糖耐量异常	<7.0	≥7.8，<11.1	6.0～6.5
糖尿病	≥7.0	≥11.1	≥6.5

在没有糖尿病典型临床症状的情况下，二次复测才能确诊。采用标准化检测方法测定的糖化血红蛋白，在有严格质量控制的实验室中，可作为诊断糖尿病的补充标准。暂时性血糖升高可在急性感染、创伤或其他应激时出现，此时无法诊断糖尿病的血糖值，在确定糖代谢状态前，必须待应激消除后再进行复查。

2. 分类 糖尿病按病因学证据分为 4 种：1 型糖尿病、2 型糖尿病、特殊类型糖尿病、妊娠糖尿病。

三、病因和危险因素

糖尿病是一种慢性代谢性疾病，糖尿病的发病机制十分复杂，涉及的因素很多，有遗传、环境、生活方式等方面的因素。2 型糖尿病是一种多基因遗传性复杂疾病，是由主要影响 β 细胞功能的遗传因素和环境因素共同作用形成的糖尿病。2 型糖尿病的发病机制主要在基因缺陷的基础上存在胰岛素抵抗和胰岛素分泌障碍两个环节。胰岛素抵抗的出现可能比 β 细胞功能的损伤来得更早一些。环境因素包括年龄增长、现代生活方式、营养过剩、体力活动不足、子宫内环境，以及对子宫内环境有影响、对环境有影响的应激、化学毒物等。不良的生活方式是 2 型糖尿病的主要原因（贡献约占 60%），遗传和环境改变因素各占 20%。但对它的发病原因和机制目前还是没有足够的认识。2 型糖尿病的危险因素有多种，包括女性、糖尿病家族史、中老年人、高血压、超重肥胖、高甘油三酯血症和高胆固醇血症。

1. 胰岛素分泌不足 胰岛素是胰腺分泌的一种激素，它的主要功能是促进细胞摄取与利用葡萄糖。糖尿病患者常因胰岛素分泌不足，使体内葡萄糖得不到充分利用，进而引起糖尿病患者的血糖水平升高。胰岛素分泌不足的原因包括胰岛细胞的损伤、自身免疫攻击等。

2. 细胞对胰岛素的抵抗 除了胰岛素分泌不足外，糖尿病患者还经常发生细胞对胰岛素的抵抗。这意味着，即使胰岛素足够多，葡萄糖也不能被细胞充分利用。细胞抵抗胰岛素可能与多种因素有关，如遗传、环境和生活方式等。

3. 葡萄糖代谢障碍 葡萄糖是人体的主要能量来源，肝脏是葡萄糖代谢的重要器官，血糖水平过高时，肝脏会将多余的葡萄糖转化为肝糖原或脂肪并储存起来。但是，当病毒性肝炎、酒精性肝炎、肝衰竭等各种肝脏疾病使肝脏功能受损时，糖的正常代谢往往会受到影响，出现糖耐量下降或出现糖尿病。

4. 胰岛素分泌异常 血糖水平、食物摄入量和种类、胰岛素样生长因子等多种因素都影响着胰岛素的分泌。糖尿病患者常因无法有效控制血糖水平而导致胰岛素分泌异常。

5. 慢性低度炎症 有研究表明，慢性低度炎症可能是糖尿病发病的重要因素，会导致细胞对胰岛素产生抵抗作用，从而导致血糖水平上升。慢性低度炎症的产生可能与肥胖、高血压、高胆固醇等多种因素有关。慢性低度炎症是一种慢性炎症状态，它是机体对某种刺激（如感染、外界毒素、过度营养或持续高浓度血糖等）的反应，持续时间长，并且炎症程度较轻。慢性的低度炎症会造成组织细胞的损伤和死亡，从而造成疾病的产生和发展。在糖尿病患者中，慢性低度炎症可以导致胰岛素抵抗和胰岛素分泌减少，从而加重糖尿病的病情。因此，通过控制慢性低度炎症可以预防和治疗糖尿病。

四、临床表现及并发症

1. 临床表现 2 型糖尿病起病较缓慢，患者临床上早期多无症状，至症状期才会出现症状，如烦渴多饮、多食、多尿、易饥、消瘦、乏力等。

（1）无症状期：中年以上 2 型糖尿病患者中，约 90% 的患者食欲良好、体态肥胖、精神和体力正常，常因体检或检查其他疾病偶然发现少量糖尿。部分患者存在空腹血糖正常或略偏高，但餐后 2 小时的血糖高峰超过正常，此时口服葡萄糖耐量试验往往提示糖尿病。部分患者可先发现常见的兼有疾病或并发症，比如高血压、动脉硬化、肥胖及心血管疾病、高脂血症等，或反复出现皮肤化脓性感染及泌尿系统感染等。2 型糖尿病的无症状期或仅处于糖耐量异常的状态下，患者往往已经出现胰岛素抵抗的情况。

治疗无症状期糖尿病患者，经饮食和/或运动等，对控制病情、预防和减少慢性并发症，甚至逆转都有较大的帮助。

（2）症状期：这一时期的患者常有轻重程度不等的症状，并常伴有一些合并症或并发疾病。有时糖尿病症状很轻微但并发症的症状很严重，有时会先于糖尿病症状出现，或掩盖糖尿病本身的症状以主要症状的形式出现。如空腹血糖及餐后 2 小时血糖均明显升高者，一般有以下几种典型症状：

1）多尿、烦渴、多饮：尿量增多，是由于糖尿引起的尿渗透压增高，致肾小管的重吸收水减少。夜间起夜次数多，多的可以一夜排尿 20 次以上，严重影响睡眠。24 小时的小便总量往往超过 2～3 升，偶有超过 10 升者。患者因多尿失水而烦渴，饮水量和次数均有所增加，与血糖浓度和尿量、糖分的升高可成正比；当胰岛素缺乏及酮症酸中毒时，多尿的症状可加重；且多尿亦可使血浆浓缩，影响渗透压，可导致严重后果，如高渗性昏迷。

2）易饥多食：因糖分丢失，未能充分利用糖分，同时伴有高血糖刺激胰岛素分泌，食欲亢进，易产生饥饿感，有时主食可达 0.5～1kg，菜肴比正常人多出一倍以上，仍不能满足。但有时患者食欲忽然降低，则应注意是否存在感染、发热、酸中毒或已诱发酮症等并发症。

3）疲乏无力、消瘦无力：患者由于代谢失常、能量利用率降低、负氮平衡、水分流失、电解质丢失等原因，并发糖尿病酮症时，可出现更为严重的疲乏感和体虚无力等症状。但中年以上的 2 型糖尿病轻症患者，常因多食而肥胖。

4）皮肤瘙痒：由于尿糖对局部的刺激所致，多见于女性阴部。有时还伴有瘙痒更严重的霉菌性阴道炎，如白色念珠菌性阴道炎。皮肤在失水后也会出现干燥引发的全身瘙痒症状，但比较少见。

5）其他症状：四肢酸痛，腰痛麻木，性欲减退，不孕不育，月经紊乱，大便干结，视力减退等。可有顽固性腹泻，每日稀糊状大便 2～3 次甚或 5～6 次，可能与自主神经功能紊乱有关。

2. 并发症

（1）急性严重代谢紊乱：指糖尿病酮症酸中毒和高渗高血糖综合征。

（2）感染性疾病：血糖浓度过高，有利于链球菌、大肠埃希菌等的生长，并且高血糖状态下血浆渗透压升高，抑制白细胞的趋化活性、黏附能力和吞噬能力，以及细胞内的杀伤作用，使机体免疫力下降。糖尿病容易并发各种感染：女性患者易合并肾盂肾炎和膀胱炎、真菌性阴道炎和巴氏腺炎；皮肤感染如疖、痈等化脓性感染或者如足癣、体癣真菌感染也比较常见；合并肺结核的发生率显著高于普通人群，且影像学表现多不典型，容易出现漏诊或误诊。

（3）慢性并发症：可累及眼、心、肾、神经等全身各重要器官，可单独出现或以不同组合同时或先后出现。慢性并发症的发病机制尚未完全阐明，极其复杂，目前认为可能与遗传易感性、胰岛素抵抗、高血糖、慢性低度炎症状态、血管内皮细胞功能紊乱、血凝异常等多种因素有关。

1）微血管病变：以微血管病变为主，其发病机制包括微血管基膜增厚、血液流变学改变、血液黏稠度过高、凝血机制异常、微循环障碍、组织缺氧等多种因素的损伤作用。微血管病变的分布十分广泛，尤其以在眼底微血管、肾小球、神经、心肌、肌肉等的微血管为主，造成糖尿病肾病、糖尿病视网膜病变、糖尿病心肌病等，成为决定患者预后的主要因素。

2）大血管病变：动脉粥样硬化主要侵犯主动脉、冠状动脉、脑动脉、肾动脉及肢体动脉等，使患者心肌梗死、休克、肢端坏疽等的发生率增高。其发病机制主要与机体代谢紊乱、内分泌失调、血液高凝状态有关。

3）神经病变：糖代谢对神经系统的营养支持非常重要，神经元的能量获得主要依赖葡萄糖。糖代谢紊乱时，神经系统难免受到影响。血糖升高使神经细胞内糖醇堆积，循环系统受累使神经细胞得不到充足的血氧供应，就会直接引起神经细胞营养不良和功能障碍，从而引起末梢神经炎等神经系统疾病，引起自主神经紊乱，从而引起神经炎等神经系统疾病。高血糖引起的神经病变以周围神经病变最为常见，包括脑神经、感觉神经、运动神经和自主神经病变等，临床表现为常呈对称性的肢端感觉异常或感觉过敏，下肢则较为严重。其中，糖尿病自主神经病变出现较早且较为常见，可影响消化、心血管、泌尿、生殖系统等多器官的功能。

4）糖尿病足（肢端坏疽）：是一种慢性、进行性的肢体末端缺血的疾病，临床表现为手足麻木及溃烂。其主要病因有血管病变、周围神经病变及机械性损伤及感染等。其病理生理基础是代谢紊乱，比如高血糖、高血脂、高糖蛋白以及其他致病因子或诱发因素，导致糖尿病患者周围神经损伤、动脉粥样硬化、血管腔狭窄或阻塞、毛细血管内皮细胞损伤增生、基膜增厚等。同时由于高血糖可引发血液黏稠，两者共同作用加重微循环障碍，使组织细胞无法吸收营养物质，代谢产物无法排出，四肢末端血液不足造成缺氧、水肿，合并细菌容易感染而发生坏疽。

5）其他：高血糖时，由于组织蛋白糖基化作用增加和血管病变，皮肤出现萎缩性棕色斑、皮疹样黄瘤。长期血糖增高引起的糖、脂、蛋白质代谢紊乱，血管病变，可导致骨和关节的病变，如关节活动障碍、骨质疏松等。

第二节　疾病管理

一、筛　　查

1. 筛查对象　糖尿病的筛查对象是高风险患有糖尿病的人。

（1）成年高危人群判定

1）有糖尿病前期史。

2）年龄≥40岁。

3）体重指数≥24kg/m² 及（或）中心型肥胖（男性腰围≥90cm，女性腰围≥85cm）。

4）一级亲属有糖尿病病史。

5）缺乏体力活动者。

6）有生育体重大于 4kg 的胎儿史的妇女或有妊娠糖尿病病史的妇女。

7）女性曾经患有多囊卵巢综合征的病史。

8）有黑棘皮病者。

9）有高血压史或降压治疗正在进行中者。

10）高密度脂蛋白胆固醇小于 0.90mmol/L 及（或）甘油三酯大于 2.22mmol/L，或正在接受调脂药物治疗者。

11）患有动脉粥样硬化性心血管疾病的人。

12）有曾使用过激素类药物的病史。

13）长期服用抗抑郁症的药物或抗精神性疾病的药物。

14）我国糖尿病风险等级评定总分≥25 分。

（2）儿童和青少年高危人群判定：体重指数大于等于相应年龄和性别的第 85 百分位数，并且合并以下一项或多项危险因素，即妈妈在怀孕时有糖尿病（含妊娠糖尿病）；有糖尿病病史的一级亲属或二级亲属；存在与胰岛素抵抗（如黑棘皮病、多囊卵巢综合征、高血压、血脂异常）有关的临床状态。

2. 筛查方法　测两点血糖的方法，也就是空腹血糖+75g 口服葡萄糖耐量试验 2 小时血糖。筛查结果正常的人群，建议每隔 3 年筛选检查一次；筛查结果为处于糖尿病前期的人群，建议每年筛选检查一次。

3. 糖尿病诊断专家系统　目前实验室信息系统、电子病历系统、医院信息化系统等已经收集了规模巨大的糖尿病患者的相关临床数据，其中隐藏着很多与糖尿病诊疗相关的规律，对于糖尿病发病机制的掌握和治疗效果的评估意义重大。

通过恰当的学习算法，能够精确地处理糖尿病数据，实现诊断糖尿病和预测糖尿病的目标。

当患者按照专家系统给出的提示输入主诉和体征信息后，专家系统结合存储在知识库中的知识给出诊疗意见，帮助解决糖尿病患者人数多及专家资源紧张等问题，可以对隐藏在临床中的糖尿病疾病做到早发现、早治疗。

糖尿病诊断专家系统在源病例中通过查找的方式，找出类似目前问题的病例，从而达到解决问题的目的。专家系统由知识库、解释机构、全局数据库、推理机、人机接口、知识获取机构等组成，专家系统的核心部分是知识库和推理机，用于问题求解的专家知识和经验被存取和管理在知识库中，推理机可以按照一定的推理策略，将知识库中的知识与用户输入的数据相结合，采用与专家水平相近的问题求解方法，使整个专家系统在其控制和管理下，以一种逻辑的方式协调工作。使整个的专家体系在它的控制下进行分析、判断、决策。

二、评　估

1. 发病风险评估　糖尿病发病风险的评估是通过一系列的检查和测试来确定个体患糖尿病的可能性。以下是一些常见的评估方法。

（1）血糖测试：这是最常见的评估方法之一。是否存在糖尿病或糖尿病前期，可以通过检测血液中的血糖水平来确定。

（2）体重指数：是通过身高和体重计算出来的数字。过高的体重指数数值与糖尿病患病的机会增加有一定的关系。

（3）腰围测量：腰围在特定范围（男性 90cm 以上，女性 85cm 以上）的人，患糖尿病的概率可能会增加。

（4）血压测量：高血压与糖尿病的发病率有关。

（5）家族史：如果具有血缘关系的人中有患糖尿病者，个体患糖尿病的机会也会提高。

（6）年龄和性别：也会影响糖尿病的风险性。糖尿病的发病率随年龄增大而增高。男性患糖尿病的概率比女性高。

（7）生活方式：不良的生活方式，如缺乏运动，吸烟，饮食不当等，也会增加糖尿病的发病概率。

通过综合考虑以上因素，可以评估个体患糖尿病的风险，并采取相应的措施来预防和治疗糖尿病。

2. 危险因素评估 糖尿病危险因素评估是对个体糖尿病风险进行评估的一种方法。下面是详细的评估步骤：

（1）年龄：糖尿病的发病率随年龄增长而增高，因此年龄是评估糖尿病发病风险的重要因素。

（2）体重指数：是一个衡量体重和身高的指标。体重指数高于 $24kg/m^2$ 表示超重，高于 $28kg/m^2$ 表示肥胖，这些都是糖尿病的危险因素。

（3）腰围：可以用腰围来评估是否有中心型肥胖。男性腰围在 90cm 以上，女性腰围在 85cm 以上，这些都是引发糖尿病的危险因素。

（4）血压：糖尿病的一个危险因素就是高血压。血压超过 140/90mmHg 就算是高血压了。

（5）血脂：高胆固醇、高甘油三酯、低密度脂蛋白胆固醇增高均是糖尿病的危险因素。

（6）家族史：家族中糖尿病的遗传倾向是导致糖尿病的一个危险因素。

（7）糖耐量：是指人体代谢葡萄糖的能力。糖尿病的危险因素之一就是糖耐量减低。

（8）生活方式：糖尿病的危险因素包括缺乏运动、高热量饮食以及吸烟。

以上是评估糖尿病危险因素的主要步骤。评估结果可以帮助医生和患者进行个性化的预防和治疗方案的制定。

3. 初诊患者的评估 糖尿病患者在第一次就诊时，应该做一个详细的评估。标准化评估有助于明确临床类型，指导糖尿病的治疗。也可及时发现并治疗相关的糖尿病并发症及伴发症，使预后有所好转；有效的评估对制定合理的降糖治疗方案具有重要意义，可以明确患者是否合并动脉粥样硬化性心血管疾病、心力衰竭和慢性肾病等疾病。

（1）问诊：详细询问患者临床资料，包括年龄、糖尿病症状及其并发症、既往史、个人史、家族史。

1）既往史应包括患者以往体重变化情况，有无高血压、血脂异常、冠心病、脑血管病变、周围血管病变、脂肪肝、自身免疫性疾病、肿瘤、睡眠呼吸暂停低通气综合征及相关疾病的治疗情况。

2）个人史有饮酒、吸烟、饮食等情况。

3）家族史包含一级亲属是否患有糖尿病及糖尿病的治疗情况，有无血脂异常、高血压、冠心病、周围血管病变、脑血管病变、自身免疫性疾病、脂肪肝、肿瘤等疾病。

4）还要了解患者的文化、工作、经济、宗教信仰等方面的情况，帮助制定个体化的全面的控制目标，并制定个体化的治疗方法。

（2）体格检查

1）进行血压、心率、身高、体重、腰围、臀围常规测量，并计算体重指数及腰围和臀围比值。

2）糖尿病肥胖者应检查是否存在黑棘皮病（尤其是青少年）。

3）2 型糖尿病患者在诊断时可出现并发症，还应检查视力，足背动脉搏动，神经系统（如振动觉、踝反射、针刺痛觉、温度觉、压力觉），下肢及足部皮肤的情况。

（3）实验室检查

1）空腹和餐后 2 小时（或口服葡萄糖耐量试验 2 小时）血糖，胰岛素，C 肽，糖化血红蛋白，糖化血清蛋白，肝功能，肾功能，血尿酸，血脂，尿常规，尿白蛋白/肌酐比值，根据血肌酐水平计算估算的肾小球滤过率。尿白蛋白/肌酐比值和估算的肾小球滤过率联合使用，对糖尿病患者肾病的严重程度有较好的评估作用。

2）尿酮体阳性，应测定血电解质、血 β-羟丁酸及血气化验。

3）疑似患有心力衰竭者，建议对血清 B 型利钠肽水平进行检测。

4）自身抗体如谷氨酸脱羧酶抗体，如果 C 肽和胰岛素水平较低，则应进行测定。

5）基因检查或染色体检查，可根据患者的临床特征，在怀疑患有特殊类型糖尿病时进行相关检查。

（4）心电图检查：行相关辅助检查时，常规要做心电图检查：对患有高血压或心电图异常或心脏听诊异常者，应行心脏超声检查；对心电图有心肌缺血表现或胸闷、心前区疼痛症状者，需做运动试验或做冠状动脉 CT 血管成像检查，必要时应做冠状动脉造影检查。有心律失常者，应做 24 小时动态心电图检查；对伴有高血压的患者，为了了解患者 24 小时血压波动情况，应行动态血压监测检查。对足背动脉搏动减弱或足部皮肤有溃疡的患者，应进行踝关节指数的测定，必需时应做下肢血管超声检查及下肢动脉造影检查。

（5）眼底和神经病变检查：2 型糖尿病患者要进行眼底检查，神经病变相关的检查也要在确诊时进行。检查眼底可选用免散瞳的眼底照相机，拍下眼底的照片，如有异常，再转诊至眼科继续诊治。对于针刺痛觉、踝反射、振动觉、温度觉、压力觉检查异常的患者，还需要进一步进行电生理学检查（如神经传导速度测定）和定量感觉测定。

（6）其他检查

1）尿常规或估算的肾小球滤过率异常者，应进行泌尿系统的超声检查。肾小球滤过率的测定，必要时应采用核素法进行。

2）有其他证据表明患者的肾脏损害可能存在糖尿病肾病以外的因素时，尿常规中的红细胞或白细胞增多，应建议患者进行肾脏穿刺活检。

3）糖尿病患者中有超重或肥胖并且肝功能异常者，应做腹部超声检查，必要时行上腹部 CT 检查或磁共振检查，以弄清是否伴有脂肪肝及胆石症。

4. 复诊患者的评估　规范评估复诊患者，明确患者的代谢控制和并发症及伴发病情况。每次复诊都要询问患者的饮食情况，体重有没有变化，有没有糖尿病的症状，有没有低血糖的症状，有没有合并症和伴发病的症状，对现有的治疗方案是否满意。应对患者进行血压、心率测量和下肢皮肤及足部皮肤的检查。体重、腰围、臀围每 3 个月测量一次。

使用胰岛素和胰岛素促泌剂治疗的患者，应在医生指导下进行自我血糖监测，每次复诊时，医生都要对患者的血糖自测结果进行检查，这是评估患者血糖控制情况的重要依据。如果患者出现较大的血糖波动或怀疑是低血糖，建议进行持续的血液中的葡萄糖监测。对于糖尿病患者有应激因素或有明显临床症状时，应及时检查尿酮体、血 β-羟丁酸、血电解质等，必要时应进行血气化验。建议血糖控制好的糖尿病患者每 6 个月检测一次糖化血红蛋白，血糖控制差或近期调整治疗方案的糖尿病患者每 3 个月测一次糖化血红蛋白。肾功能、血尿酸、尿常规、尿白蛋白/肌酐比值正常，血脂正常，肝功能正常的糖尿病患者，这些指标可以每年复查一次，这些指标若有异常，则视具体情况来决定复查的次数。建议治疗糖尿病使用二甲双胍的患者，每年测定血清维生素 B_{12} 一次。

三、干　预

现代糖尿病治疗的"五驾马车"：监测血糖、控制饮食治疗、运动治疗、药物治疗、糖尿病教育。

1. 监测血糖　持续血糖监测技术可以实时监测葡萄糖水平和葡萄糖变化趋势，相对于只能反映某一时刻血糖状况的指尖血糖而言。持续血糖监测以其持续全面、实时动态和灵敏可靠的优势，迅速发展并逐渐被国际社会所接受。但由于开展糖尿病患者持续血糖监测教育的力度不够，患者接受能力参差不齐，对血糖监测知识缺乏，对血糖管理的自觉性不强，导致持续血糖监测这一优势不能很好地发挥出来。相关学者对持续血糖监测使用的基础知识和注意事项进行了归纳整理，目的是对患者进行有效的自我管理指导，并且有利于广大医护人员对患者进行健康宣教。

持续血糖监测技术设备是由葡萄糖感应器、线缆、血糖记录器、信息提取器和分析软件等组成，通过葡萄糖感应器监测皮下组织间液中葡萄糖浓度间接反映血糖水平。葡萄糖氧化酶、半透膜和微电极组成了感应器，感应器借助助针器植入受检患者的皮下，与葡萄糖在组织间液中发生化学反应，产生电信号。线缆将电信号传至记录器，记录器每分钟接受一次电信号，每 15 分钟将电信号平均值转换为血糖数据存储，设备无须人工校对，可连续使用 14 天，在此期间，患者可自行输入影响血糖的事件，如进餐、运动、降糖药物等，戴上 14 天后取下感应器，通过信息提取器传送血糖数据到计算机分析软件，便可获得连续 14 天血糖波动的信息。患者的血糖水平和血糖波动特征，应结合记载的影响患者血糖变化的事件和时间，以定性定量的方式被反映出来。

2. 控制饮食治疗　糖尿病患者控制血糖的重要措施就是饮食管理。糖尿病患者在饮食中需要控制碳水化合物的摄入，蛋白质和膳食纤维的摄入要适当增加。具体做法包括：

（1）控制总能量摄入量：糖尿病患者需要根据自身情况及理想体重确定每日的总能量摄入量，一般建议男性为 1800～2200kcal，女性为 1500～1800kcal。

（2）控制碳水化合物的摄入：糖尿病患者每餐需要控制碳水化合物的摄取量，一般建议为 250～400g 的每日摄取量。可以通过选择低糖、低淀粉的食物，如蔬菜、全麦面包、水果、糙米等来实现。

（3）增加摄入蛋白质、膳食纤维：糖尿病患者可适当增加蛋白质和膳食纤维的摄入，如鱼类、瘦肉、蔬菜、豆类等。

（4）控制饮食的时间和频率：糖尿病患者需要控制饮食的时间和频率，一般建议每日三餐加上适当的小食，避免过度饥饿或饱食。

（5）忌高糖高脂高盐食品：糖尿病患者需要避免糖果、糕点、油炸食品、肥肉等糖分高、脂肪高、盐分高的食物。

3. 运动治疗　糖尿病患者很重要的一种治疗手段就是通过锻炼身体控制血糖。运动可以增加身体的敏感度，促使胰岛素的分泌和使用，从而降低血糖的含量。适量运动可以帮助控制血糖、降低血压、改善心脑血管健康。具体措施包括：

（1）选择适合自己的运动方式：糖尿病患者需要选择适合自己的锻炼方式，如散步、慢跑、瑜伽、游泳等都是可行的。

（2）控制运动的强度和时间：糖尿病患者需要控制运动强度和时间，一般建议糖尿病患者每周至少坚持 150 分钟的有氧运动，如健走、骑车、游泳等。

（3）注意运动前后的饮食：糖尿病患者需要注意运动前后的饮食，避免运动前过度饥饿或饱食，运动后及时补充能量和水分。

（4）监测血糖水平：糖尿病患者运动前、中、后都需要监测血糖水平，避免血糖过低的情况发生。

在改善 2 型糖尿病患者的糖代谢方面，结合运动管理平台的可穿戴设备发挥了一定的作用。通过佩戴肌氧仪与心率臂表进行运动测试，上传肌氧和心率曲线，制定个性化、符合自身有氧运动能力的运动计划。

4. 药物治疗　糖尿病患者控制血糖，药物治疗是一项重要的治疗手段。对症下药，按时按量服用，这是药物治疗所需要的。具体措施包括：

（1）胰岛素治疗：需要胰岛素治疗胰岛素分泌不足或胰岛素作用效果不佳的患者，胰岛素的种类、剂量、注射时间都需要视患者病情做适当调整。

（2）口服降糖药物治疗：对于轻中度糖尿病患者，口服降糖药就能起到一定效果。常用的口服降糖药物有二甲双胍、磺酰脲类、α-糖苷酶抑制剂等，这些药物都是口服降糖的常用药物。

（3）监测血糖水平：糖尿病患者需要定期监测血糖水平，调整药物剂量和服药时间，才能保持血糖在正常水平。

5. 糖尿病教育　糖尿病健康教育是糖尿病管理工作中的重要基础措施和糖尿病管理的基石。每一位患者都要接受全面的糖尿病教育，对糖尿病有充分的认识和掌握自我管理的技能。基于互联网的健康管理平台是利用互联网、大数据、物联网将患者信息整合，实现健康监测、健康评价、健康干预等功能。借助手机终端，可随时随地实现视频、语音、图片等多种形式的在线宣教，足不出户即可实现实时交流互动，宣教内容可存储至手机，可随时查看，不受地点和时间限制，强化糖尿病患者自我管理，为健康管理提供便捷高效、互动性强的干预平台。

（1）可穿戴智能设备：是利用智能可穿戴传感器技术研发出的可穿戴的健康电子设备，可以实时监测心率、血压、血糖等健康数据及运动情况，并用蓝牙连接将数据实时传输至手机应用程序、后台管理中心，医务人员通过对上传的数据分析，给出膳食、运动量建议，鼓励个人对不良生活方式做出改变。

（2）健康管理类手机应用程序：糖尿病健康管理应用程序不断涌现，通过该应用程序可以实现血糖监测、血压记录、在线问诊、健康宣教等功能。应用程序记录每日的饮食情况，患者将饮食信息上传，营养师可以根据其每日饮食情况制定个性化的饮食方案，使用应用程序记录饮食信息后，患者饮食能量分配更为合理。

（3）微信、微信群、小程序：通过微信订阅号和微信群，可以随时随地实现视频、语音、图片等多种形式的在线宣教，不受地点、时间限制，将宣教内容实时与医务人员互动交流，保存到随时可以查看的手机上，为健康管理提供一个便捷、高效、互动的干预平台。小程序是一款不用下载安装就能使用的应用程序，以微信小程序的知名度最高。微信小程序简单方便，适用于我国糖尿病患者的疾病指导活动，患者能够随时随地打开小程序查看并学习所需相关知识。

（4）互联网远程视频：随着 5G 通信、宽度接入技术的成熟发展，互联网远程视频技术得以广泛应用。通过该技术足不出户即可实现实时交流与互动，缓解了优质医疗资源分布不均的现实。例如，上海五里桥试验采用与血糖控制差的糖尿病患者进行网络视频对话的形式，在探索全科、糖尿病专科协作管理模式的过程中，提高了基层医务工作者的诊疗能力，强化了糖尿病患者的自我管理，减少了患者到大医院就诊的次数，提供了其他地区糖尿病健康管理工作的成功案例。

第三节　案例分析

1. 案例信息　李某，女性，57 岁，退休职工。既往有高脂血症病史，且不规律应用药物治疗。腹型肥胖（身高 165cm，体重 70kg，腹围 85cm），食量偏大，嗜食甜食，运动量较小。1 个月以来多饮多尿，餐后间断视物不清，偶有蚁行感。1 日前家庭自测随机血糖 22.6 mmol/L。其母亲是糖尿病和冠心病患者。

2. 健康管理目标

（1）通过对健康信息的收集，对患者开展糖尿病及其并发症评估。

（2）根据患者的个人情况提出针对性的健康干预措施。

（3）运用智能化技术进行糖尿病慢性病管理，减缓慢性并发症的发展，避免急性并发症的发生。

3. 健康管理流程

（1）健康信息采集

1）患者资料的收集和健康档案的建立：收集患者的性别、年龄、生活方式、饮食情况、家族史、既往史、职业等信息，建议到内分泌科专科进行如一般情况检查、体格检查、动态血压监测、血糖谱监测、心电图、肌电图等电生理监测、超声心动图、颈动脉超声、下肢动脉超声等影像学检查（如有必要可加做冠状动脉 CTA）。同时，进行患者的眼底检查、尿常规（含尿蛋白、糖类及尿沉渣镜检）、尿肾功、血肌酐、肝功能、血糖、糖化血红蛋白、血脂、电解质等常规化验检查，以及口服葡萄糖耐量试验、C肽释放试验、胰岛素释放试验等专科化验检查，为患者建立一份完整详细的综合健康档案。

2）健康信息监测：通过采集健康信息，了解患者目前的血糖状况，是否存在高脂血症的危险因素，是否患有糖尿病肾病、糖尿病视网膜病变、动脉粥样硬化、糖尿病神经病变等。

（2）健康评估：进行数据分析和健康评估，患者考虑初次诊断为糖尿病，分析了收集到的健康数据，对患者的健康状况进行了全面的综合性评估。

1）患者否认高血压、冠心病的基础疾病史，既往有高脂血症病史，且否认吸烟史、饮酒史，有糖尿病、冠心病家族史，腹型肥胖（身高165cm、体重70kg、腹围85cm）、食量偏大、嗜食甜食、运动量小等，其家庭自测随机血糖为22.6mmol/L。

2）血压监测提示：患者血压波动范围为（130～140）/（80～90）mmHg；心电图检查及心脏超声大致正常；肌电图提示周围神经传导无明显异常；颈动脉超声、下肢动脉超声提示动脉内中膜增厚，但未见明显斑块形成；尿常规、尿肾功、血肌酐、肝功能、电解质大致正常；空腹血糖波动于12mmol/L、糖化血红蛋白：13.4%、低密度脂蛋白胆固醇：4.03mmol/L；眼底检查可见硬性渗出；胰岛素释放及C肽释放试验提示患者存在胰岛素抵抗。

（3）健康干预

1）制定健康干预方案及执行计划

A.患者目前初诊糖尿病且近期血糖控制不佳，首先于内分泌科接受专科治疗。

B.待制定治疗方案后规律用药并监测血糖。

C.加强对患者的健康教育，强调控制体重、规律作息，保证充足的睡眠和良好的精力，调整饮食结构，适当运动锻炼。

2）跟踪随访并进行健康指导：通过随访及体检，评估管理对象的健康状况，反馈指导干预措施的改进。主要随访内容有：

A.测评患者对饮食控制的掌握程度、运动状况、目前症状以及患者服药情况。

B.进行一般检查、体格检查，定期监测糖化血红蛋白及血脂等指标筛查。

C.注意有无急性并发症、慢性并发症的表现。

4.智能化管理

（1）健康信息采集：通过物联网技术，与内分泌科专科医师协作，为患者建立一份"门诊+住院+家庭自我监测"的综合性健康档案。家庭自测血糖也可以通过智能化平台实时储存、分析。医患之间采用电脑或者手机等设备进行血糖数据联通，查询血糖数据及动态变化的趋势图等。

（2）疾病风险评估：对采集的数据利用网络信息平台综合评估血糖控制的风险和受益程度、可行性及社会因素，为患者制定合理的个体化血糖控制目标。利用网络化信息平台，医生可以对患者上传的数据及时反馈，调整药物治疗及医学营养治疗指导。

（3）制定健康干预计划

1）健康教育：利用大众媒体、自媒体、健康管理应用程序传递科普知识。

2）医学营养治疗：帮助患者制定营养计划和形成良好的饮食习惯，通过智能化管理平台推送给该患者，提高患者的依从性。包括：合理餐次分配，提倡低盐、低脂和低升糖指数饮食，摄入适量新鲜蔬菜和水果，减少饱和脂肪酸和胆固醇的摄入。此患者的估算理想体重为60kg，属于轻体力劳动，每日摄入总量为1800～2100kcal。

3）运动治疗：患者近期血糖偏高，暂不适宜运动，待血糖控制平稳开展有规律的合适运动，循序渐进。建议每周进行150分钟，如步行、慢跑、骑车、游泳等中等强度的锻炼，并且锻炼前和锻炼后都要监测血糖，避免出现血糖过低的情况。

4）病情监测及药物治疗：包括血糖监测、其他危险因素监测和防治并发症的出现等。利用穿戴式智能设备、健康管理应用程序、移动社交平台搭建的智能平台，内分泌专科医生和慢病管理医生可对患者进行问诊，督促患者实时上传血糖，了解血糖控制情况。医生可以根据患者就诊时间、血糖测量水平、是否按时取药、服用药物的种类和数量、危险因素的干预、靶器官损害的筛查以及并发症的评估等，协助患者管理血糖。

5. 案例总结　本案例中，患者考虑初次诊断 2 型糖尿病。其健康管理重点首先是对是否存在急性或慢性并发症进行早期诊疗；其次，该患者存在腹型肥胖，饮食和生活方式不健康，且存在高脂血症、家族史等危险因素，有很高的动脉粥样硬化血管病发生风险；因此，利用智能化管理平台，制订个体化的健康干预方案，采取多种方式干预，对血糖、糖化血红蛋白进行监测，同时定期监测并发症的发生及发展趋势，以达到减缓慢性并发症发展、避免急性并发症发生的目标，保证患者的生活质量。

第十一章 脑卒中的健康管理

第一节 疾病概述

脑血管病现已跃升为国民死亡原因之首，发病年龄呈年轻化趋势，具有发病率高、死亡率高、致残率高等特点，已成为我国重要的公共卫生问题，严重影响了我国的国计民生。脑卒中是由于脑局部血液循环障碍引起的神经功能缺损综合征，是一种急性起病的脑血管病，又称"脑中风"或脑血管意外，常见于各种颅内血管疾病引起的脑动脉粥样硬化、脑血栓形成、脑动脉瘤、颅内血管畸形、脑动静脉瘘等脑组织缺血缺氧坏死或出血性病变。因为脑卒中缺乏有效的治疗方法，所以现在认为防病特别重要。积极有效地干预脑卒中的危险因素，能使脑卒中的发病率明显降低，使疾病负担明显减轻。

一、流行现状

1. 致残率、复发率较高 脑卒中是单一疾病中致残率最高的一种疾病。我国脑卒中患者出院后第五年的复发率高达 59%，一半以上的患者会不同程度地丧失劳动能力，给国家和社会造成巨大的经济负担。

2. 发病具有地域差异 脑血管病在我国的地理发病趋势呈现出城市发病高于农村，北高南低，东高西低的特点。

3. 发病具有季节差异 脑卒中的发病具有明显的季节性，冬季发病率较高，尤其以出血性脑卒中的发病率增高为显著特征。

二、诊断标准

脑卒中分为缺血性脑卒中和出血性脑卒中。

1. 缺血性脑卒中

（1）急性起病。

（2）局灶性神经功能缺损（面瘫或肢体一侧无力或感觉异常，存在语言沟通障碍等），少数出现面瘫、肢体无力、感觉异常等全面性神经功能缺损。

（3）影像出现责任病灶或有持续 24 小时以上的症状/体征。

（4）排除非血管性病因。

（5）脑 CT/磁共振排除脑出血。

诊断过程应包括以下几个步骤。

（1）是否为脑卒中？排除非血管性疾病。

（2）是不是缺血性脑卒中？进行脑 CT/磁共振检查排除出血性脑卒中。

（3）脑卒中的程度如何？对神经功能缺损程度进行评估，可以用神经功能评估量表进行评估。

（4）能否进行溶栓治疗？是否进行血管内治疗？核对适应证和禁忌证。

（5）结合病史、化验、脑病变、血管病变等资料，多采用 TOAST 分型来对其病因进行分型。

2. 出血性脑卒中 通过 CT 等影像学检查，结合临床症状和体征进行诊断，如突发剧烈头痛、呕吐，以及相关神经功能障碍等。

诊断过程应包括以下步骤。

（1）是否为脑卒中？根据发病情况、病史及体征判断。

（2）是否为脑出血？脑CT或磁共振检查确认。

（3）脑出血的严重程度如何？可通过格拉斯哥昏迷评分量表或美国国立卫生研究院卒中量表进行评估，同时参照影像学检查提示的出血部位、出血量等信息。

（4）脑出血的病因是什么？综合病史、影像学检查、实验室检查等情况判断。

三、病因和危险因素

1. 缺血性脑卒中的病因　根据目前国际上广泛使用的TOAST病因分型，缺血性脑卒中分为大动脉粥样硬化型、心源性栓塞型、小动脉闭塞型、其他明确病因型、原因不明型等五大类型。

（1）大动脉粥样硬化型：在病因中最为普遍。脑动脉粥样硬化性闭塞或有血栓形成是其核心环节，动脉壁斑块表面纤维帽破裂后粥样物质流入血流，内皮损伤及斑块破裂后的血液湍流则是血栓形成的罪魁祸首。

（2）心源性栓塞型：为最常见的脑栓塞类型。除一些非心源性脑栓塞如动脉血栓、脂肪滴、癌栓异物等外，常见的心脏疾病有心房颤动、感染性心内膜炎、心脏瓣膜病、先天性心脏病、心脏黏液瘤等。

（3）小动脉闭塞型：主要见于脑部的小动脉玻璃样变、动脉硬化、高血压引起的纤维素样坏死等，其病变的血管主要为终末动脉，如深穿支动脉，坏死组织被巨噬细胞吞噬后可残留小囊腔；血容量减少，体循环血压降低等血流动力学异常时可发生供血边缘带缺血性脑卒中。

（4）其他明确病因型。

（5）原因不明型。

2. 出血性脑卒中的病因　出血性脑卒中最常见的病因是高血压合并细、小动脉硬化，其他病因包括脑静脉畸形、动脉瘤、血液病（白血病、再生障碍性贫血、血小板减少症、血友病、脑淀粉样病变、脑动脉炎、抗凝或溶栓治疗等）。脑血管壁的特点为：无外弹力层，中层肌细胞和外膜结缔组织较少，脑微动脉和小动脉在高血压的基础上发生玻璃样变和纤维素性坏死，血压突然上升时血管容易破裂出血。出血最常见的是基底节区，其供血动脉是由大脑中动脉直角发出的豆纹动脉，在承受了高压力的血流冲击后，豆纹动脉极易破裂。

3. 脑卒中的危险因素　脑卒中是具有多种危险因素的疾病，主要分为不可干预和可干预两大类，各种危险因素之间既相互独立，又相互影响。

（1）不可干预性危险因素：包括年龄、性别、种族、遗传因素等。

（2）可干预性危险因素：包括高血压，糖尿病，心脏病，血脂异常，高同型半胱氨酸血症，短暂性脑缺血发作，吸烟，酗酒，肥胖，无症状性颈动脉狭窄，口服避孕药，情绪应激，抗凝治疗等。其中，对社会造成负担的可干预因素已经超过90%，所以脑卒中预防和治疗的主要目标是可干预性危险因素。

四、临床表现

1. 缺血性脑卒中　受累脑血管的血液供应区域与脑卒中引起的神经系统局灶性症状和体征相一致。临床表现取决于梗死病灶的大小和部位，主要为偏瘫、偏身感觉障碍、失语、共济失调等局灶性神经功能缺损的症状和体征，有的可出现全脑症状，如头痛、呕吐、昏迷等。患者普遍意识清楚，当基底动脉血栓或大面积脑梗死时病情严重，可出现意识障碍，甚至是脑疝形成最终导致死亡。

中老年患者多出现动脉硬化性血栓性脑梗死，发病前有高血压、糖尿病、冠心病和血脂异常等脑梗死的危险因素。常于安静状态或睡眠期间发病，有些病例可在发病前出现短暂性脑缺血发作；有心房颤动、大动脉硬化、风湿性心脏病等病史者可在任何年龄发生脑栓塞，无明显诱因，快速起病，多在数秒或数分钟内达到高峰，症状可逐渐加重。

2. 出血性脑卒中 患者多有高血压病史，50 岁以上多见，多发生于情绪激动时或活动中，少数可有头晕、头痛、四肢无力等，症状在数分钟至数小时内达到顶峰，一般无前驱症状。血压常明显升高，并伴有头痛、呕吐、四肢麻痹、意识障碍、脑膜刺激征和癫痫发作等症状，临床表现的严重程度，主要是由出血的量和部位来决定的。

第二节 疾病管理

一、筛 查

1. 健康信息收集 主要内容包括：

（1）生理、生化数据：如血糖、血脂、血压、身高、体重等。

（2）生活方式数据：如吸烟、饮酒、运动习惯、饮食等。

（3）个人诊疗或家族遗传、月经史等。

（4）心理因素：如精神压力、社会支持度、生活满足感、睡眠、家庭状况等方面的因素。

（5）健康知识和健康素养方面的信息。

2. 基因智能筛查 缺血性脑卒中周围血全基因组测序显示，颅内和颅外动脉粥样硬化的某些免疫反应相关基因表达可能存在异常。利用机器学习技术推测，基于基因表达和蛋白质相互作用，在数据库内对目标基因进行推测。

3. 颈动脉斑块智能分析 在缺血性脑卒中的分类中，主要类型是动脉硬化型血栓性脑梗死，而颈动脉狭窄也是脑卒中独立存在的危险因素，所以评价颈动脉斑块对于脑卒中预防意义重大。颈动脉超声因其高效、无创的特性而得到广泛的应用。人工智能能自动提取颈动脉超声的图像特征，利用卷积神经网络算法，分析出不同颈动脉斑块的成分，如识别出斑块的脂质核心、纤维帽及钙化组织等成分，可对患者的斑块破裂风险进行估算，临床符合度可达 90%，有利于及早评估发生脑卒中的风险，防范脑卒中事件。

4. 脑卒中智能影像诊断流程优化 脑卒中是一种急性神经系统事件，加快 CT 对出血或脑卒中早期征象的筛查是至关重要的。例如，给出现神经系统急性事件概率高的头部 CT 做标志，自动划分工作列表优先级；利用深度学习算法进行图像预处理，提高处理速度，进行脑卒中的快速筛查。

二、评 估

1. 脑卒中风险评估 当脑卒中没有发生时，人们对自身的危险因素并没有太多的关注，进行脑卒中风险的评估，可以对有脑卒中危险因素的人群起到警示作用，可以对重点目标人群进行筛查，进行重点预防管理，从而有针对性地制定干预措施，提前预防和治疗脑卒中，可有效降低脑卒中的发病率及复发率，减轻社会负担。现有的评估脑卒中风险的方法比较简单，主要涉及统计脑卒中的危险因素。目前已有多种基于其评价原理的脑卒中预测模型和方法，可分为简易评估和智能算法评估两大类。

（1）简易评估：简易评估的特点是用途广泛、操作简便、经济实惠，多是以弗雷明汉卒中风险评估量表、脑血管功能积分等为主的定性评价。但基于它的便捷性，简易评估方法所收集的资料相对较少，实验室的数据也较少，因而对于脑卒中风险预测的准确度有限。

1）弗雷明汉卒中风险评估量表：是最早提出的简易风险评估工具，曾被广泛应用，在指导那些因存在危险因素而有脑卒中风险的个人预防决策中具有十分重要的价值。

2）脑血管功能积分：是根据无创伤脑血管血流动力学检测指标的异常变化，按照积分规则计算而获得的综合积分值，简便、易行。根据脑部血管功能积分值是否低于 75 分，就可以筛查出脑卒中的高危个体。

（2）智能算法评估：学者们利用人工智能技术建立了许多新的评估模型，以提高脑卒中风险评估的准确性。比如脑卒中风险评估 APP，可评估 20 岁以上人员 5～10 年的脑卒中发病风险，该手机软件在具备一定健康教育功能的同时，包含了 19 个危险因素的详细信息。

基于中国人群的调查数据，我国也有"中国模式"的模型开发和设计，如中国医学科学院阜外医院课题组开展了一项针对动脉粥样硬化性心肌梗死/冠心病和脑卒中疾病的风险预测研究。相比国外同类模型，中国模式对本土脑卒中风险的预测要精确得多。

2. 脑卒中诊断评估 人工智能通过自然语言处理及计算机视觉等技术对神经影像学、电子病历资料等进行快速分析，实现脑卒中的分型、鉴别诊断、发病时间确定、判断病灶体积，大大提高了诊断的效率及准确率。

（1）缺血性脑卒中：缺血性脑卒中亚型的分类对治疗和预后的评估至关重要，治疗和预防措施在不同的脑卒中亚型之间也存在差异。在人工智能领域中，国内外研究人员采用将电子病历、影像结果等健康记录的自然语言与机器学习方法相结合，实现了信息系统分类的自动化。研究结果显示，机器学习自动亚型分类的结果与人工 TOAST 分类法的结果具有很高的一致性，这说明这种自动化的分类过程可以为脑卒中流行病学的大规模研究提供可能。

半暗带存在于脑梗死组织周围，是缺血性脑卒中现代治疗的基础。中心部位已属不可逆性损害，但对周围半暗带组织进行抢救，可避免坏死形成，关键在于是否能及时恢复血流，改善组织代谢。目前恢复血流的最主要措施是静脉溶栓治疗。急性缺血性脑卒中的半暗带可在发病 6 小时内挽救，使预后得到改善，所以对于脑卒中患者的治疗效果和预后来说，缺血性脑卒中的治疗时间窗起着关键性的作用。一些研究者利用深度学习算法，通过隐藏在磁共振灌注加权成像中具有更高敏感性的定量或半定量参数特征确定脑卒中发作的时间，用来指导临床溶栓时间和各种临床策略。

基于磁共振影像的算法模型（广义线性模型、支持向量机、自适应增强和随机森林）可判断脑组织的缺血状态。磁共振灌注加权成像及弥散成像对于灌注-扩散不匹配区域的测量能早期识别潜在的可抢救脑组织，及时做出治疗决策。

（2）出血性脑卒中：脑卒中患者中脑出血患者的致残率和死亡率均高于脑梗死患者，是我国居民死亡和残疾的主要原因之一，其中脑出血患者一个月内的死亡率高达 35%～52%，生存下来的患者在半年末时残疾的比例约为 80%。相比缺血性脑卒中，出血性脑卒中在 CT 影像上容易诊断，因此，目前人工智能研究较多地采用 CT 影像数据。

出血性脑卒中的 5 个分型包括：脑实质出血，脑室出血，硬膜下出血，硬膜外出血和蛛网膜下腔出血。早期诊断脑出血的"金标准"是做颅脑 CT。深度学习算法可以准确识别 CT 影像异常，减少诊断时间并加快治疗速度，降低病死率。

脑出血的严重程度，是由脑出血的部位和出血量来决定的。人工智能模型对于脑血肿 CT 图像特征的处理可节省人工计算时间，减少医师的工作量，同时具有较高的可靠性。例如，深度网络框架可三维体积分割 CT 中脑部血肿，网络框架可全自动分割自发性脑出血、脑室出血及血肿周围的水肿。诊断效能优于初级放射科医师，既缓解了放射医师不足的压力，又为精准药物治疗和手术治疗提供数据支持。

前交通动脉瘤破裂风险预测：由于该瘤具有发病率高、破裂率低、致残率高、致死率高等特点，且手术干预存在并发症风险，因此筛查破裂风险较高的动脉瘤是对未破裂动脉瘤的最佳干预策略。前交通动脉瘤是颅内动脉瘤中最常见的一种，可将 17 项参数（13 项形态参数需从患者的 CT 血管造影影像中测量，2 项人口统计学因素，以及高血压和吸烟史）纳入人工智能研究，利用两层前馈人工神经网络对这种破裂的风险进行预测。结果表明，该预测方法对 594 个原始样本的预测准确率为 94.8%。说明该神经网络表现良好，为预测前交通动脉瘤破裂风险提供了有价值的工具，有益于未破裂前动脉瘤的处理。

3. 脑卒中预后评估　在缺血性脑卒中的预后中，除了应用评估脑卒中后脑功能恢复相关量表外，还可综合病灶的定位信息、脑卒中偏侧性信息、梗死体积、入院后神经功能缺损评分和患者年龄等其他可用特征，利用支持向量机模型，对缺血性脑卒中患者30天内临床疗效进行评估，准确率达85%。在静脉溶栓治疗后症状性脑出血的风险也可由基于CT影像构建的支持向量机模型较好地预测。

人工智能用于判断出血性脑卒中治疗后90天患者神经功能恢复状况的预后模型的建立。通过筛选206个相关变量，确定17个重要因素，将支持向量机、随机森林、人工神经网络等高性能机器学习算法进行比较，表明机器学习模型可以更加精确地预测出血性脑卒中神经功能的后期恢复结果。

对动脉瘤性蛛网膜下腔出血的预后预测是有挑战性的，也是很复杂的。前馈人工神经网络是广泛应用的机器学习方法，有学者研究前馈人工神经网络对患者特异性临床结果和迟发性脑缺血发生的预测能力，并与国际上使用的两个评分系统的预测结果进行比较。研究发现，在迟发性脑缺血发生的个性化预测方面，现有的前馈人工神经网络与预测迟发性脑缺血分级量表和蛛网膜下腔出血国际临床试验数据相比，前馈人工神经网络在样本数较少的案例中表现出的性能与评分系统相同，为其提供了便捷的预测方法。但在大样本中表现如何仍需要进一步证实。

在立体定向放射治疗脑静脉畸形后的5年内，支持向量机和随机森林等机器学习方法能够准确预测其结果，其准确率高达97.5%，与常规回归模型相比，能识别新的放射生物学特征（3D表面剂量），预测准确率更高。并为进一步开发医疗保健的预后工具提供了范例。

三、干　预

1. 脑卒中的一级预防　在脑卒中发病前预防危险因素，即积极主动地控制各种危险因素，早期改变不健康的生活方式，以降低发病率。预防主要针对：高血压，糖代谢异常，脂代谢异常，心脏疾病，生活方式改变，颈动脉狭窄，高同型半胱氨酸血症，高纤维蛋白原水平等可干预的危险因素。

（1）高血压：在我国人群中，脑卒中最主要的危险因素就是高血压，有效控制血压后，脑卒中的发病率和死亡率都能得到有效的降低。需要控制血压者应采取个体化的治疗方法，针对患者的特点和对药物的耐受性进行治疗。对于合并2型糖尿病的原发性高血压人群或合并肾病的患者，推荐130/80mmHg以下的降压目标值。除规范的药物治疗外还应推荐非药物性治疗，非药物治疗包括减重、健康饮食结构、减少钠摄入、补充饮食中钾摄入、在训练计划指导下的增加锻炼以及限酒。

（2）糖代谢异常：与普通人相比，糖尿病患者的脑卒中发生率高出4倍，而且在脑卒中发生的疾病和预后中，血糖水平有明显的相关性。建议及早筛查糖尿病高危人群；年龄在40岁以上无糖尿病危险因素的人也建议筛查。有脑卒中危险因素的人，血糖的检测要定期进行。糖尿病控制目标应实现控制目标个体化，建议控制目标为空腹血糖4.4～7.0mmol/L，餐后血糖＜10.0mmol/L。对大多数非妊娠成年糖尿病患者而言，合理的糖化血红蛋白控制目标为＜7.0%；糖尿病患者血糖控制应采取包括改善生活方式、营养治疗、运动治疗、药物治疗等综合治疗。此外，糖尿病患者应积极进行与疾病相关的知识教育：包括饮食、体育锻炼、药物治疗、血糖监测等。

（3）脂代谢异常：对于缺血性脑卒中的高危人群，应每隔3～6个月进行一次血脂测定，40岁以上的男性每年进行一次血脂检查，绝经期后的女性每年进行一次血脂测定。防治血脂异常应以控制饮食及体育锻炼为主，改变不良的生活方式，降低低密度脂蛋白水平作为首要干预靶点，采取不同强度干预措施。药物治疗首选他汀类调脂药，在对他汀剂量进行调整后或启动他汀治疗后4～12周复查血脂水平，之后再进行每3～12个月血脂的复查。

（4）心脏疾病：由于心源性栓子引起的缺血性脑卒中约占 20%，原因不明的脑卒中中约 40% 是由心源性栓子造成的，对于原发病如冠心病、心力衰竭等，瓣膜性心脏病和先天性心脏病可酌情进行外科手术和详细治疗。各种心脏疾病以心房颤动最为重要，其中首次就诊年龄 65 岁患者推荐主动进行心房颤动筛查，对所有心房颤动患者进行脑卒中风险评估评分。非瓣膜性心房颤动患者，CHA2DS2-VASC 评分男≥2 分、女≥3 分者，口服抗凝血剂治疗。对于瓣膜性心房颤动患者，建议口服华法林（国际标准化比值：2.0～3.0）进行抗凝治疗，并应采用抗凝治疗出血评分系统评估出血风险，如果不能正规监测国际标准化比值，可考虑使用凝血酶抑制剂或 Xa 因子抑制剂。

（5）生活方式改变

1）戒烟：烟草中所含的尼古丁能使血管痉挛，血压升高，使动脉粥样硬化速度加快等。在社区人群中全面采取控烟措施，对吸烟者进行干预，包括：心理疏导、烟碱替代疗法、口服戒烟药物、倡导戒烟。吸烟是脑卒中的独立危险因素，要不断加强市民对主动吸烟危害的宣传教育和被动吸烟危害的认识。

2）限酒：酒精可能引起脑卒中，包括使血压升高、血液高凝、引起心律不齐、使脑血管血流量下降等，这是由多种机制引起的。酒精的摄入剂量和出血性脑卒中存在直接的相关性。对有饮酒习惯的群众，加强科学宣传教育，积极劝导其适度饮酒。

3）合理控制体重：体重指数增高及腹型肥胖，与脑卒中之间的关系是目前比较统一的，二者均是独立危险因素。亚洲人群推荐体重指数切点：23.0～27.4kg/m² 超重；≥27.5kg/m² 属肥胖。每年进行一次体重指数筛查。

4）适量的体育锻炼：身体活动量或强度与脑卒中风险之间呈现剂量-效应关系。适量的体育锻炼不仅可以控制体重，还可影响血压、血糖，进而起到预防脑卒中的作用。个体应选择适合自己的身体活动来降低脑卒中风险。建议做完最大运动负荷测试后，针对老年人和脑卒中高危人群制定运动个体化处方进行锻炼。健康成年人每周应进行 3～4 次中等或以上强度的有氧锻炼（如快走、慢跑、骑自行车等），每次至少持续 40 分钟，日常工作以久坐为主的人群，需进行短时身体活动，活动间隔时长为 1 小时。

5）合理膳食：每日膳食种类应多样化，提倡膳食种类多样化，减少饱和脂肪酸和反式脂肪酸的摄入，以食用低脂肪、富含优质蛋白质、糖类、维生素和微量元素的食物为原则。人体摄入钾、鱼和蔬菜、水果的量增加，可减少脑卒中发生的危险，二者存在相关性。因此，建议成人每天摄入的食盐应≤6g；钾的摄入量≥4.7g；鱼类摄取量在 120～200g；建议多吃水果，400g/d 为最大有益量。

（6）颈动脉狭窄：是缺血性脑血管病的重要危险因素，对于高危人群（危险因素≥3 个），年龄＞40 岁者推荐做颈动脉彩超检查。彩超仅发现内膜增厚的人群，建议每年复查颈动脉彩超 1 次，同时以改变生活方式为主（如戒烟、适量运动和低盐、低脂、低糖、低热量饮食）；对无症状性颈动脉狭窄患者首选抗血小板药物或他汀类药物治疗；重度颈动脉狭窄的患者（狭窄率＞70%），在有条件的地方可以考虑行颈动脉内膜切除术或血管内介入治疗。

（7）高同型半胱氨酸血症：高同型半胱氨酸与脑卒中有一定的关联性。对于高同型半胱氨酸血症的患者，可考虑通过叶酸与维生素 B_6、维生素 B_{12} 的联合治疗来预防脑卒中的发生。

（8）高纤维蛋白原水平：血浆纤维蛋白原浓度升高是动脉粥样硬化和血栓栓塞性疾病的独立危险因素，当血浆纤维蛋白原水平升高与高血压同时存在时，脑卒中的风险就更大了，血浆蛋白原升高时，可采用降低血浆纤维蛋白原含量的治疗方法。

2. 院前急救　急性缺血性脑卒中的救治能力是一块试金石，它可以反映脑卒中的治疗效率。急性缺血性脑卒中在治疗方面发展迅速，其核心在于血流的快速重建，因而能否在时间窗内到达有溶栓能力的医院进行溶栓治疗，这才是急性缺血性脑卒中治疗的关键环节。而我国仅有 21.5% 的急性缺血性脑卒中患者能在发病 3 小时内到达急诊部，院前延误是其中一个重要原因。

（1）急救响应：推荐调度员使用辛辛那提院前卒中量表等标准化工具对脑卒中患者进行快速识别，以加快急救反应。救护车一旦考虑到疑似脑卒中，应根据脑卒中急救的要求，紧急出动。以最快的速度在保证人员和车辆安全的情况下到达现场。必要时可向社会应急联动或交通部门请求支援，条件较好的地区还开展了由现代科技构成的全方位综合高效救援体系，如空中联合救援、地面救援等。

（2）现场评估：在评估疑似脑卒中人员所处环境是否安全后，急救人员须迅速对包括血压、脉搏、呼吸、氧饱和度、血糖等在内的生命体征完成评估，对脑卒中患者现场的准确识别对院前院内的衔接、后续治疗都有重要意义，推荐应用脑卒中评估量表如辛辛那提院前卒中量表、洛杉矶院前卒中量表或面、臂、言语、时间评分量表等快速有效地识别脑卒中，应用凝视-面-臂-言语-时间评分量表、卒中现场评估分诊量表等识别大动脉闭塞导致的急性缺血性脑卒中患者。快速获取患者的发病时间、症状、体征和可能的病因等，同时还需要快速获取其他病史：包括服药史、手术史、过敏史、现有病史等。

（3）现场处置：首先保证呼吸道的通畅，评估血糖，血糖偏低者应纠正，院前推荐心电图检查及心电监护，监测血压，缺血性脑卒中急性期应该谨慎处理高血压，推荐鼻导管吸氧等措施，有条件的应该完善静脉通道及部分采血取样等。

（4）转运：中国卒中急救地图由国家卫生健康委员会脑卒中防治工程委员会于2017年9月组织编写。中国卒中急救地图是医疗资源整合最高、配置合理、链接精准、送达快捷的过程，在转运过程中要做好监护和宣教工作，为了提高转运效率，要符合就近转运的原则。

（5）衔接

1）提前预警：急救中心应与各级卒中中心建立密切的信息沟通渠道，急救人员在运送疑似脑卒中患者的同时，对即将接诊的医院进行提前告知，可将患者的相关信息通过车载信息系统、手机APP或电话等方式及时传递到目的医院。以便医院提前做好相应准备。从而有效缩短到达急诊室的时间延误。

2）院内团队响应：接到信息后，院方脑卒中团队要提前做好接车准备，启动院内绿色通道，将反馈信息及时通过平台发送给急救人员，提高院前识别准确率。

3. 脑出血手术治疗　对于有手术适应证的脑出血患者，应积极进行手术，医疗手术机器人集合空间导航技术、医学影像技术、机器人技术，具有安全、便捷、精准的优点，在颅内血肿微创术中表现较好，医疗手术机器人可缩短手术时间和术后康复时间、减少术后并发症。

4. 脑卒中的二级预防　对脑卒中患者进行健康指导和干预，对曾经发生过一次或多次脑卒中的患者，针对一切可干预的危险因素，通过寻找脑卒中事件发生的原因来进行治疗，从而达到减少脑卒中复发风险的目的。二级预防应在脑卒中后及早启动。

（1）病因预防：对已发生脑卒中的患者，应明确脑卒中的类型和相关危险因素。选择必要的影像学检查或其他实验室检查，对可干预的病因进行预防，包括高血压的控制、心房颤动的治疗等所有一级预防措施。

（2）抗血小板聚集药物：对于大多数缺血性脑卒中后的患者，可在医生的指导下使用抗血小板聚集药物如阿司匹林、氯吡格雷以及他汀类药物等。急性期符合适应证的可行溶栓治疗。

（3）脑卒中后的并发症：如认知障碍、抑郁等可用相关药物治疗，必要时可辅以心理治疗。

5. 脑卒中康复　脑卒中整体治疗必不可少的关键环节是康复，康复训练可预防部分并发症，减少术后功能缺损，改善预后。所谓三级康复服务网络，即处于脑卒中急性期的患者，尽可能先到综合医院进行脑卒中单元或神经内科的多学科治疗，进行早期的康复介入、多学科协调的综合治疗，待病情稳定后，再转入综合医院康复医学科或康复专科医院，进行有针对性的全面康复治疗，最后在社区或门诊进行康复，同时在社区或门诊进行综合治疗，三级康复要实现系统化、连续性和同质性的康复服务。

（1）康复专业人员配合临床医生对患者病情和神经功能缺损状况进行全面评估，确定开始康复治疗的时间，制定个性化的康复治疗计划和疗程；在患者生命体征稳定，病情无进展48小时后可开始早期康复，早期康复评估包括11个项目：肢体瘫痪、吞咽功能、语言功能、认知功能、情感障碍、营养状态、心肺功能、膀胱功能、中枢疼痛、下肢静脉血栓风险、压疮风险等。早期康复治疗可在康复师的监护下，采用循序渐进的方式进行主动或被动的运动以及神经肌肉电刺激治疗。

（2）训练强度应结合治疗效果预期以及患者的耐受度综合考量。患者体力、耐力和心肺功能等方面的条件也需要综合考虑。在条件允许的情况下，起步期每天至少要完成45分钟康复训练，若患者已耐受可适当加大训练强度。

（3）智能康复技术：虽然人工智能方法在脑卒中的诊断评估和预后评估中的应用日渐成熟，但在脑卒中干预方面的应用仍处于起步阶段，脑卒中致残率较高，脑卒中患者中70%～80%因残疾无法独立生活，目前机器人辅助康复训练广泛应用于脑卒中后的康复治疗。既可以辅助康复医师制定康复方案，提高诊疗效率，又可以减轻康复医师和治疗师的工作负担。

利用有监督的机器学习算法，从运动传感器的数据中分析患者的训练质量，其效果接近专业治疗师评估训练质量的效果，如果将更多的样本量纳入，准确率将得到提升。此外有研究显示，采用基于改良Ashworth量表评分、关节运动和阻力量化参数的人工神经网络评估痉挛程度时，与康复医师和治疗师评价具有较强的相关性。脑机接口是人-机混合智能发展的核心，通过解码神经元活动信号获取思维信息，再控制外部设备，以实现患者与外部环境之间的互动。多项研究显示，脑机接口的重复应用可以触发神经网络重塑，进而改善患者大脑的运动功能。

机器人辅助康复治疗可以有效改善上肢运动控制，提高上肢运动功能评定量表评分。然而，最近一项多中心随机对照临床试验结果显示，与常规康复治疗或剂量匹配的增强上肢康复治疗相比，机器人辅助训练对中度或重度上肢功能受限的患者并无改善。这些结果并不支持机器人辅助训练在常规临床实践中应用。上述研究结论的差异，推测与脑卒中发病时间、治疗强度、方法不同有关，机器人辅助康复治疗结合其他康复治疗方法有可能更有效地改善脑卒中患者的功能预后。

虚拟现实技术结合计算机图形、图像处理与模式识别、智能技术、传感器技术、语言处理与音响技术等多门学科，生成一种交互式三维动态视景，可以提供受试者各种感官模拟，进行可视化操作和互动。还有研究显示，与单独机器人辅助康复治疗相比，机器人-虚拟现实系统可延长训练时间，延缓过早疲劳；经过4周的康复训练，机器人-虚拟现实组患者的步速和步行距离都有显著提高。由此，虚拟现实技术与其他康复治疗方法相结合，可显著增强脑卒中患者运动学习能力，改善上肢运动功能、平衡功能和步态，以提高日常活动能力。

近年来，可穿戴传感器技术的发展已经证明了在家中进行远程物理治疗的可行性。现有能够识别并记录患者使用带有机器学习算法的智能手表和智能手机应用程序进行康复锻炼的类型和频率的居家康复系统。研究表明：使用智能手表和机器学习模型的家庭护理系统在治疗慢性脑卒中患者时，可促进患者参与家庭训练，提高患者屈曲、内旋关节活动度和提高运动功能测试量表评分。这一策略可能成为未来脑卒中幸存者家庭护理治疗的一种具有成本效益的工具。

6. 护理与随访管理　对于脑卒中后卧床的患者来说，肺部感染是其重要的并发症，也是其脑卒中后死亡的重要原因，目前已有智能吸痰机器人应用于临床，由护士识别患者的吸痰需求，由吸痰机器人自动吸痰，减轻了护士的工作负担，减少了护士职业暴露的风险，此外，在日常护理中，针对偏瘫老人改善步态的辅助性行走机器人也已出现，还能对老人进行扶起、放下、托起等动作；对于日常丧失能力的老人来说，辅食机器人可使家属和陪护人员的负担得到很大程度的缓解。

为更好地了解脑卒中患者出院后的生活状态，客观评价患者的康复治疗效果，脑卒中后随访管理尤为重要，进而使脑卒中医疗服务水平得到进一步提升。智能手机APP被应用于脑卒中随访中，具有提高随访率、为科研及管理提供数据基础、增强随访的依从性、提高患者及家属的主动性及参与度等优点。目前应用于脑卒中随访管理中的APP，约80%会与配套的云端服务共同组成基于云平台的智能随访模型。云端服务负责患者移动端采集信息的共享和储存、危险因素监测预警、健康教育信息推送以及临床医护与患者的在线沟通。对比传统随访，档案管理更加高效便捷，能够满足医护人员的工作需要；贴心的健康监测和服药提醒可以满足脑卒中患者的自我管理需求；有针对性的健康科普宣教使患者家属的信息支持需求得到满足。但是脑卒中 APP 的科学规范性及安全隐患方面仍需要优化以建立更加安全的质量评价体系。

第三节 案例分析

案例一

1. 案例信息 李某，男性，62 岁，既往高血压 20 年，平素口服药物治疗，控制欠佳，吸烟 30 年，每天 20～30 支，少量饮酒。平素极少锻炼，喜食咸腻食物，其父亲因脑梗死合并肺部感染死亡。

2. 健康管理目标

（1）识别脑卒中的高危因素。

（2）对该患者进行健康评估。

（3）对该患者进行健康干预和指导。

3. 健康管理流程

（1）收集信息：患者信息包括性别、年龄、血压、生活方式、饮食情况、家族史等相关指标信息和数据，根据发病情况有针对性地建议患者进行心电图、颈部血管彩超、头部 CT 等影像学检查，完善血压、体温等生命体征监测以及血脂、血糖、同型半胱氨酸、肝肾功能、尿常规等化验检查。

（2）信息监测：了解患者存在的危险因素，通过收集资料发现：该患者颈动脉彩超提示其存在右侧颈动脉狭窄，颈动脉硬化并斑块形成，患者血压升高，血糖升高，血脂升高。

（3）进行数据分析及健康评估：对收集到的健康数据进行分析，并对患者的健康状况进行风险评估：该患者存在多种危险因素，将其分为两种，一种是可干预危险因素，一种是不可干预危险因素。老年、男性为不可干预危险因素；高血压、血脂偏高、血糖偏高、颈动脉狭窄为可干预危险因素。利用手机中的卒中风险测评 APP/中国医学科学院阜外医院团队研究的软件，输入相应的危险因素来智能预测该患者未来脑卒中发病风险。

针对颈动脉超声的影像特征，运用卷积神经网络算法，可估算患者斑块破裂的风险，分析颈动脉狭窄和斑块的组成成分，如脂质核心、纤维帽和钙化组织等，以便及时明确和应对斑块破裂导致脑卒中的风险。

（4）制订干预计划

1）尽快到医院进一步完善检查，例如，头颅磁共振成像、磁共振血管成像、灌注成像等检查，积极药物治疗，必要时应用抗血小板聚集的药物。

2）纠正不良生活方式和习惯，建立合理的生活方式，戒烟、作息规律、保持良好心情等。减少酒精摄入，合理膳食，每日限盐 6g，适当增加体力活动，有规律地进行体育锻炼，以摄取低脂肪、富含优质蛋白质、糖类、维生素和微量元素的食物为原则。

3）控制可干预危险因素，如在医生的指导下控制血压、调控血脂、降低血糖、治疗颈动脉狭窄。同时，以检查检验结果为依据，进一步制定健康干预方案。

4）定期体检，定期专科门诊复诊。

（5）跟踪随访，开展健康指导。

通过随访及体检，评估管理对象的身体状况，反馈指导干预措施的改进。主要随访内容有：

1）测评患者对脑卒中危险因素的了解和掌握程度，了解危险因素暴露量的变化如吸烟、饮酒、饮食等。

2）进行常规的体格检查和检验，如体温、脉搏、呼吸、血压、身高、体重、腰围、血脂、血糖、同型半胱氨酸，对危险因素进行控制。

案例二

1. 案例信息 张某，男性，58 岁，既往高血压 30 年，平素口服药物治疗，控制欠佳，吸烟 20 年，每天 20～30 支，少量饮酒。平素工作压力大，极少锻炼，喜食油腻食物，有脑血管病家族史，现出现言语不清、左侧肢体无力 4 小时。

2. 健康管理目标

（1）识别脑卒中，做好信息监测。

（2）对该患者进行脑卒中评估。

（3）对该患者进行干预和指导。

3. 健康管理流程

（1）院前处置：推荐患者拨打 120 求医，急救中心以最快速度对患者进行评估，根据卒中急救地图中提示的溶栓能力将患者送入等级较高的脑卒中机构。其间快速判断患者是否为脑卒中，可参考英国面-臂-言语-时间评分量表或我国"中风 120"建议的识别方法，即主要关注患者是否出现口角歪斜、偏侧肢体无力、言语障碍等症状来快速识别疑似脑卒中患者。同时收集相关资料和数据，如性别、年龄、血压、生活方式、饮食状况、家族史等。并尽量做好一般处置如吸氧、心电图、测指尖血糖、血压、体温等。

（2）信息监测及数据分析

1）首先明确是否为缺血性脑卒中。急诊室根据患者的发病情况，有针对性地建议患者进行心电图、颈部血管彩超、头部 CT 等影像学检查，完善血压、体温等生命体征监测，以及血脂、血糖、同型半胱氨酸、肝肾功能、尿常规、凝血、血常规等化验检查，收集存在的危险因素，确定是否为脑卒中，根据患者的脑 CT/磁共振可检查排除出血性脑卒中，可利用三维卷积神经网络及报警机制，将患者的影像学资料置于优先考虑的工作列表中并提醒医生及时发现并做到早期处理。

2）通过神经功能评价量表（美国国立卫生研究院卒中量表）来判断脑卒中的严重程度，评估神经功能缺损程度。

3）溶栓治疗是否可以做？血管内治疗是否可进行？溶栓治疗原则上无绝对禁忌证的患者均可进行，但需在个体化因素评估风险获益后进行，如综合评估患者的伤残程度、出血风险、溶栓后的可能受益程度、患者和家属的意愿等。打通脑卒中通道，为溶栓做准备，静脉溶栓治疗是目前恢复血流最重要的措施，可挽救发病 4.5 小时或 6 小时内急性缺血性脑卒中患者缺血半暗带，改善预后。患者发病 4 小时，与溶栓的时间窗口吻合。通过磁共振灌注加权成像中隐藏的定量或半定量参数特征，还可以通过磁共振灌注加权成像和弥散成像测量灌注-扩散不匹配区域，早期识别出潜在的缺血半暗带，并利用深度学习算法确定脑卒中发作时间。判断是否可以进行溶栓处理。

（3）制定干预计划

1）以 CT 影像为基础构建的支持向量机模型，能较好地预测静脉溶栓治疗后出现症状性脑出血的危险性。结合凝血等指标评估出血风险、溶栓后获益情况，如无溶栓禁忌证可行溶栓治疗，积极进行药物干预。

2）在医生指导下控制可干预危险因素，如血压的控制、血脂的调节、血糖的调控等；对于存在的颈动脉斑块，还可以利用卷积神经网络算法，对颈动脉狭窄和斑块的组成成分进行分析，如脂核、纤维帽和钙化组织等成分，估计斑块破裂的风险，并采取应对措施，同时根据检验检查结果，制订进一步的健康方案，如完善脑灌注或 DSA 等检查。

3）纠正不良生活方式和习惯，建立合理的生活方式，采取戒烟、作息规律、保持良好心情等行动。减少酒精的摄入量，合理膳食，每日限盐 6g，以食用低脂肪和富含优质蛋白质、糖类、维生素和微量元素的食物为原则。

4）运用改善上肢运动控制的机器人辅助康复治疗，可与康复医生合作制定康复计划；采用智能吸痰机器人，由护士识别患者的吸痰需求，吸痰机器人进行自动吸痰；对于日常的护理，可以通过辅助行走机器人来改善偏瘫的步态，还可以将患者扶起、放下、帮助站立；辅助进食机器人帮助患者进食等，使家属和护理人员的工作负担大大降低。

（4）跟踪随访，开展健康指导：通过随访及体检，评估管理对象的身体状况，反馈指导干预措施的改进。主要随访内容有：

1）测评患者对脑卒中危险因素的了解和掌握程度，了解危险因素暴露量的变化如吸烟、饮酒、饮食等。

2）进行常规的体格检查和检验，如体温、脉搏、呼吸、血压、身高、体重、腰围、血脂、同型半胱氨酸、血糖等，把危险因素控制好，做好二级预防。

第十二章　肥胖的健康管理

第一节　疾病概述

肥胖是一种慢性代谢性疾病，由多种因素相互作用引起，如遗传因素、环境因素等，表现为脂肪在体内的过度蓄积和（或）不正常分布，常伴有体重增加。我国居民在发病年龄下降的同时，超重和肥胖在过去30年中的上升趋势明显。肥胖按病因分为单纯性肥胖和继发性肥胖，具有明确病因者称为继发性肥胖，常继发于神经内分泌代谢紊乱基础上；如无明显病因则称为单纯性肥胖或原发性肥胖。本章重点介绍单纯性肥胖，其是多种疾病如2型糖尿病、心脑血管疾病、高血压及多种癌症的危险因子。所以，预防和治疗肥胖的范围很广，意义也很重大。

一、诊断标准与分类

根据体征和体重的不同进行诊断。标准体重（kg）=［身高（cm）−100］×0.9，实际体重超过标准体重的20%，即可确诊为肥胖，但必须排除肌肉发达或水分滞留等因素。应详细询问病史，包括个人饮食、生活习惯、体力活动、病程、家族史、用药史、是否有精神障碍等继发性肥胖疾病的病史，如皮质醇增多症、甲状腺功能减退症等。必须对并发症及伴发症状进行相应的检查，如对糖尿病或糖耐量异常、血脂异常、高血压、冠心病、痛风、胆石症、阻塞性睡眠呼吸暂停综合征及代谢综合征、并发症及伴发症状进行相应的检查。

二、病因和发病机制

当摄取多于消耗，合成脂肪增加、体内积聚时，能量代谢失调就是肥胖的发生机制。肥胖被认为是多种原因相互作用的结果，包括遗传因素、神经精神因素、高胰岛素血症、褐色脂肪组织异常以及其他不正常的内分泌调节。

1. 遗传因素　遗传因素的影响占40%～70%。极少数肥胖属于单基因突变肥胖疾病，包括瘦素基因，瘦素受体基因、阿片黑素皮质素原基因、激素原转酶基因、*TRKB*基因等。绝大部分原发性肥胖为多基因遗传，是多种基因作用叠加造成的。

2. 神经精神因素　与摄食行为有关的神经核存在于人的下丘脑：腹侧核也叫饱中枢；腹外核也叫饥饿中枢，它们的兴奋作用对食欲有所影响。二者相互调节，相互制约，使食欲得到正常调节，以维持正常体重，一般处于动态平衡的生理状况。此外，血液中的多种生物活性因子（如葡萄糖、游离脂肪酸、去甲肾上腺素、多巴胺、5-羟色胺、胰岛素等）可以通过下丘脑部位较弱的血脑屏障上行，从而影响进食行为。此外，精神因素常影响食欲。

3. 高胰岛素血症　人们通常认为，高胰岛素血症会导致肥胖，而肥胖往往与高胰岛素血症同时存在。高胰岛素血症性肥胖者的胰岛素释放量约为正常人的3倍。胰岛素作用于以下几个环节促进脂肪积累：①促进葡萄糖进入细胞内，然后合成中性脂肪。②降低脂肪细胞中的脂肪动用率。

需要指出的是，部分肥胖者并不存在高胰岛素血症，推测肥胖的原因有很多，过量摄食和高胰岛素血症并存往往是导致肥胖发生和维持的一个重要因素。

4. 褐色脂肪组织异常　褐色脂肪组织分布范围有限，仅分布于肩胛间、颈背部、腋窝部、纵隔及肾脏周围，外观呈浅褐色，细胞体积变化相对较小。褐色脂肪细胞内含有大量中性脂肪小滴，并富含线粒体，细胞间有丰富的毛细血管，和大量交感神经末梢纤维组成了一套完整的产热系统。

线粒体解耦联蛋白主要在褐色脂肪中表达。线粒体解耦联蛋白是位于线粒体内膜的一种质子转运载体，参与线粒体呼吸过程的解耦联，使呼吸过程中产生的质子所带有的能量不产生 ATP，而是以热能形式释放。因此，褐色脂肪组织在功能上是一种产热器官，即当机体摄食或受寒冷刺激时，褐色脂肪细胞内脂肪燃烧，从而影响机体的能量代谢水平。

褐色脂肪组织直接参与体内热量的总调节，将体内多余热量向体外散发，使机体能量代谢趋于平衡。褐色脂肪组织异常可导致产热功能障碍性肥胖。

5. 其他　激素是调节脂肪代谢的重要因素。进食过多刺激小肠产生过多的肠抑胃肽，肠抑胃肽刺激胰岛 β 细胞释放胰岛素，脂肪合成增多；在垂体功能低下，特别是生长激素减少、促性腺激素及促甲状腺激素减少引起性腺、甲状腺功能低下时，可发生特殊类型的肥胖，可能与脂肪动员减少，合成相对增多有关；临床上肥胖以女性为多，提示雌激素与脂肪合成代谢有关；肾上腺皮质功能亢进时，皮质醇分泌增多，皮质醇能够促进糖原异生，导致血糖增高，胰岛素分泌增多，脂肪合成增多，另一方面，皮质醇能够促进脂肪分解，由于全身不同部位的脂肪组织对皮质醇和胰岛素的敏感性不同，四肢的脂肪组织动员分解再沉积于躯干部从而形成典型的向心性肥胖；性腺功能低下时，不论是女性绝经期后，还是男性无睾症患者均有肥胖表现，可能与脂肪代谢紊乱有关。

三、临床表现及并发症

肥胖人群在任何年龄、性别之间都可以发生。多有吃得太饱和（或）运动不足的病史，常有家族肥胖史。轻度肥胖多无症状；中重度肥胖会造成气急，关节酸痛，肌肉酸痛，体力活动减少，还会引起焦虑，情绪低落。肥胖是多种疾病的基础疾病，常与血脂异常、脂肪肝、高血压、冠心病、糖耐量异常或糖尿病等疾病的发生有关，引起代谢症候群。肥胖还可伴发或并发阻塞性睡眠呼吸暂停综合征、胆囊疾病、高尿酸血症和痛风、骨关节病、静脉血栓形成、生育功能受损（女性出现多囊卵巢综合征），以及某些肿瘤（女性乳腺癌、子宫内膜癌，男性前列腺癌、结肠和直肠癌等）的发病率增高等，并伴有麻醉或手术并发症的增加。重度肥胖的人会产生自卑、抑郁等精神问题，以及对社会不能很好适应等心理问题。

并发症主要有 2 型糖尿病及其慢性并发症（视网膜病变等）、高血压、心血管疾病、代谢相关脂肪性肝病、慢性肾脏病、多囊卵巢综合征、不孕不育、睡眠呼吸暂停综合征、骨关节炎、高尿酸血症及痛风、肝硬化、胆囊疾病、甲状腺疾病、结直肠癌等。

第二节　疾病管理

超重或肥胖是多种慢性病的高危因素，与生活方式密切相关。体重管理不仅是减重以达到改善健康状况、重塑生活方式的目的，还包括饮食、运动和心理行为的调节。它涵盖了院内诊疗和院外生活方式管理，所以需要整合资源，组建院外联合管理团队，才能实现以患者为中心，线上线下，院内外全流程的体重管理。

一、筛　　查

肥胖目前还没有统一的诊断标准，初步判断肥胖可以通过以下几个指标。

1. 体重指数（body mass index，BMI）　BMI（kg/m²）= 体重（kg）/ 身高²（m²）。BMI 在 18.5～23.9 为正常，在 24.0～27.9 为超重，≥28.0 为肥胖。BMI 由于无法准确描述体内脂肪的分布，所以无法区分脂肪与肌肉的含量，肌肉发达的人往往容易判断失误。

2. 理想体重（ideal body weight, IBW）　IBW（kg）= 身高（cm）–105 或 IBW（kg）=[身高（cm）–100］×0.9（男）或 ×0.85（女）。理想体重 ±10% 为正常体重，超过理想体重 10.0%～19.9% 为超重，超过理想体重 20.0% 为肥胖。

3. 腰围 受试者站立位，两脚分开 25～30cm，使体重分配均匀；腰围测量以髂前上棘和第 12 肋下缘连线的中点水平为测量点。以男性腰围≥85cm，女性腰围≥80cm 为基准判断肥胖。衡量腹部脂肪蓄积（即中心型肥胖）程度的一个简单而常用的指标——腰围，是评价中心型肥胖的首选指标，它与 CT 测量的内脏脂肪含量有显著的相关性。

4. 腰臀比 腰围和臀围的比值。WHO 建议腰臀比男性＞0.9，女性＞0.85 诊断为中心型肥胖。不过，与腰臀比相似的个体体重可以相差不少，而且与腹部内脏堆积的脂肪关联度相比，这个指标与腰围的关联度要低。

5. CT 或 MRI 计算脂肪厚度 尽管这并不是常规检查，但能最准确地评估身体内的脂肪分布情况。

6. 其他 包括体脂总量测定的身体密度测量、生物电阻抗测定、体脂总量测定的双能 X 线吸收法等。

二、评　估

1. 实验室及仪器评估 包括血压、血常规、尿常规、血糖（空腹及餐后）、糖化血红蛋白、口服葡萄糖耐量试验、胰岛素释放试验、C 肽释放试验、血脂（甘油三酯、总胆固醇、低密度脂蛋白胆固醇、高密度脂蛋白胆固醇）、肝功能、肾功能（血尿酸）以及 B 超等。

对促甲状腺激素、甲状腺功能、皮质醇、性激素、维生素、微量元素、脂肪酸（ω-6 与 ω-3 脂肪酸比例）及炎性指标、与超重或肥胖有关的基因、肠道菌群、骨代谢指标和骨密度等，必要时应进行加测。

2. 能量摄入和能量消耗评估

（1）能量摄入评估：评估患者能量摄入的方法，通常采用 24 小时膳食回顾法、三日称重法和食物摄入频率调查法。

1）24 小时膳食回顾法：通过询问调查对象过去 24 小时实际的膳食情况，对其食物摄入量进行计算和评价。

2）三日称重法：记录被调查户调查开始前各种食物接存量、三天调查期间各种食物购进量、废弃量及三天结束时食物剩余量，并记录被调查户进食人员情况，对其食物摄入量进行计算和评价。

3）食物摄入频率调查法：通过记录食物名单和一定时期内食用某种食物的次数，进行综合性膳食摄入状况评价。

（2）能量消耗评估：若有间接式能量测定仪，可利用间接式能量测定仪对患者的静息代谢率进行检测，再根据活动量对患者每日总能量需求进行估算。若无间接式能量测定仪，可采用估算法，一般卧床患者 15～20kcal/kg，轻体力活动者 20～25kcal/kg，中体力活动者 25～30kcal/kg，重体力活动者 35kcal/kg（体重为理想体重），计算患者目标能量需求。

3. 肥胖类型及分期评估

（1）分类：中心型肥胖可以通过男性腰围≥90cm、女性腰围≥85cm 判定为成年中心型肥胖。定义内脏型肥胖为内脏脂肪面积≥100cm^2。

（2）分期：超重或肥胖按 BMI 及是否合并并发症分四期进行。

0 期：超重，前期无超重或肥胖相关疾病。

1 期：超重，与肥胖有关的超重或肥胖疾病前期伴发 1 种及以上；或肥胖，与肥胖有关的体重过重或肥胖疾病早期无或伴有 1 种及以上。

2 期：超重或肥胖，并伴有与超重或肥胖有关的疾病 1 种或 1 种以上。

3 期：超重或肥胖，严重并发症，并伴有与超重或肥胖有关的 1 种及以上疾病。

制定相应的减重目标，通过阶梯式分期管理超重或肥胖。

4. 综合评估

（1）详细询问超重或肥胖的病史，包括超重或肥胖的起始时间，持续时间，家族史，以及治疗史（体重减轻的方法，持续时间，体重减轻的次数，体重减轻的效果），以及与超重或肥胖有关的疾病和特殊药物使用的历史。

（2）诊断鉴别常见的超重或肥胖的继发因素，对原发疾病进行积极治疗。

（3）对患者的饮食（食物过敏史，能量摄入，能量消耗，膳食结构和饮食习惯），运动状态，心肺功能等进行评估。

（4）了解患者减重的目的，减重的意愿，减重的急迫性，进餐的规律性，作息的规律性，个人的自律性，个人的自由支配时间等相关情况。

（5）体重指数与腰臀比等的计算，建立个人档案，测量身高、体重、腰围、臀围，并进行身体成分分析（体脂率、体脂量、内脏脂肪、肌肉量等）。

三、干　预

1. 体重管理

（1）体重管理目标：研究表明，体重下降 5%～15% 或更多，能明显改善胰岛素抵抗、血糖过高、高血压、血脂异常等代谢异常，降低多种超重或肥胖相关疾病的风险，如 2 型糖尿病、心血管疾病、代谢相关脂肪性肝病、多囊卵巢综合征等，减少使用疾病治疗药物。所以，建议把体重下降 5%～15% 及以上作为体重管理的指标。医院的多学科诊疗团队需要和患者达成共识，并根据患者的病情制定出减重的可实现目标。

（2）行为指导建议：造成超重或肥胖的一个重要因素就是不良的行为习惯。体重管理团队在进行体重管理前，需要对患者的行为习惯进行评估，提出改进意见，针对问题与患者取得一致意见。行为方式干预包括：体重、饮食、锻炼等，建议患者每天都要做记录；忌久坐不动，宜作息规律，控制进食速度，饮水要充足，忌暴饮暴食，减少在外饮食，减少高糖高脂高盐食物；积极寻求家人和社交圈的鼓励与支持，必要时可接受减重方面的专业教育与辅导。

（3）膳食指导建议：目前已有临床证据支持多种在体重管理中应用的膳食模式。减重的基础是能量摄入小于能量消耗，无论选择哪种膳食模式，每天都需要控制总的能量摄入。患者对饮食的喜好会影响其依从性，从而影响其减轻体重的效果。营养师需要根据患者的饮食喜好和病情，制定个性化的饮食计划。营养治疗是治疗肥胖最基本的方法。无论是轻度还是中度肥胖，都能发挥作用。营养治疗主要是对患者的摄取量进行限制，使摄取小于消耗。在供给人体必需的氨基酸、维生素、矿物质等营养物质的同时，限制糖类和脂肪的摄入是关键。特别是要注意充足的蛋白质供应，这样才能减少因体重下降而导致的蛋白质流失。

1）确定适宜的能量摄取，一天所需的总能量＝理想体重（kg）×每千克体重所需的能量（kcal/kg）。

2）确定合适的营养素分配比例，以蛋白质占总能量的 15%～20%、脂肪＜30%、碳水化合物 50%～55% 为分配原则。蛋白质应以蛋、奶、肉、鱼、大豆蛋白质等优质蛋白质为主（≥50%）；摄入新鲜蔬菜（400～500g/d）、水果（100～200g/d）充足；忌油炸，忌食快餐，忌食巧克力及点心等；适当增加膳食纤维，使饱腹感得到满足。

常用的减重膳食主要包括限制能量均衡膳食、低能量膳食、极低能量膳食、高蛋白质膳食及轻断食膳食等。

1）限制能量均衡膳食：结构要有合理的营养素分配比例，在限制能量摄入的同时保证基本营养需要。方法有 3 种：

A. 按一定比例（减少 30%～50%）在目标摄取量的基础上递减。

B. 每天减少 500kcal，以目标摄入量为基础。

C. 日供能量 1000～1500kcal。

2）低能量膳食：也叫限制能量饮食，适量减少脂肪和碳水化合物的摄入，为了满足蛋白质、维生素、矿物质、膳食纤维和水等的供应，成年人每天摄入不少于 1000kcal 的能量。

3）极低能量膳食：是指每天摄入 400～800kcal 的能量，主要是蛋白质，严格限制脂肪和碳水化合物的摄入。此法不适用于怀孕期和哺乳期妇女，也不适用于发育期的青少年。

4）高蛋白质膳食：每日摄入的蛋白质占总能量的 20%～30% 或 1.5～2.0g/kg。此法对改善血脂异常的单纯性肥胖有帮助，适用于单纯性肥胖患者。

5）轻断食膳食：是指一周内正常饮食 5 天，其他 2 天（不连续）摄取工作日 1/4 能量的饮食模式（女性 500kcal/d，男性 600kcal/d），也叫间断食 5：2 模式。此法适用于有糖尿病、高脂血症、高血压、长期服用可能导致营养不良或酮症的肥胖患者，不适用于血糖低、血压低、体质弱等有低血糖危险的人。

（4）运动指导建议：建议超重或肥胖患者，在专业医师或运动教练的指导下，根据自己的身体健康状况和个人喜好，制定合理的锻炼方案。身体活动与运动结合医学营养治疗，长期坚持，可预防或减轻肥胖患者的体重。必须进行教育和引导，锻炼方式和运动量要与患者的具体病情相适应。注意循序渐进，制定个体化锻炼处方时一定要多加小心，有心血管并发症的患者和肺功能不好的患者都要针对实际情况。必要时可进行心肺功能测定和运动平板心电图检查，以确定最大耐受心率。运动计划必须包含明确的目标和持续的效果评估。在达到这些目的时，运动时间的调整要根据运动强度的不同而有所区别。增加锻炼需循序渐进，以达到每周 3 至 5 天、累计≥150 分钟的中等强度有氧锻炼，锻炼时心率范围为最大心率的 64% 至 76%，锻炼时运动强度（代谢当量）最大为 3～6met。每 6 次训练强度提高 5%，直至达到 65% 的最大负荷，每隔 10～20 分钟进行一次抗阻肌力训练，每隔一天进行一次。选择中等强度到高强度的短时间剧烈运动，在进行抗阻训练时，在休息间隔<1 分钟的大肌群中进行，有助于增加骨骼肌含量，强化安全范围内的纤体效果。而高强度的间歇训练，也不失为一种有效的减重之策。再加上运动前后的热身、拉伸以及逐渐加重的运动负荷，对于持之以恒，避免伤病出现，在训练计划的保障上，都是大有裨益的。

（5）心理指导建议：由于超重、肥胖以及之前减重失败的经历，患者的心理负担很容易加重，减重治疗的效果也将进一步受到影响。加强心理干预，在减轻压力、降低抑郁焦虑的同时，在心理治疗师的配合下，帮助患者增加自信，提高减重效果，改善患者的生活质量。

获得社会帮助。由于减重本质是一种生活方式改变的过程，仅凭个体的自我约束可能很难做到自觉自律，而群体干预有利于减重者获得一定程度的社会支持，从而推动其行为改变，因此，团体干预可以获得比个体干预更好的效果。现代科技提供了极为便利的方式让减重者获得社会支持，如聊天室或网上会议等，方便减重者彼此沟通，而微博和个人空间则提供了一个良好的平台，让减重者记录减重过程，并获得他人的支持和鼓励，有助于提升减重者的自信，进而对减重起到正面的效果。有研究显示，减重者在促进体重指数控制方面，线上沟通与线下沟通并无太大差异。

（6）减重药物治疗建议：饮食、运动、行为等生活方式干预是超重或肥胖的首选治疗方式，但经生活方式干预后达不到治疗目标的（BMI≥24.0kg/m² 或 BMI≥28.0kg/m²），可考虑配合药物辅助治疗。对于治疗肥胖、超重有较好疗效的药物也有研究证明，如二甲双胍、纳曲酮缓释剂、安非他酮缓释剂、利拉鲁肽、氯卡色林、芬特明、托吡酯缓释剂等，但其作用机制还需要更多的循证依据支持。需要定期评估减重药品的安全性、有效性。

（7）减重手术建议：对于 BMI≥32.5kg/m²，存在 2 型糖尿病、心血管疾病、睡眠呼吸暂停综合征等并发症状，或 BMI≥35.0kg/m²，经生活方式干预、内科治疗等减重方法长期无效，且有意愿进行减重手术的患者，无论是否有并发症，手术减重术治疗可综合评估后考虑。减重手术包括胃旁路手术、袖状胃切除、胃束带调节、胆胰导流、十二指肠转位等。术后需要加强代谢和营养指标监测，对患者进行营养教育和营养支持。

（8）复诊建议：超重或肥胖相关疾病治疗需遵循相关疾病治疗指南，随着体重管理过程中体重下降，各项代谢指标（如血糖、血压、血脂等）会有所改善，相应药物需要调整，超重或肥胖患者应及时到相关专科复诊。当代谢指标发生变化或病情发生变化时，应及时复诊，复诊科室一般为多学科体重管理门诊或营养科门诊，且建议复诊频率为每月一次。

（9）停滞期指导建议：体重减轻时，身体消耗的能量会随着静息代谢率的降低而减少。研究显示，当体重下降10%时，身体每天实际消耗的能量要比体重估算的能量减少300～400kcal。当患者采用与之前治疗相同的生活方式干预方案时，可能会出现体重下降进入滞留期的现象，此时通过调整运动方式和运动量、调整饮食方式和能量摄入等措施，可以促使体重持续下降到目标值，达到有效效果。

（10）互动管理："互联网+体重管理"服务是利用互联网技术实现的。营养师可以在减重期间，借助专业体重管理平台，提高与患者的互动性和依从性，实现实时信息推送，记录饮食锻炼和监测指标（包括语音、视频、图片、文字等多种形式），以及咨询和指导。

（11）随访与监测

1）复诊计划：制订3～6个月或更长时间的复诊计划，具体根据患者个体情况而定。建议患者每月至少随访一次，评估3个月内饮食、体力活动及体重变化情况，重新评估能量总需求，并适时调整全面体重管理方案。建议无法在门诊复诊的患者借助手机或网络平台复诊。

2）监测内容：为预防或纠正营养不良、微量营养素缺乏等问题，在减重过程中评估肌肉损失情况，需要结合患者年龄、疾病和治疗情况，及时采取增肌干预方案，对患者营养状况、人体测量指标、生化指标、骨密度等进行监测。

3）体重减轻后的维持：若患者能长期保持体重下降3%～5%，对降低患糖尿病和心血管疾病的概率有一定的帮助。因此，建议为患者制订包括饮食和运动在内的个性化体重维持方案，在达到减重目标后，要保持足够的营养，减少能量的摄入，建议每周进行200～300分钟的中等强度的运动，才能使体重成功维持1年以上。在随访过程中，患者的自我监督管理能力将通过健康宣教的方式得到加强，并可借助互联网移动平台进行互动，增加患者的依从度。

2. 健康监测　目前，尽管评价肥胖和超重的指标已经有了很多方便、容易操作的途径，比如BMI、腰臀比等，但可能更方便、更快捷地输入一些指标，让是否肥胖直接能够得到评估，这就需要参与者定期上传他们的基本信息。这些基本信息可以直接来自质量管理者本人，而参与者通常会被要求在大多数相关的研究中定期上传饮食、运动内容和运动量信息，也就是所谓的体重日志；同时，还可以直接从加速度仪、计步器、运动手环、身高体重测量设备等一些监测设备收集。通过数据收集获得的信息往往不止是上传，而是在进一步反馈给工作人员和减重者双方之前，进行一些简单而必要的处理和加工，比如描绘体重变化曲线、食物结构图等。

同时，对于符合所需标准的人群，人们可以通过一些现代科技软件方便地进行圈定。能够通过自动化处理器自然语言处理电子健康记录，直接处理患者，识别出85%以上灵敏度和特异性的需要减肥咨询的人群。不仅工作效率大大提高，而且大数据的统计汇总也有利于减重者直接了解自己的情况，另一方面也便于员工直接评价自己的体重控制情况。

目前，国内外便携式智能健康监测设备的穿戴形式主要有六大类，包括手机健康软件类、智能手环（手表）类、智能眼镜类、智能头盔类、智能服饰类、智能饰品类，如智能手环（手表）类、智能眼镜类主要用于监测血压、血氧、专业运动数据（如步数、能量等）、心脏健康（心率）、睡眠质量及久坐提醒、生理周期提醒、生命体征监测等，对人体健康、睡眠质量等有较好的监测效果。

3. 体重管理团队组织结构及操作方法

（1）团队组织架构

1）院内体重管理团队：主要承担包括建立档案、评估超重或肥胖相关疾病、制订干预方案及复诊等患者评价、诊断、制订治疗方案等多方面的工作，由营养科（临床营养）、内科、胃肠外科、精神科、康复科、护师、药剂师等专业人员组成多学科团队。

2）院外体重管理团队：主要承担包括患者生活方式干预指导（营养、心理、运动、行为、健康教育等）、随访和持续监测等在内的患者干预方案的指导和后续管理工作，由营养（医）师、健康管理师、心理治疗师、运动教练等组成。

（2）运作模式：通过医院内诊疗和院外执行相结合的方式，明确诊断、制订治疗方案、实施干预、全程跟踪、随访管理，对超重或肥胖的患者进行评估，确保患者在体重管理上有较好的成效。

参与医院体重管理的医务人员需要接受体重管理相关知识的培训，为提高依从性和干预效果制订科学规范的患者个体化干预计划。

在医院外体重管理方面，建议与医院或相关学会认可的、只承担生活方式干预指导、随访和持续监测的专业健康管理机构合作，督促患者定期到医院复诊。

在选择专业的健康管理机构时，要注意以下几个方面：有完善的体重管理服务体系，有临床研究的证据支持；专业团队（含医护师，营养师，卫生管理师等）；建立能够提供完整健康服务数据、服务流程可监督的具有互联网诊疗能力的信息系统平台。

强化"互联网+医疗健康管理"信息化服务支撑，建立"线上线下诊疗+治疗性生活方式提升"相结合的全病程管理模式，发挥"远程、高效、智能、便捷"的院外体重管理互联网医疗平台独特优势，创新诊疗模式，提高管理效率。

第三节　案例分析

案例一

某先生，企业总裁。工作繁忙，经常出差，国内、国外各地奔波，每日工作时间长，经常熬夜。工作压力大，生活不规律，社交应酬多，过量饮酒，爱吃肉，高脂肪摄入多，蔬菜水果吃得少，偶尔运动。

健康体检报告数据显示：其体重为肥胖，血脂异常，轻度脂肪肝，其血压不稳定处于血压高值状态，血尿酸高等。偶有身体疲劳不适感、易困，精神欠佳，有时会影响工作效率。

通过对其5～6年的健康相关指标的对比分析，评估出其目前存在的健康风险，并对心血管疾病未来发生风险进行了预测。肥胖、血压不稳、血脂异常、血尿酸增高、脂肪肝、颈椎疾病等都是易患的疾病。健康风险因素"肥胖和血脂异常"被纳入慢性病干预管理的首要，为客户制订了多维度的慢性病干预指导方案，特别是个性化的三餐食谱减肥降脂、降压降脂保健茶饮的配制、食物的宜食禁食指导等。保证营养摄入和能量消耗达到平衡，既能控制体重，又能调节血脂。

通过定期上门对客户的健康风险予以详细的解读和咨询答疑，使客户对自身的健康状况有了深刻的了解和高度的重视，对疾病有了正确的认知，增强了自我保健意识，树立了改善健康的信心，愿意积极主动配合参与慢性病干预管理。

饮食结构经过长达6个月的干预管理，严格控制和禁食自己喜爱的油炸食物，增加蔬果食量，减少肉类食物的摄取量，注重粗细杂粮的搭配，使饮食更加趋向科学合理，营养均衡，饮食结构明显得到了调整和改善。

案例二

郑某，女性，中学教师，年龄为40岁，身高162cm，体重75kg，糖尿病病史，平素口服药物治疗，控制欠佳，没有锻炼习惯，喜食甜品。

1. 饮食方面　控制总摄取能量，适当降低基础代谢率及每日总能量需求，以身高及活动程度计算，每日摄取总能量控制在1500～1800kcal。

根据女性的身高、体重和年龄，可以使用哈里斯-本尼迪克特公式计算出该女性的基础代谢率：

基础代谢率（女性）=655+(9.6×68.18)+(1.8×162)–(4.7×年龄)。

该女性的年龄为40岁，则基础代谢率（女性）=655+(9.6×68.18)+(1.8×162)–(4.7×40)=1413.1kcal/d。

根据该女性的工作强度和日常活动水平，可以使用以下公式计算出她的总能量需求：总能量需求=基础代谢率×PAL。

其中PAL代表身体活动水平，一般根据不同职业和活动水平进行分类，例如：

轻度活动：办公室工作，每周进行轻度运动或散步，PAL=1.4。

中度活动：中等强度工作，每周进行中度运动或锻炼，PAL=1.6。

重度活动：重体力劳动或高强度运动，PAL=1.8～2.0。

由于该女性为中学老师，可以将她的活动水平定为中度活动，因此PAL=1.6。

因此，该女性的总能量需求为：1413.1×1.6=2261kcal/d。

由于患者有糖尿病病史，建议她每天选择低GI食物为主的碳水化合物，不超过150g的摄取量。均衡饮食，提倡多食用蔬菜、全谷物，减少高糖、高脂的食物摄入。

控制脂肪的摄取量。郑某每天摄入的脂肪不超过30g，其中摄入不饱和脂肪酸的比例较高。

增加蛋白质摄入。蛋白质可以增加饱腹感，防止郑某饥饿感过度引起暴饮暴食，同时可以维持肌肉质量。建议可选择鱼类、瘦肉、蛋类、豆类等食物，每日摄入蛋白质质量不低于60g。

减少糖分摄入。建议郑某减少甜品、糖果等高糖食品的摄入量，可以选择低糖水果代替。

正餐定时定量。每日按时进餐，控制进食量，切忌食量过大，忌进餐过量。

适量补充水。保证每天充足的水分摄入，建议1500～2000毫升的饮水量。

2. 运动方面 开展有氧运动。女性每周至少进行150分钟中等强度的有氧锻炼，如快走、跑步、骑车、游泳等，这对多余能量的消耗有一定的帮助。

增加肌肉训练。肌肉训练可以增加肌肉质量和代谢率，该女性进行每周至少2次肌肉训练，可以使用自身重量训练或器械训练。

逐渐增加运动强度。由于该女性没有锻炼习惯，她逐渐增加运动强度和时长，以避免运动损伤和过度疲劳。

注意监测体重和身体状况变化，及时调整饮食和运动方案。饮食结构经过长达6个月的干预管理，严格控制了碳水化合物的摄取量，增加了蔬菜和蛋白质的摄取量，与之前相比甜品的摄食量有所减少，同时也注意了粗细杂粮的搭配，使饮食更加趋向科学合理，营养均衡。

第十三章　冠心病的健康管理

第一节　疾病概述

冠状动脉粥样硬化性心脏病是指冠状动脉发生粥样硬化引起管腔狭窄或闭塞，导致心肌缺血缺氧或坏死而引起的心脏病，简称冠心病，又称缺血性心脏病。冠心病是危害人类健康的常见病，促进冠心病的早筛查、早评估、早干预，加强冠心病的由治疗向健康管理模式的转变工作刻不容缓。

一、流行现状

1. 患病率及病死率持续上升　随着医疗技术的进步，人类的平均寿命越来越长，社会老龄化加剧，工业化的进步使得身体活动减少，同时人们大量地摄入高饱和脂肪食物，因而肥胖、高血压、高脂血症、2 型糖尿病等发病率逐渐增高，我国冠心病的患病率和死亡率处于持续上升阶段，发病人数呈快速上升趋势，且呈年轻化趋势。

2. 发病情况存在人群和地区差异　冠心病多发生于 40 岁以上成人，男性比女性发病率高，经济发达国家发病率高。

3. 疾病负担严重　冠心病已经成为重大疾病之一，严重威胁着人类的健康。

二、分类与诊断标准

1. 分类　冠心病由于病理解剖和病理生理变化的不同，分为隐匿型或无症状性冠心病、心绞痛、心肌梗死、缺血性心肌病、猝死 5 种类型。

近年来，根据不同的发病特点和治疗原理，又分为两大类：慢性冠脉疾病和急性冠脉综合征。

（1）慢性冠脉疾病：又称慢性心肌缺血综合征，包括稳定型心绞痛、缺血性心肌病和隐匿性冠心病等。

（2）急性冠脉综合征：包括不稳定型心绞痛、非 ST 段抬高型心肌梗死和 ST 段抬高型心肌梗死，也有将冠心病猝死包括在内者。

《中国稳定性冠心病诊断与治疗指南》将稳定性冠心病定义为慢性稳定性劳力型心绞痛、缺血性心肌病和急性冠状动脉综合征之后稳定的病程阶段三种情况。

（1）慢性稳定性劳力型心绞痛是指在冠状动脉固定性严重狭窄的基础上，由于心肌负荷增加而出现的心肌急剧、短暂性缺血缺氧的临床症候群，通常表现为一过性的胸部不适，表现为短时间的胸骨后压迫性疼痛或憋闷感。心绞痛可因运动、情绪波动或其他应激而诱发。

（2）缺血性心肌病是指由于心肌长期缺血而引起的心肌局限性或弥漫性纤维化，从而引起心脏收缩和/或舒张功能受损，如心脏扩张或僵硬、慢性心力衰竭、心律失常等一系列临床表现。

（3）急性冠状动脉综合征之后稳定的病程阶段，一般无症状，表现为长期、静止、无典型缺血症状的状态。本章中主要介绍稳定性冠心病的健康管理。

2. 诊断标准　一般可结合年龄和冠心病发病危险因素，根据典型心绞痛的发作特点，除外其他原因引起的心绞痛建立初步诊断。

心绞痛的分类和临床特征见表 13-1。

表 13-1　心绞痛的分类和临床特征

临床分类	临床特征
典型心绞痛（明确的）	同时符合下列 3 项特征： 具有明显特征的胸骨后不适感 劳累或情绪应激可诱发 休息和/或硝酸酯类药物治疗后数分钟内可缓解
不典型心绞痛（有可能）	符合上述特征中的 2 项
非心绞痛性质的胸痛	只符合以上特征中的 1 项，或者全部不符合

加拿大心血管病学会把心绞痛分为四级。

Ⅰ级：心绞痛发生在强度较大、动作较快或连续用力时，一般体力活动不受限制（如步行或爬楼等）。

Ⅱ级：一般体力活动轻度受限。快步、饭后、寒冷或刮风中、精神应激或醒后数小时内发作心绞痛。一般情况下平地步行 200 米以上或登楼一层以上受限。

Ⅲ级：一般体力活动受到明显的限制，通常在 200 米范围内的平地行走或在登楼一层时引发心绞痛。

Ⅳ级：心绞痛可在轻微活动或休息时发作。

3. 辅助检查

（1）冠状动脉造影检查：有助于评价管腔的狭窄程度以及管壁病灶的性质和分布，可以明确诊断、指导治疗、评价预后，是冠心病诊断的"金标准"，可以提供血管相关的详细资料。

（2）冠状动脉 CT 血管成像（computed tomography angiography，CTA）：临床上不能将冠状动脉 CTA 作为冠心病诊断的筛查手段，它往往受节律、心率、冠状动脉钙化、支架以及起搏器等因素的影响，在检查过程中还存在辐射安全问题，因此应严格掌握指征。

（3）心电图：可根据心电图的异常范围及严重程度进行辅助诊断。静息时心电图在正常范围内的患者约占半数，静息心电图诊断冠心病存在一定局限性，不能在非胸痛发作时仅凭一帧或一次心电图的结果就确诊为"心肌缺血"。心绞痛症状发作时的心电图尤其有意义，诊断价值会比之前的心电图有所提升。多数患者胸痛发作时发生 ST 段移位，其原因是心肌缺血所致。通常随着心绞痛的缓解，上述心电图动态变化可彻底或部分消失。

（4）实验室检查：冠心病的危险因素可以通过血糖和血脂检查等来了解。胸痛明显者需要检查包括肌钙蛋白Ⅰ或Ｔ、肌酸激酶和肌酸激酶同工酶在内的血清心肌损伤标志物。查血常规注意有无贫血。必要时需检查甲状腺功能。

（5）其他辅助检查

1）心电图负荷试验：运动负荷试验是最常用的，目的是激发心肌缺血。运动方式主要是分级活动平板或踏车，可按级增强运动强度。前者运用较多，使受检者迎着活动平板处于原地踏步的状态，以达到的最大心率或亚极量心率（最大心率的 85%～90%）为负荷目标，前者称为极量运动试验，后者称为亚极量运动试验。心电图变化要在运动中持续监测。在运动前和运动中每增加一次运动负荷时都要记录心电图，心电图记录应在运动结束后即刻及此后每隔 2 分钟重复记录一次，直到心率恢复到运动前的水平。血压的测定应在心电图记录时同步进行。运动试验阳性标准为运动中出现典型的心绞痛和心电图改变（ST 段水平型或下斜型压低≥0.1mV 持续 2 分钟）。当运动中出现心绞痛、步态不稳、室性心动过速（室性期前收缩连续 3 个以上）或血压下降时，应立即停止运动。凡心肌梗死急性期、不稳定型心绞痛、心力衰竭明显、严重心律失常或有急性病者，均应禁做运动试验。单纯的运动心电图阳性或阴性结果，是无法作为冠心病诊断或排除的依据的。

2）连续心电监护：心肌缺血可发生在胸痛症状之前，此时连续心电监护可及时发现心肌缺血。无症状或心绞痛发作时的 ST 段变化可在心电连续监护中被发现。连续 24 小时心电监测发现 85%～90% 的心肌缺血无心绞痛症状。心电图异常表现可以通过连续心电监测发现，并与患者的活动和出现症状的时间进行对比。缺血性 ST-T 改变与胸痛发作的时间相对应，有助于心绞痛诊断的确定，无症状的心肌缺血亦可检出。

三、病因和危险因素

冠心病发病机制相对复杂，至今未能彻底查明病因。冠心病是一种多病因的疾病，是由多种因素作用于不同的环节而引起的疾病。冠心病的危险因素主要有年龄、性别、血脂异常、高血压、吸烟、糖尿病和糖耐量异常、肥胖、家族史等。

1. 年龄 冠心病临床上以 40 岁以上的中、老年人多见，但近几年临床发病年龄有年轻化趋势。

2. 性别 女性的冠心病发病率总体上比男性低。但女性在绝经期后的发病率迅速增加，因为雌激素有抗动脉粥样硬化作用，不同生理阶段的雌激素水平是不同的。

3. 血脂异常 动脉粥样硬化最主要的危险因素就是脂质代谢异常。动脉粥样硬化常见于胆固醇过高的血液中。总胆固醇、甘油三酯、低密度脂蛋白胆固醇或极低密度脂蛋白胆固醇增高，高密度脂蛋白胆固醇和载脂蛋白 A 的降低被认为是一个危险因素。

另外，可能的独立危险因素还有脂蛋白（a）增高。目前流行病学和临床研究的结果显示，脂蛋白（a）与心血管疾病有密切联系。脂蛋白（a）水平在 50mg/dL 以上的人群发生心血管疾病的概率较高。另外，在冠心病患者中也发现，脂蛋白（a）偏高的患者发生心肌梗死的机会较低脂蛋白（a）水平者高，同时也有较高的死亡风险。

4. 高血压 动脉粥样硬化在高血压患者中的发病率明显增高。冠状动脉粥样硬化患者中 60%～70% 的人患有高血压，而高血压患者比正常血压者患此病的比例高出 3～4 倍。收缩压增高与舒张压增高均与本病有很大的关系。其原因可能是由于压力较大，动脉壁内皮细胞受损，低密度脂蛋白胆固醇容易进入动脉壁刺激平滑肌细胞增生而造成动脉粥样硬化所致。

5. 吸烟 与不吸烟者相比，吸烟者本病的发病率和病死率均上升了 2～6 倍，且与每天吸烟的支数成正比。同时被动吸烟也有一定的风险。吸烟者血中的碳氧血红蛋白浓度可达 10%～20%，前列环素释放下降，动脉壁易黏附血小板从而发生血小板凝聚。此外，吸烟还可以减少血中高密度脂蛋白胆固醇的含量，使血清胆固醇含量升高，从而使动脉粥样硬化变得易感，因此，吸烟对人体的影响也是显而易见的。此外，烟草中含有的尼古丁对引起冠状动脉痉挛、心肌受损可产生直接作用。

6. 糖尿病和糖耐量异常 糖尿病患者不仅比非糖尿病患者的发病率高出数倍，而且病灶的发展速度也很快。糖耐量减低者在本病患者中也非常普遍。糖尿病患者多伴有高甘油三酯血症或高胆固醇血症，如果再伴有高血压，则动脉粥样硬化的发病率明显增高。糖尿病患者还常有凝血第Ⅷ因子增高及血小板功能增强，加速形成动脉粥样硬化血栓，引起管腔闭塞。

胰岛素抵抗与动脉粥样硬化的发生有着密切的关系，2 型糖尿病患者常伴有胰岛素抵抗及高胰岛素血症伴发冠心病。体内糖化血红蛋白水平的升高可促进血管粥样硬化斑块的形成，使心肌缺氧，血管内膜损伤加重，从而使心肌直接受损。随着糖化血红蛋白水平的提高，冠状动脉病变明显增多，糖化血红蛋白的水平和冠状动脉病变的严重程度呈正相关。

7. 肥胖 肥胖也是诱发动脉粥样硬化的一个危险因素。肥胖可导致血浆甘油三酯及胆固醇水平增高，并常伴有高血压或糖尿病，肥胖者常有胰岛素抵抗，致使动脉粥样硬化的发病率显著增高。腹部肥胖是冠心病的独立危险因素之一，肥胖程度越高，时间越长，心血管疾病越容易发生。目前肥胖体表测量有 BMI、腰围等指标。一项回顾性分析显示，腰围与冠心病发病呈正相关，同时在内脏肥胖方面的体现也更为优越。但是，对于影响心血管疾病的危险因素，腹部脂肪沉积的机制还不清楚。肥胖者一般合并多种疾病，如血脂异常、糖耐量异常、尿酸过高、血压过高等，都是诱发冠心病的危险因素。

8.家族史 有冠心病、糖尿病、高血压、血脂异常家族史者，冠心病发病率增高。家族中有在年龄＜50岁时罹患此病的人，其近亲可以比没有此病的家族多5倍的机会获得此病。常染色体显性遗传导致的家族性血脂异常是使这些家族成员易患本病的因素。

9.其他危险因素 精神过度紧张的人也易患冠心病，这可能与体内长期浓度过高的儿茶酚胺有关；长期口服避孕药在使血压升高、血脂异常、糖耐量异常的同时，可以使凝血机制改变，导致血栓形成机会增加；习惯于热量高、动物脂肪含量高、胆固醇高、糖分高的饮食者，容易导致冠心病的发生。

四、临床表现

1.心绞痛

（1）部位：心肌缺血所造成的胸部不适，一般是在胸骨体后，手掌大小甚至横贯前胸的范围，会波及心前区，并无十分明确的界线。常向左肩、左臂内侧达无名指和小指放射，也可向颈部、咽部或下颌部放射。

（2）性质：胸痛常表现为压迫、闷痛、发紧或胸部沉重感，有时形容为颈部受压或胸骨后有烧灼感，但不似针刺或刀刺般剧烈疼痛。可伴有乏力或虚弱感、头昏、恶心、坐立不安或濒死感等非特异性症状，可伴有呼吸困难。稳定型心绞痛的临床表现可能只有呼吸困难这一种，有时很难与肺病导致的气促相鉴别。患者在胸痛发作时，常常被迫停止正在进行的活动。

（3）持续时间：一般会持续几分钟到十几分钟，多数情况下会持续3～5分钟，很少会超过30分钟，如果症状只有几秒钟，那可能跟心绞痛没有关系。

（4）诱因：心绞痛的重要特点是发作与劳累或激动的情绪联系在一起。负荷增加时，如走斜坡、逆风行走、饭后饱食或天气变冷等，常常诱发心绞痛。疼痛多发生在劳累或激动的时候，而不是在劳累之后。含服硝酸酯类药，一般数分钟即可缓解心绞痛症状。

2.其他体征 平时一般不会有异常迹象。可表现为心率增快、血压升高、精神烦躁、皮肤发冷或大量出汗，有时出现第三或第四心音奔马律。由于乳头肌供血不足引起二尖瓣关闭不全，以致功能紊乱，可出现暂时性心尖部收缩期杂音。体格检查对于鉴别胸痛有很重要的意义，如贫血引起的胸痛，高血压引起的胸痛，以及瓣膜病、梗阻性肥厚型心肌病等。

第二节　疾病管理

一、筛　查

1.心电自动诊断 心电图是临床上被广泛应用的检查之一。心电图检查对于心肌缺血及心肌梗死的早期预警、早期发现和及时治疗至关重要，对于增加患者的存活率与改善预后具有重要价值。正常的静息心电图并不能除外心肌的供血不足，但静息心电图可以提供一些信息，如陈旧性心肌梗死或复极异常等。对疑诊稳定性冠心病的患者，要做静息心电图检查。静息心电图在病情变化时可作为心电图参考。在日常活动中，动态心电图可以帮助发现心肌缺血的证据和程度。所有患者建议做静息心电图；临床上凡是正发生或刚发生胸痛者，怀疑急性冠状动脉综合征的患者，建议做静息心电图；对怀疑伴有心律失常的稳定性冠心病患者建议进行动态心电图监测。

计算机辅助自动化分析心电图诊断系统已在临床广泛应用，然而由于错误较多，依然需要人工进一步解读校对。人工智能心电图自动分析近年已被广泛关注，它有助于识别肉眼无法识别的心电图异常，提高诊断准确性以及工作效率。深度学习是以卷积神经网络和循环神经网络为主要学习方式的人工智能机器发展方向，以及多种方法的联合使用。深度学习对于自动诊断 ST 段相关的缺血，或者是心肌梗死的有效性已被多项研究证实。

2. 面部特征识别　除了临床上的危险因素外，许多面部特征与心血管疾病风险升高有关，如脱发、白发、面部皱纹、耳垂褶皱、睑黄瘤与角膜环等，这些都可能与心血管疾病风险升高有关，也可能与心血管系统的健康状况不佳有关。这些面部特征在识别心血管疾病患者或者改善传统预测模型的准确性方面具有特殊的贡献。

依赖于人工识别面部特征的可重复性较差，限制了其在临床应用上的开展。随着人工智能人脸识别技术的迅速发展，采用深度学习算法，通过面部特征预测冠心病风险应用于早期心血管疾病筛查成为可能。比如开发自我报告的移动应用程序，用于高危社区人群，自拍上传人脸图像评估心血管疾病风险，有助于对冠心病早期识别以及指导就诊。研究发现，面部区域中面颊、额头、鼻子对人工智能算法系统的贡献较高。发际线后移、头顶秃、耳垂折痕、耳前折痕、眼袋深、鱼尾纹深、额纹深、鼻沟深、鼻唇沟深、老年斑、口唇苍白等面部特征被认为可能与冠心病存在较显著关联。

二、评　　估

1. 验前概率　稳定型心绞痛的验前概率是在进一步了解病史的基础上，通过胸痛的性质、性别和年龄三个因素综合推断出来的，即罹患稳定型心绞痛的临床可能性（表 13-2）。

表 13-2　有稳定型心绞痛症状患者的临床验前概率

年龄（岁）	典型心绞痛		不典型心绞痛		非心绞痛性质的胸痛	
	男性	女性	男性	女性	男性	女性
30～39	59	28	29	10	18	5
40～49	69	37	38	14	25	8
50～59	77	47	49	20	34	12
60～69	84	58	59	28	44	17
70～79	89	68	69	37	54	24
>80	93	76	78	47	65	32

验前概率可用于合理规划稳定性冠心病的诊断路径。

（1）对于典型胸痛的左心室射血分数＜50% 的患者，建议直接行冠状动脉造影，必要时行血运重建。

（2）对于左心室射血分数≥50% 者，后续诊断路径可根据验前概率决定。

1）验前概率＜15%（低概率）：基本可除外心绞痛。

2）15%≤验前概率≤65%（中低概率）：建议以运动负荷心电图为初检，如果在诊断和治疗条件允许的情况下进行无创性影像学检查，后者被优先考虑。

3）65%＜验前概率≤85%（中高概率）：建议行无创性影像学检查以确诊稳定性冠心病。

4）验前概率＞85%（高概率）：可确诊稳定性冠心病，对症状明显者或冠状动脉病变解剖呈高风险者应启动药物治疗或有创性检查和治疗。

2. 实验室检查　所有患者都推荐全血细胞计数（包括血红蛋白水平和白细胞计数）、血肌酐、肌酐清除率、空腹血脂水平（包括低密度脂蛋白胆固醇）检测。对于怀疑或已确诊为稳定性冠心病的患者，建议筛查 2 型糖尿病，先检查糖化血红蛋白和空腹血糖，如果上述检查不足以确诊，再进行葡萄糖耐量检查。

如果临床怀疑有甲状腺疾病，建议做甲状腺功能方面的检查。

建议在开始他汀类药物治疗前，先检查一下患者的肝脏功能。

若患者服用他汀类药物自诉有肌病的症状建议行肌酸激酶检查。

怀疑心力衰竭的患者，考虑做 B 型利钠肽/N 末端 B 型利钠肽原检查。

建议对确诊稳定性冠心病的患者每年进行血脂、葡萄糖代谢和血肌酐等指标的检测。

胸痛明显者需要检查包括肌钙蛋白 I 或 T、肌酸激酶和肌酸激酶同工酶在内的血清心肌损伤标志物。

3. 胸部 X 线检查　胸部疼痛的患者，一般要做胸部 X 线检查。对于稳定性冠心病患者，胸部 X 线无法提供特征性的诊断信息或危险分层。但一些可疑心力衰竭患者的胸部 X 线检查对病情评估有意义。此外，胸部 X 线可以帮助肺部疾病的鉴别和诊断。建议有不典型心绞痛症状或肺部可疑疾病的患者，最好进行胸部 X 线检查；可疑心力衰竭的患者，要考虑做胸部 X 线检查。

4. 超声检查　静息经胸超声心动图，有助于了解心脏构造及功能。在做静息超声心动检查时，稳定型心绞痛患者多没有异常。有陈旧性心肌梗死或严重心肌缺血者进行二维超声心动图检测时可在坏死区或缺血区探测到心室壁的运动异常。负荷状态下的心肌灌注可由运动或药物负荷超声心动图检查来评估。超声心动图还有助于发现其他需要与冠状动脉狭窄引起的心绞痛相鉴别的疾病，如梗阻性肥厚型心肌病、主动脉瓣狭窄等。另外，若颈动脉超声检查发现内膜中层厚度增大和/或有粥样斑块存在，也提示冠心病发病机会增加。

所有患者建议做静息经胸超声心动图检查；对于动脉粥样硬化性疾病未确诊、疑似稳定性冠心病的患者，建议行颈动脉超声检查明确是否有内膜中层厚度增厚和/或斑块形成的情况。

5. 心肌缺血负荷检查　目前应用于临床的心肌缺血负荷试验包括负荷心电图、负荷超声心动图、磁共振和核素心肌灌注显像运动负荷试验或药物负荷试验（多巴酚丁胺负荷、双嘧达莫或腺苷负荷试验）。对于冠心病高危人群或冠心病患者来说，运动可诱发严重心律失常、急性心肌缺血等症状，严重者可诱发心肌梗死。因此，要严格掌握适应证和禁忌证，并做好充分的抢救准备，才可以进行心肌缺血负荷检查。一般情况下，负荷试验都是安全的，对诊断和评估稳定性冠心病有很大的作用。

6. 冠状动脉 CTA　由于近年来冠状动脉 CTA 在临床上得到了广泛的推广和应用，阴性预测价值较高，因此，推荐验前概率中低概率（15%～65%）的疑诊稳定性冠心病患者行冠状动脉 CTA 检查，尤其是对运动负荷禁忌或不确定结果的患者，在排除稳定性冠心病方面具有较大的价值。冠状动脉 CTA 检查若见不到狭窄病灶，一般情况下有创性检查可不做。

但冠状动脉 CTA 对狭窄部位病变程度的判断仍有一定的局限性，特别是有明显钙化病变时，会明显影响狭窄程度的判断，而冠状动脉钙化在冠心病患者中相当普遍，故冠状动脉 CTA 仅能作为冠状动脉狭窄程度显示的参考。冠状动脉 CTA 诊断的特异度较低，随着验前概率的增加，特别是年龄的增加，冠状动脉钙化可能越来越明显，会影响对冠状动脉管腔狭窄的判断，可能对狭窄程度产生高估。

冠状动脉 CTA 对冠心病的诊断依赖于 CTA 后三维重建的图像质量，其质量对影像科医师的专业技术水平要求较高。目前患者不断增多，临床对人工处理图像的质量要求也越来越高，将人工智能技术应用于 CTA 检查后三维重建图像处理以及诊断报告的书写，可大大缓解我国紧张的医疗资源。人工智能重建的图像在长度和数量上都优于人工重建，并且能够识别出狭窄、斑块和冠状动脉支架，工作效率更高。人工智能辅助下的冠状动脉 CTA，在冠心病诊断的特异度上和书写报告的速度上均比人工效率高，能更好地帮助减少假阳性。

7. 有创性诊断

（1）冠状动脉造影检查：用于冠状动脉狭窄性病变部位的发现和程度的评估，是目前公认的冠心病诊断的金标准。对不能进行负荷影像学检查，左心室射血分数＜50%，有典型心绞痛症状者，冠状动脉造影在确诊或排除稳定性冠心病时有较高价值。

经无创性检查危险分层后若需确定是否需行血运重建治疗，则应行冠状动脉造影检查。为明确诊断和建立血运重建策略，对于验前概率高概率（＞85%）伴有典型心绞痛症状，或有较高不良事件风险的临床证据的患者，可直接进行早期冠状动脉造影检查。冠状动脉造影检查发现心外膜下冠状动脉直径狭窄＞50%，且患者有典型心绞痛症状或无创性检查显示患者有心肌缺血证据，可诊断为冠心病。

（2）冠脉血流储备分数（fractional flow reserve，FFR）：由于单纯依靠冠状动脉造影显示的狭窄程度判断指征并不可靠，目前 FFR 已成为冠状动脉狭窄性病变血流动力学异常诊断的金标准。研究表明，在 FFR 引导下进行冠脉造影检查，可使支架植入率明显下降。然而，FFR 作为一种有创性的检查方式，而且费用较高，在临床上的发展受到了很大的限制。通过深度学习技术取代传统的复杂运算过程，应用新兴的基于人工智能的冠状动脉生理功能评估软件，能够提高工作效率。并且基于人工智能的 FFR 与冠状动脉造影所测的 FFR 相比，在检测冠状动脉缺血时具有更高的精确度。

（3）血管内超声显像与光学相干断层显像：目前评价冠状动脉粥样斑块的常用方法有血管内超声显像与光学相干断层显像技术，用于评价冠状动脉血管壁病变的具体特点。其中，血管内超声显像通过导管技术将微量超声波探头送入血管腔内，显示血管截面影像，以提供在体血管腔内的影像。该技术通过对比血管周围代表外膜或外膜周围组织的回声和斑块内的回声，对斑块的软硬程度进行判断。

8. 危险分层评估　确诊为稳定性冠心病的患者，需要借助各种评估方法，确定疾病危险分层，从而指导治疗策略。

目前认为低风险是指年死亡率＜1%，中风险为 1%～3%，高风险＞3%。

稳定性冠心病危险分层评估的要点可以归纳为以下几个方面：

（1）稳定性冠心病患者的危险性评价根据临床症状和各种诊断检查结果进行。

（2）凡是稳定性冠心病患者均应行超声心动图检查，进行心室功能的定量分析。

（3）对于稳定性冠心病患者，建议采用负荷影像学检查或 CTA 来进行危险分层检查。

（4）建议在进行冠状动脉造影时，对有临床症状的高危患者使用有创功能学检查评估心血管风险。

（5）建议在进行冠状动脉造影时，对无症状或症状轻微、无创危险分层评估为高危的患者使用有创功能学检查评估心血管风险。

（6）建议在进行冠状动脉造影时，对于无创检查结果不确定或有争议的患者使用有创功能学检查来评估心血管风险。

（7）在冠状动脉造影前，若用 CTA 成像做危险分层，轻者或无症状者应做负荷影像学检查。

（8）对冠状动脉主支和左主干有临界狭窄的患者，可考虑使用血管内超声等技术评估风险。

三、干　　预

1. 稳定期管理　稳定性冠心病的管理目标主要是预防新的动脉粥样硬化的发生和发展，同时对已有的动脉粥样硬化病变进行治疗。稳定性冠心病的治疗原则是在改善冠状动脉血供，降低心肌耗氧，改善患者症状，提高生活质量的同时，起到预防心肌梗死和死亡、延长生存期的作用。

2. 生活方式的调整　通过合理的预防和治疗，可以缓解冠心病病灶进展的速度，使患者能够维持一定的生活和工作能力。对于稳定性冠心病患者，要避免吃得过饱（尤其是饱食后的运动）、戒烟限酒、避免过度劳累、减轻精神负担等各种诱发因素的发生，如睡眠要充足，避免感染，切忌输液过量或输液速度过快，积极控制冠心病的发病因素，调整起居及工作量，减轻心理包袱，维持适当的体力活动，但确保不会出现疼痛的症状，一般不需要卧床休息，建议进行心脏康复评估，制定心脏康复方案。

（1）合理的膳食：为了保持正常体重，控制膳食的总热量，40 岁以上的人尤其要防止发胖。

以 BMI 18.5～23.9kg/m² 为正常值。或以腰围为标准，一般以女性≥80cm、男性≥85cm 为超标。体重过重或肥胖的人，在限制酒精和含糖食品的同时，应减少每天进食的总热量，摄入低脂肪（脂肪摄入不超过总热量的 30%，其中动物性脂肪不超过 10%）和低胆固醇（每天不超过 200mg）。提倡清淡饮食，多食用富含维生素 C 的食物（如新鲜蔬菜、瓜果类），以及植物性蛋白质，如豆类及其制品等。食用油尽量选用植物油，如花生油、豆油和菜籽油等。40 岁以上的人，即使血脂没有异常，也要避免食用动物脂肪过多、含胆固醇过高的食物，如动物内脏、猪油、蛋黄、蟹黄、鱼子、奶油及其制品、椰子油、可可油等，以食用低胆固醇、低动物性脂肪食物为宜，如鱼、禽肉、各种瘦肉、蛋白质、豆制品等。确诊为冠状动脉硬化者，为避免诱发心绞痛或心肌梗死，严禁暴饮暴食。合并高血压或心力衰竭者限制食盐也是很有必要的。

（2）适当的体力劳动和体育活动：参加一定的体力劳动和体育活动，对防止肥胖、循环系统功能的锻炼和血脂代谢的调节都有好处。应根据身体状况、活动习惯和心脏功能状态来确定体力活动量，以不引起不适感觉为原则。体育活动要循序渐进，不能勉强做剧烈活动，提倡老年人进行健走（每天坚持 1 小时，可分次进行）、保健操、太极拳等运动。

（3）合理安排工作和生活：生活要有规律，保持乐观愉快的心情，切忌操劳过度、情绪激动，注意劳逸结合，保证充足的睡眠，不要过度劳累。

（4）戒烟限酒：虽然少量低浓度的葡萄酒可以使血高密度脂蛋白胆固醇提高，但长期饮用会造成其他问题，所以不宜提倡这种方式。

（5）易感因素管理：包括高血压、糖尿病、血脂异常、肥胖等。

3. 制定治疗方案

（1）药物治疗

1）改善缺血、减轻症状的药物

A. β 受体拮抗剂：对心脏 β 肾上腺素能受体有抑制作用，使心率减慢，心肌收缩力减弱，血压下降，从而使心肌耗氧量下降，心绞痛发作减少，运动耐受性增高。用药后静息心率降到 55～60 次/分，严重心绞痛患者如无心动过缓症状可降到 50 次/分。β 受体拮抗剂的剂量应个体化，从较小的剂量开始，循序渐进地增加剂量，以减轻症状、心率不低于 50 次/分为宜。临床常用 β 受体拮抗剂有美托洛尔普通片及缓释片、比索洛尔等。有的患者禁用 β 受体拮抗剂，比如心动过缓、高度房室传导阻滞、窦房结功能障碍、支气管痉挛或有明显的支气管哮喘的患者。应用 β 受体拮抗剂的相对禁忌证还包括外周血管疾病及严重抑郁。

B. 硝酸酯类：是一种降低心绞痛发作频率和程度的非内皮依赖性血管扩张剂，能降低心肌对氧的需求，改善心肌灌注。稳定性冠心病缓解期以口服为主，硝酸异山梨酯片是常用的硝酸酯类药物。注意给足无药间期，以减少耐药性发生。硝酸酯类药物的不良反应表现为头痛、面色潮红、反射性心率加快、血压降低等。

C. 钙离子通道阻滞剂：此类药物对进入细胞内的钙离子起抑制作用，对心肌细胞兴奋也有抑制作用，使心肌收缩受到抑制，心肌氧耗减少；使冠状动脉扩张，冠状动脉痉挛解除，心肌内膜下血液供应得到改善；使周围血管扩张，动脉压降低，心脏负荷降低；使心肌微循环得到改善。常用的制剂有以下几种：非二氢吡啶类包括维拉帕米、地尔硫草等，左心室功能不全的患者不建议使用，也需要谨慎与 β 受体拮抗剂联合使用。二氢吡啶类包括常用的硝苯地平、氨氯地平等，而高血压患者使用起来则更为适宜。所有钙离子通道阻滞剂常见的副作用有：周围水肿，便秘，心悸，面部潮红。其他不良反应还包括头痛、头晕、虚弱无力等。地尔硫草、维拉帕米可使窦房结心率减慢，房室传导减慢，已有严重心动过缓、高度房室传导阻滞及病态窦房结综合征的患者不能应用。

D. 其他药物：主要用于 β 受体拮抗剂或钙离子拮抗剂有禁忌或不耐受的，或在症状无法控制的情况下。曲美他嗪通过抑制脂肪酸氧化，增加葡萄糖代谢，提高氧利用率，治疗心肌缺血。尼可地尔是一种钾通道开放剂，药理特性与硝酸酯类制剂相似，能有效地治疗稳定型心绞痛。盐酸伊伐布雷定是第一个窦房结 I_f 电流选择特异性抑制剂，可单纯降低心率，用于治疗稳定型心绞痛。雷诺嗪有对心肌细胞晚期钠电流的抑制作用，防止钙超载负荷，可改善心绞痛症状。中医中药治疗最常用的方法有"活血化瘀""芳香温通""祛痰通络"等。

2）心肌梗死预防及药物预后改善

A. 抗血小板药物

a. 环氧化酶抑制剂：阿司匹林只要无禁忌证，所有患者均应使用，剂量以 75～150mg/d 为最佳，是抗血小板治疗的基石。主要不良反应为消化道出血或对阿司匹林过敏。如有消化道出血或消化道溃疡史对阿司匹林不耐受患者，可考虑用吲哚布芬替代，其胃肠道反应较小，出血风险较小，维持剂量为 100mg，每日 2 次。

b. P_2Y_{12} 受体拮抗剂：常用氯吡格雷、替格瑞洛。稳定性冠心病患者以氯吡格雷应用为主。主要用于有阿司匹林禁忌证患者和支架植入手术后，每日维持剂量为 75mg。

B. 降低低密度脂蛋白胆固醇的药物：他汀类药物是降脂药物的第一选择。这类药物对甘油三酯和低密度脂蛋白胆固醇的降低有效，对斑块的进展起到延缓作用，可以使斑块更稳定。凡是明确诊断冠心病的患者，都要给予他汀类药物，使低密度脂蛋白降至 1.8mmol/L 以下，而不考虑是否合并有高血脂。常用的他汀类药物有辛伐他汀、阿托伐他汀、瑞舒伐他汀等。单独应用他汀类药物胆固醇水平达不到标准或不能耐受较大剂量者，可合并应用依折麦布。

C. 血管紧张素转换酶抑制剂和血管紧张素 Ⅱ 受体拮抗剂：能明显降低冠心病患者发生心血管死亡、非致死性心肌梗死等重大终点事件的相对风险。血管紧张素转换酶抑制剂是稳定型心绞痛合并高血压、糖尿病、心力衰竭或左心室收缩功能不全患者的首选推荐。对血管紧张素转换酶抑制剂类药物不能耐受的人群，可以使用血管紧张素 Ⅱ 受体拮抗剂类药物。

（2）血管重建治疗：需要根据冠状动脉病变的解剖特征、患者的临床特征和当地医学中心的手术经验等综合判断决定是采用药物保守治疗还是血运重建治疗（包括经皮冠状动脉介入治疗或冠状动脉旁路移植）。

1）经皮冠状动脉介入治疗：是指包括经球囊冠脉成形术、冠脉支架植入术、斑块旋磨术等在内的一组经皮介入技术。以往的临床观察表明，经皮冠状动脉介入技术与内科的保守疗法相比，可以提高患者的生活质量（活动耐量增加），但在心肌梗死的发生和病死率上并没有明显的区别。

2）冠状动脉旁路移植：通过患者自身的大隐静脉作为旁路移植材料进行移植，一端与主动脉吻合，另一端与病变冠状动脉段的远端吻合，或游离内乳动脉与病变的冠状动脉远端重合，以达到改善病变冠状动脉心肌血流供应的目的。

选择经皮冠状动脉介入治疗或冠状动脉旁路移植需要综合考虑冠状动脉病变的情况，以及患者对开胸手术耐受性和患者意愿的程度。

（3）发作时的治疗

1）休息：发作时立刻休息。一般在患者停止活动后，症状就会慢慢地减轻消失。

2）药物治疗：较重的发作可以使用作用较快的硝酸酯制剂，这类药物除了扩张冠状动脉，减少阻力，增加冠状动脉循环的血流量外，还通过扩张周围血管，减轻心脏前后负荷，降低心肌需氧量，从而缓解心绞痛。

第三节　案例分析

1. 案例信息　王某，男，65 岁，发作性爬坡后胸闷 1 年余，休息或舌下含服硝酸甘油片后胸闷可缓解，持续时间 10 余分钟。既往高血压病史 25 年，血压最高可达 180/100mmHg，平素口服降压药治疗，血压控制欠佳；糖尿病病史 10 余年，皮下注射胰岛素治疗，未规律监测血糖。吸烟

40 余年，每天 10～20 支，少量饮酒。否认家族性疾病病史。

2. 健康管理目标

（1）识别冠心病的高危因素。

（2）对该患者进行健康评估。

（3）对该患者进行健康干预和指导。

3. 健康管理流程

（1）收集信息：收集患者资料，包括性别、年龄、身高、体重、血压、生活方式、饮食状况、睡眠状况等相关资料和数据，患者 BMI 指数为 $29.3kg/m^2$，提示肥胖，测量血压 152/95mmHg。人工智能心电图自动分析示窦性心律、轻度 ST-T 改变。面部特征识别系统分析患者有脱发、白发、面部皱纹、耳垂褶皱、角膜环等面部特征。

（2）健康评估：患者具有典型心绞痛症状，提示先验概率中高概率（84%），进一步行无创影像学检查确诊稳定性冠心病，CTA 检查人工智能重建图像示冠状动脉左主干狭窄。同时完善相关实验室检查：全血细胞计数、血清肌酐、肌酐清除率、空腹血脂水平、糖化血红蛋白、空腹血糖、肝功能检查、B 型利钠肽、心肌肌钙蛋白 I、肌酸激酶及肌酸激酶同工酶；行胸部 CT 检查鉴别肺部疾病；行心脏超声评估心脏结构及功能，行颈动脉超声评价动脉粥样硬化情况。检查结果显示该患者存在的危险因素分为不可干预危险因素和可干预危险因素。其中，不可干预危险因素为老年、男性；可干预危险因素为吸烟、肥胖、高血压、糖尿病、高脂血症。诊断为：冠状动脉粥样硬化性心脏病、稳定型心绞痛、心功能Ⅲ级、高血压 3 级、糖尿病、高脂血症、颈动脉粥样硬化斑块形成。

（3）健康干预和指导

1）调整生活方式：避免爬坡劳累、避免进食过饱、戒烟、作息规律、保持良好情绪。减少酒精摄入，合理膳食，每日限盐 5g，以适当参加体育活动为原则，以不过多增加心脏负担和不引起不适感觉为原则。体育活动要循序渐进，不宜勉强做剧烈活动。

2）控制危险因素：体重的控制，血压、血脂、血糖的调控都要在医生的指导下进行。同时，以检查检验结果为依据，进一步制定健康干预计划。

3）积极药物治疗：降压药建议选用血管紧张素转换酶抑制剂类药物，口服阿司匹林、他汀类药物预防心肌梗死，改善预后。可在心绞痛发作时口服硝酸酯类药物，以达到改善症状的作用。

4）血运重建治疗：如达到指征，可进一步行血运重建治疗。

5）定期体检，定期专科门诊复诊。如出现心绞痛持续不缓解，及时急诊就诊。

（4）跟踪随访，开展卫生指导：通过随访及体检，评估管理对象的身体状况，反馈指导干预措施的改进。主要随访内容有：

1）患者心绞痛症状是否控制，是否遵医嘱口服药物，血压、血糖控制情况。

2）心电图、血常规、肝肾功、心肌酶、血脂等要定期复查。

4. 案例总结　高血压、糖尿病患者注意监测血压、血糖是否控制达标，定期体检，及时发现相关危险因素，做到早筛查、早评估、早干预，对患有高血压、糖尿病的老年人及时采取有效措施，应注意控制体重、合理膳食、戒烟、改善生活方式等冠心病相关危险因素。

第十四章 慢性阻塞性肺疾病的健康管理

第一节 疾病概述

慢性阻塞性肺疾病，简称慢阻肺，是一种以持续存在的气流受限为特征，以气道和（或）肺泡异常为主要病理学变化的呼吸系统常见病和多发病，常与有害微粒或气体的显著接触有关，是一种可预防和治疗的慢性气道疾病。

一、流行现状

1. 患病率较高 中国 20 岁及以上成人慢阻肺患病率为 8.6%，40 岁以上人群患病率高达 13.7%，据估算，中国慢阻肺患者数量近 1 亿人。

2. 病死率高 慢阻肺导致的死亡率居高不下，在全球范围内，目前已成为仅次于缺血性心脏病和脑卒中的世界第三大死因。

3. 病例持续增加 由于发展中国家吸烟率上升、高收入国家人口老化加剧，慢阻肺患病率在未来 40 年将持续上升，预测到 2060 年，慢阻肺及其相关疾病将导致每年超过 540 万人死亡。

二、诊断标准

对有慢性咳嗽或咳痰、呼吸困难、反复下呼吸道感染史和/或有慢阻肺危险因素暴露史的患者，临床上应该考虑慢阻肺诊断的可能性。

慢阻肺的诊断主要是根据危险因素的暴露史、症状、体征及肺功能检查等临床资料，并排除其他可引起相似症状的疾病和持续气流受限的情况，综合分析后确定。肺功能检查表现为持续气流受限是确诊慢阻肺的必备条件，吸入支气管舒张剂后一秒率，即第一秒用力呼气量（forced expiratory volume in first second，FEV_1）与用力肺活量（forced vital capacity，FVC）的比值，该比值<0.7 即明确存在持续的气流受限。

慢阻肺应与支气管哮喘、支气管扩张症、充血性心力衰竭、肺结核及弥漫性泛细支气管炎等疾病鉴别。需要注意的是，当支气管哮喘出现气道重塑时，可导致气流受限的可逆性降低，需要对患者的临床数据进行全面分析，才能做出正确的判断。另外要明确的是，慢阻肺和支气管哮喘这两种疾病亦可同时存在于同一患者。

三、病因和危险因素

慢阻肺的发病机制复杂，尚未完全阐明。吸入烟草、烟雾等有害颗粒或气体可引起的气道氧化应激，炎症反应以及蛋白酶/抗蛋白酶失衡等多种途径参与慢阻肺发病。慢阻肺气道炎症由多种炎症细胞参与，激活的炎症细胞释放出作用于气道上皮细胞的多种炎性介质，促使气道周围平滑肌和成纤维细胞增生，从而引起小气道的重塑。此外，在慢阻肺的发生和发展过程中，自身免疫调节机制、遗传危险因素以及与肺发育有关的因素也可能扮演着重要角色。

引起慢阻肺的危险因素具有多样性的特点，可概括为个体因素和环境因素共同作用。

1. 个体因素

（1）遗传因素：慢阻肺有遗传易感性。α1-抗胰蛋白酶重度缺乏、某些基因的多态性可能与疾病发生相关。

（2）年龄：是慢阻肺的危险因素，年龄越大，慢阻肺患病率越高。

（3）性别：女性对烟草烟雾的危害更敏感。

（4）肺生长发育：肺的生长发育不良是慢阻肺的危险因素，妊娠、婴幼儿、青少年时期暴露于有害因素时可以影响肺的生长。

（5）支气管哮喘和气道高反应性：慢阻肺的发病过程中有气道高反应性的参与，支气管哮喘可与慢阻肺共同存在，对慢阻肺而言也是一种危险因素。

（6）低体重指数：体重指数越低，慢阻肺的患病率越高。

2. 环境因素

（1）烟草：吸烟、被动吸烟是慢阻肺最重要的环境致病因素。

（2）燃料烟雾：柴草、煤炭和动物粪便等燃料产生的烟雾中含有大量有害成分，燃烧时产生的大量烟雾可能是不吸烟女性发生慢阻肺的重要原因。

（3）空气污染：空气污染物中的颗粒物质和有害气体物质（如二氧化硫、二氧化氮、臭氧和一氧化碳等）对支气管黏膜有刺激和细胞毒性作用。

（4）职业暴露：职业环境中接触到的刺激性物质、有机粉尘（二氧化硅、煤尘、棉尘和蔗尘等）和过敏原等可导致气道反应性增高，从而参与到慢阻肺的发病过程中。

（5）感染和慢性支气管炎：呼吸道感染是慢阻肺发病和加剧的重要因素，病毒和/或细菌感染是慢阻肺急性加重的常见原因。慢性支气管炎增加发生慢阻肺的可能性，并可能与急性加重的次数和严重程度有关。

（6）社会经济地位：患者的社会经济地位与慢阻肺的发病有一定的联系。可能与室内外空气污染程度、营养状况等有一定的内在联系。

四、临床表现及并发症

1. 病史　慢阻肺诊断过程中，应全面收集病史，包括危险因素暴露情况、既往史、系统回顾和合并症等，这样才能减少漏诊的发生。

（1）危险因素：包括个体因素（遗传因素、年龄、性别、肺的生长发育、气道的高反应性、低体重指数）；环境因素（烟草、燃料烟雾、空气污染、职业粉尘、社会经济地位）。

（2）既往史：包括支气管哮喘、过敏史、青少年时期呼吸道感染史、呼吸道传染病史（如肺结核、麻疹、百日咳等）。

（3）家族史：直系亲属有无慢阻肺家族史。

（4）发病规律：起病隐匿，病程缓慢，常有呼吸道反复感染或急性加重史，且随病情的进展急性加重逐渐频繁。

（5）发病年龄、与季节的关系：多发病于中年以后，秋冬寒冷季节症状加重。

（6）合并症：心脏病、骨质疏松、骨骼肌肉疾病、肺癌、抑郁和焦虑等。

（7）慢性呼吸衰竭和肺源性心脏病史：慢阻肺后期出现低氧血症和（或）高碳酸血症，可合并慢性肺源性心脏病、右心衰竭。

2. 症状

（1）临床表现：慢阻肺以慢性咳嗽、咳痰、呼吸困难为主要症状。疾病早期通常表现为咳嗽、咳痰症状的出现，后期主要表现为呼吸困难。且早期慢阻肺患者可以没有明显的症状，随病情加重症状越来越明显。

（2）症状特征

1）慢性咳嗽：是慢阻肺常见的症状。咳嗽症状迁延多年，晨起和夜间阵咳更明显。

2）咳痰：常为白色黏液痰，早晨起床时多见剧烈阵咳，咳出较多黏液浆液样痰后症状缓解；急性加重时痰液可变为脓性不易咳出。

3）气短或呼吸困难：早期仅在活动后出现呼吸困难，随着病情进展，日常活动甚至休息时也有呼吸困难症状出现。

4）胸闷和喘息：部分患者有明显的胸闷和喘息，但症状不特异，常见于重症或急性加重患者。

3. 体征 慢阻肺的早期征象并不明显，随着病情进展可出现以下体征：

（1）视诊：胸廓前后径增大，胸骨下角变宽；呼吸浅快，呼气相延长，重症患者可见胸腹矛盾呼吸，有些患者当呼吸困难加重时采取缩唇呼吸方式和/或前倾体位；低氧血症时可见患者口唇黏膜发绀。

（2）触诊：触诊可有剑突下心脏抬举感。

（3）叩诊：胸部叩诊可因肺通气过度而出现过清音、心浊音界缩小、肝浊音界下移。

（4）听诊：双肺呼吸音降低，呼气相延长，有的可闻及哮鸣音和/或湿啰音；心音遥远，剑突下心音较清晰响亮。

另外，合并肺源性心脏病时患者可见右心衰体征，如双下肢水肿，肝颈静脉回流征阳性，肝肿大；合并肺性脑病时患者偶可引出神经系统病理体征。

4. 辅助检查

（1）肺功能检查：肺功能是检测是否存在气流受限，评价慢阻肺的严重程度、病情进展、预后和治疗反应最常用的指标。吸入支气管舒张剂后 $FEV_1/FVC<0.7$ 是判断存在持续气流受限、诊断慢阻肺的标准。除了常规的 FEV_1、FEV_1/FVC 等肺通气功能检测外，肺功能检查还包括弥散功能测定，有助于疾病评估和鉴别诊断。

由于气流受限导致的肺过度充气，使肺总量、残气容积、功能残气量、残气容积与肺总量比值增高，肺活量减低。肺泡间隔破坏及肺毛细血管床丧失可使弥散功能受损，一氧化碳弥散量降低。

（2）胸部影像学检查

1）胸部 X 线检查：早期可无明显变化，部分可出现肺纹理增多、紊乱等非特征性改变。X线征象主要表现为肺充气过度，表现为肺野透亮度增高，双肺外周纹理纤细稀少，胸腔前后径增大，肋骨走向变平，横膈位置低平，心脏悬垂狭长，严重者往往合并有肺大泡的影像学改变。

2）胸部 CT 检查：高分辨率 CT 对小叶中心型、全小叶型肺气肿的分辨，及对肺大泡的大小、数量的判定敏感性和特异度较高，多用于鉴别诊断和非药物治疗前的评估，对预测肺大泡切除或外科减容手术等的效果有一定价值。利用高分辨率 CT 计算肺气肿指数、气道壁厚度、功能性小气道病变等指标，有助于慢阻肺的早期诊断和表型评估。

3）脉搏氧饱和度监测及动脉血气分析：当患者出现呼吸衰竭或出现右心衰的临床症状时，应监测脉搏氧饱和度，如脉搏氧饱和度<92%，应行动脉血气分析。

4）心电图和超声心动图检查：在合并慢性肺动脉高压或肺源性心脏病时可有相应的表现。

5）血常规检查：急性感染时可出现白细胞计数和中性粒细胞计数升高，稳定期外周血嗜酸性粒细胞计数对慢阻肺药物治疗方案是否联合吸入糖皮质激素有一定的指导意义，部分患者外周血血红蛋白、红细胞计数和红细胞压积可因长期低氧血症而显著增高，部分患者可表现为贫血。

5. 并发症

（1）右心功能不全：当慢阻肺并发慢性肺源性心脏病失代偿时，可出现体循环淤血相关的症状，如食欲缺乏，腹胀，下肢或全身水肿等。

（2）呼吸衰竭：多见于重度慢阻肺或慢阻肺急性加重者，可因通气功能严重受损而出现明显的低氧血症和二氧化碳潴留，此时患者可出现明显的发绀和严重的呼吸困难；当二氧化碳严重潴留，呼吸性酸中毒失代偿后，患者会出现肺性脑病的症状，表现为行为怪异、谵妄、嗜睡甚至昏迷。

（3）自发性气胸：多表现为突然加重的呼吸困难、胸闷、胸痛，可伴有发绀等症状。

第二节　疾病管理

一、筛　　查

1. 在线式慢阻肺风险评估系统　在线式慢阻肺风险评估系统，可运行于台式机和移动设备，操作简便，可用于分级筛查或普通民众的自我评估。

"幸福呼吸"中国慢阻肺疾病分级诊疗数据管理系统对 40 岁及以上人群或具有慢阻肺高危因素的人群通过"慢性阻塞性肺疾病自我筛查问卷"进行筛查，根据问卷得分高低反映慢阻肺风险大小，评估调查者是低危人群还是高危人群。在高危人群中，符合肺功能筛查标准的将进一步建议其进行肺功能检查，若 $FEV_1/FVC < 0.7$，则定义为慢阻肺患者。将筛查中确诊的慢阻肺患者纳入慢阻肺规范管理系统，继续完善症状、生活质量、急性加重、治疗等问卷评估，并在未来对其进行随访。根据患者填写信息对慢阻肺患者进行分级，并给予用药建议以及行为、膳食、生活方式指导。

该系统与中国居民电子健康档案管理系统数据对接，进行数据匹配，应用于慢阻肺筛查工作，可大大降低基层工作强度、提高工作效率、有效降低筛查费用。

2. 人工智能肺功能解读　运用人工智能技术对肺功能检查结果进行解释和诊断，能完整地解释肺功能检查结果，实现肺功能检查的完全标准化。

3. 慢阻肺健康管理微信服务平台　打造慢阻肺健康管理微信服务平台，将干预信息定时推送，从而广泛开展公众健康教育，提高公众对慢阻肺的知晓率。

二、评　　估

1. 临床综合评估　慢阻肺病情评估是为了确定疾病的严重程度，包括气流受限的严重程度、患者的健康状况和未来不良事件的风险（如急性加重、住院或死亡等），对患者的临床症状、肺功能受损程度、急性加重风险以及合并症、并发症等进行综合分析，以最终指导治疗。

（1）症状评估：通过改良版英国医学研究委员会呼吸困难问卷来评估呼吸困难的严重程度（表 14-1），或者通过慢阻肺患者自我评估测试进行综合症状评定（表 14-2）。

表 14-1　呼吸困难问卷

呼吸困难评价等级	呼吸困难严重程度
0 级	只有在剧烈活动时才感到呼吸困难
1 级	在平地快步行走或步行爬小坡时出现气短
2 级	由于气短，平地行走时比同龄慢或需要停下来休息
3 级	在平地行走 100 米左右或数分钟后需要停下来喘气
4 级	因严重呼吸困难以至于不能离开家，或在穿衣服、脱衣服时出现呼吸困难

表 14-2　慢阻肺患者自我评估测试

序号	症状	评分	症状
1	我从不咳嗽	0 1 2 3 4 5	我总是咳嗽
2	我肺里一点痰都没有	0 1 2 3 4 5	我有很多痰
3	我一点也没有胸闷的感觉	0 1 2 3 4 5	我有很严重的胸闷感觉
4	当我在爬坡或爬一层楼梯时没有喘不过气的感觉	0 1 2 3 4 5	当我上坡或爬一层楼时，会感觉严重喘不上气
5	我在家里的任何活动都不受慢阻肺的影响	0 1 2 3 4 5	我在家里的任何活动都很受慢阻肺的影响

续表

序号	症状	评分	症状
6	尽管有肺病我仍有信心外出	0 1 2 3 4 5	因为我有肺病，我没有信心外出
7	我睡得好	0 1 2 3 4 5	因为有肺病我睡得不好
8	我精力旺盛	0 1 2 3 4 5	我一点精力都没有

注：数字 0~5 表现严重程度，请标记最能反映您当时情况的选项，并在数字上打√。每个问题只能标记 1 个选项

（2）肺功能评估：根据慢性阻塞性肺疾病全球倡议（global initiative for chronic obstructive lung disease，GOLD）肺功能分级，以 FEV_1 占预计值的百分比作为分级标准，根据气流受限的严重程度进行肺功能评估。

（3）急性加重风险评估：上一年度中/重度急性加重发生 2 次及以上，或因急性加重住院治疗 1 次及以上的，评估为急性加重的高危人群。

（4）慢阻肺稳定期的综合评估与分组：根据上述肺功能分级和对症状及急性加重风险的评估，对慢阻肺稳定期患者的病情严重程度进行综合性评估，并根据此评估结果选择稳定期治疗方案。综合评估系统中，根据患者气流受限程度分为 GOLD 1~4 级；根据症状水平和过去 1 年的中/重度急性加重史将患者分为 A、B、C、D 4 个组。

当患者的肺功能损害与症状有明显不一致时，需对患者的合并症、肺功能、胸部影像学、血氧饱和度、运动耐力等指标进行进一步的评估。对呼吸困难较重，但肺功能受损不严重的慢阻肺患者，需要排查其他常见的导致呼吸困难的疾病，如心血管疾病、胃食管反流、肺血管疾病、焦虑/抑郁等；对于有严重气流受限，但临床症状较轻的慢阻肺患者，需注意运动减少等因素造成的呼吸困难症状被低估，可行 6 分钟步行测试，以反映患者症状的严重程度，并进一步判断是否与初次评估相符、是否需要加强治疗。

（5）慢阻肺合并症的评估：在对慢阻肺患者病情严重程度进行综合评估时，还应注意患者的各种全身合并症，如心血管疾病（包括周围血管疾病）、骨骼肌功能障碍、骨质疏松、焦虑/抑郁、睡眠呼吸暂停综合征、恶性肿瘤、代谢综合征、糖尿病、胃食管反流等慢性合并症，在进行治疗时予以兼顾。

2. 临床决策支持系统　通过模型算法的研发应用，实现临床决策支持系统在慢阻肺疾病风险评估、疾病诊断、辅助决策支持等智能医疗场景的应用，从而进一步提升基层慢阻肺规范化管理能力，完善中国慢阻肺规范化管理体系。

三、干　预

1. 稳定期管理

（1）管理目标

1）减轻当前症状：包括缓解呼吸系统症状、改善运动耐量和健康状况。

2）降低未来风险：包括防止疾病进展、防止疾病急性加重及减少病死率。

（2）健康教育：通过医务人员的教育和患者的自我教育，使患者和相关人员提高对慢阻肺的认知和自身对疾病的处理能力，更好地配合管理，加强疾病预防，减少急性加重，提高生活质量，保持病情的稳定。

教育的主要内容包括：戒烟宣教，慢阻肺的病理生理与临床基础知识，长期规律使用药物的重要性，吸入药物和吸入装置的正确使用，缓解呼吸困难的技巧，了解需到医院就诊的时机，呼吸康复相关知识，急性加重的处理方式，终末期慢阻肺的伦理问题。

（3）危险因素的管理

1）戒烟及烟草依赖的治疗。戒烟是所有吸烟慢阻肺患者的关键干预措施，应该强烈鼓励和支

持所有吸烟者戒烟。

2）控制职业性或环境污染。

（4）药物治疗

1）支气管舒张剂：是慢阻肺的基础一线治疗药物，通过松弛气道平滑肌，使支气管扩张，改善气流受限，从而减缓慢阻肺的症状，包括缓解气促，增加运动耐力，提高肺功能，减少急性加重的风险。吸入制剂与口服药物相比，具有更好的疗效和安全性，所以吸入制剂是首选药物。将作用机制和作用时间不同的药物联合应用，可使支气管舒张功能增强。包括以下类型：

A. β_2 受体激动剂：分为两种类型：短效和长效。短效 β_2 受体激动剂（short-acting beta2-agonist，SABA）主要有特布他林、沙丁胺醇和左旋沙丁胺醇等，主要用于按需缓解症状，长期规律应用维持治疗的效果不如长效支气管舒张剂。长效 β_2 受体激动剂（long-acting beta2-agonist，LABA）作用时间超过 12 小时，较 SABA 更好地持续扩张小气道，改善肺功能和呼吸困难症状，可作为有明显气流受限患者的长期维持治疗药物。早期用于临床的药物包括沙美特罗和福莫特罗。

B. 抗胆碱能药物：通过阻断 M_1、M_3 胆碱受体，使气道平滑肌扩张，使气流受限得到改善，缓解慢阻肺症状。可将抗胆碱能药物分为短效和长效两类。短效抗胆碱能药物（short-acting muscarinic antagonist，SAMA）主要为异丙托溴铵。长效抗胆碱能药物（long-acting muscarinic antagonist，LAMA）能够持久结合 M_3 受体，快速与 M_2 受体分离，从而使支气管扩张作用时间超过 12 小时，新型 LAMA 作用时间超过 24 小时，常用 LAMA 包括噻托溴铵、格隆溴铵、乌美溴铵和阿地溴铵等。LAMA 在减少急性加重及住院频率方面优于 LABA，长期使用可以改善患者症状及健康状态，也可减少急性加重及住院频率。

C. 茶碱类药物：可解除气道平滑肌痉挛，口服 1～2 次/天缓解型或控释型茶碱可达到稳定的血浆药物浓度，对慢阻肺治疗有一定效果。

2）吸入糖皮质激素：慢阻肺稳定期长期单一应用吸入糖皮质激素治疗并不能阻止 FEV_1 下降，也没有明显的病死率改善，所以，对于稳定期慢阻肺患者，不建议采用单一吸入糖皮质激素治疗。应在使用 1 或 2 种长效支气管舒张剂的基础上，根据症状和临床特点、急性加重风险、外周血嗜酸性粒细胞数值及并发症等综合考虑联合吸入糖皮质激素治疗。

3）磷酸二酯酶 4 抑制剂：主要作用是通过抑制细胞内环腺苷酸的降解来缓解炎症，目前选择性磷酸二酯酶 4 抑制剂罗氟司特在亚洲人群中耐受性良好。

4）其他药物

A. 祛痰药及抗氧化剂：可促进黏液溶解，有利于气道引流通畅，改善通气功能。临床常用药物主要有 N-乙酰半胱氨酸、羧甲司坦、厄多司坦、福多司坦和氨溴索等。

B. 免疫调节剂：常见呼吸道感染性疾病的病原菌裂解成分生产的免疫调节药物，可降低慢阻肺急性加重的严重程度和频率，在反复呼吸道感染的慢阻肺患者中推荐使用。

C. 中医治疗：慢阻肺患者也要按照中医辨证施治的治疗原则，有些中药具有化痰、舒张支气管、调节免疫等功效，对于减轻临床症状，提高肺功能和免疫功能，提高生活质量都有一定的效果。

D. α-1 抗胰蛋白酶强化治疗：可减缓慢阻肺患者肺功能的进展，但仍缺乏足够的获益证据。

5）非药物干预：是稳定期慢阻肺治疗的重要组成部分，与药物治疗起到协同作用。

A. 呼吸康复治疗：以改善慢性呼吸疾病患者的生理和心理状况，促进健康行为的长期保持为目的，在全面评估的基础上，为患者提供包括但不限于运动锻炼、教育和行为改变的个体化综合干预措施。呼吸康复可使患者呼吸困难症状减轻，运动耐力提高，生活质量提高，焦虑、抑郁症状减轻，急性加重后 4 周内再住院风险降低。对于有呼吸困难症状的患者，呼吸康复应作为常规推荐。

B. 氧疗：慢性呼吸衰竭的患者进行长期家庭氧疗对血流动力学、运动能力、肺生理和精神状态等都会产生有益的影响，可以提高严重低氧血症患者在静息状态下的生存率。长期家庭氧疗一般经鼻导管吸入，氧流量为 1.0～2.0L/min，吸氧时间＞15h/d。长期家庭氧疗的目的是使患者在海平面水平、静息状态下，达到 $PaO_2 \geqslant 60mmHg$ 和/或使 SaO_2 达到 90% 以上，以维持重要器官的功能，保证周围组织的氧气供应。

C. 家庭无创通气：对于存在严重二氧化碳潴留的重度或极重度慢阻肺患者，家庭无创正压通气可以改善症状，降低住院需求和病死率。

D. 预防接种：接种流行性感冒疫苗，可减轻慢阻肺患者的病情严重程度，降低病死率。接种23 价肺炎球菌多糖疫苗可使 65 岁以下慢阻肺患者发生社区内获得肺炎的风险降低。建议慢阻肺患者，尤其是年龄超过 65 岁的患者，每年接种流感疫苗，每 5 年接种一次肺炎球菌疫苗。

E. 内科介入治疗：是根据外科肺减容术的原理和患者受益分析，进行经支气管镜肺减容术，可减少外科肺减容术的相关并发症和病死率。目前在国际上应用最为广泛且国内批准的是支气管内活瓣植入肺减容术。

F. 外科干预：经过积极充分的内科治疗（包括戒烟、充分的支气管舒张剂和激素吸入、康复运动、长期氧疗等）不能阻止病情进展的慢阻肺患者，且不适宜行肺减容术或肺减容术后病情进展时，可考虑行肺移植。

外科肺减容术：是指对部分气肿的肺组织进行手术切除，从而达到治疗慢阻肺目的的治疗方式。

2. 慢阻肺急性加重管理

（1）慢阻肺急性加重的诱因及诊断、评估：慢阻肺急性加重是指患者的呼吸道症状急剧恶化，导致需要额外治疗。大多数文献报道慢阻肺患者每年急性加重 0.5～3.5 次，但每年实际急性加重次数受多种因素影响，个体差异较大。慢阻肺急性加重是慢阻肺病程的重要一环，预防、早期发现和及时治疗急性加重对于减轻疾病负担至关重要。

1）慢阻肺急性加重的病因和诱发因素：常见的是上呼吸道和气管、支气管感染，理化因素如吸烟、空气污染、吸入变应原、温度变化等，以及稳定期治疗不规范或中断等，都会导致慢阻肺急性加重。有些患者反复出现急性加重的原因是误吸，要注意甄别。气道黏液高分泌和痰液清除障碍会增加急性加重风险。

2）慢阻肺急性加重的诊断与评估：主要是依赖于急性起病的临床过程进行诊断，即呼吸系统症状突然恶化超出日常变异。主要症状包括呼吸困难加重，常伴有喘息、胸闷、咳嗽加重、痰液增多、痰液颜色和（或）黏稠度改变及发热等，也可出现心悸、全身不适、失眠、嗜睡、疲乏、抑郁、神志不清等症状，慢阻肺急性加重可导致并发症和合并症加重，包括急性肺源性心脏病和肺性脑病等，应全面评估。

慢阻肺急性加重的严重程度由于受到诸多因素的影响，如基础疾病的严重程度和合并症等，目前尚缺乏较为理想的分级标准。大体上分为：

轻度：单独使用短效支气管舒张剂治疗。

中度：使用短效支气管舒张剂和抗菌药物，加用或不加用口服糖皮质激素。

重度：需住院治疗或在重症监护病房治疗。严重者会并发急性呼吸衰竭。

根据患者体征和血气分析，将慢阻肺急性加重住院患者的严重度评估分为 3 个等级。

Ⅰ级无呼吸衰竭：呼吸频率 20～30 次/min；未应用辅助呼吸肌群；无精神意识状态改变；无 $PaCO_2$ 升高。

Ⅱ级急性呼吸衰竭但不危及生命：呼吸频率超过 30 次/min；应用辅助呼吸肌群；无精神意识状态改变；实际吸入气氧浓度 24%～35% 可改善低氧血症；高碳酸血症，$PaCO_2$ 比基础值高或高达 50～60mmHg。

Ⅲ级急性呼吸衰竭并危及生命：呼吸频率超过 30 次/min；应用辅助呼吸肌群；精神意识状态急剧改变；低氧血症不能通过＞40% 浓度吸氧而得到改善；高碳酸血症，$PaCO_2$ 较基础值升高或＞60mmHg 或发生酸中毒（pH≤7.25）。

（2）慢阻肺急性加重的治疗：最大程度地减少本次急性加重的影响，防止再次发生急性加重，是慢阻肺急性加重的治疗目标。

1）选择治疗场所及分级治疗原则：根据慢阻肺急性加重和合并症的严重程度，可选择门诊或住院治疗。门诊使用支气管舒张剂、糖皮质激素及抗菌药物等治疗适用于多数急性加重的患者，病情较重的，要安排住院；如果出现危及生命的情况，就需要及早收住 ICU。

2）药物治疗

A. 支气管舒张剂：用于临床症状及肺功能的改善，是慢阻肺急性加重的一线基础疗法；推荐优先选择单用 SABA 或联合 SAMA 吸入治疗。不建议将茶碱类药物作为支气管舒张剂的首选，但在 β_2 受体激动剂、抗胆碱能药物治疗 12～24 小时后，可考虑在病情改善不佳的情况下联合应用，但不良反应需要监测和避免。

B. 抗感染治疗：最常见的慢阻肺急性加重的病因是下呼吸道细菌感染，占 1/3～1/2。因此，对于所有慢阻肺急性加重的患者，均应评估感染相关的指标和是否有抗菌治疗的指征。慢阻肺急性加重抗菌治疗临床指征包括：同时有三大主要症状：呼吸困难加重，痰液增多，脓性痰液；脓性痰液和另有一大主要症状；需要有创或无创机械通气治疗。

C. 抗病毒治疗：如果有流感流行病学、临床和实验室基础，需要住院治疗的患者推荐使用抗流感病毒药物奥司他韦、帕拉米韦或扎那米韦等。对于鼻病毒等其他呼吸道病毒感染，目前缺乏应用抗病毒药物治疗的依据。

D. 糖皮质激素治疗：在中重度慢阻肺急性加重患者中，全身使用糖皮质激素可改善 FEV_1、氧合状态和缩短康复及住院时间，推荐剂量为甲泼尼龙 40mg/d，治疗 5 天，静脉应用与口服疗效相当。长期使用糖皮质激素会使患者患肺炎的机会增加，同时也会增加死亡风险。雾化吸入糖皮质激素的不良反应相对于全身应用糖皮质激素来说较小，可以替代或部分替代全身应用糖皮质激素。

E. 其他治疗：慢阻肺急性加重病情反复与痰液分泌增多有关，可通过全身或雾化吸入药物、吸痰、物理排痰等方式辅助气道痰液清除。

F. 并发症及合并症的防治：出现呼吸衰竭时，除非在没有条件或不宜使用机械通气的情况下，一般不建议使用呼吸兴奋剂。慢阻肺急性加重与急性心血管事件和肺栓塞等风险增高相关，识别并治疗各种并发症可改善预后。

（3）呼吸支持

1）控制性氧疗：氧疗是慢阻肺急性加重伴呼吸衰竭患者的基础治疗，氧流量的调节应以改善低氧血症、保证 SpO_2 达到 88%～92% 为目标。SpO_2 达到目标范围后，为了确定氧合满意且未造成二氧化碳潴留和（或）呼吸性酸中毒的进一步加重，应及时进行动脉血气分析。经过氧疗后的患者如 SpO_2 没有上升到目标范围，应该积极寻找原因，并进行相应的处理。

2）经鼻高流量湿化氧疗：是通过高流量鼻塞持续为患者吸入高流量（8～80L）气体的治疗方法，可保证吸氧浓度（21%～100%）、温度（31～37℃）和湿度相对恒定。比常规的无创通气更舒适、更容易耐受，对慢阻肺急性加重患者的呼吸困难有一定的改善作用。

3）无创机械通气：可以改善患者呼吸性酸中毒，降低 $PaCO_2$、呼吸频率、呼吸困难程度，缩短住院时间，降低病死率和气管插管率等，是目前慢阻肺急性加重合并 Ⅱ 型呼吸衰竭患者首选的呼吸支持方式；同时也可避免气道损伤、降低呼吸机相关肺炎的发生和镇静剂的使用等。

4）有创通气：随着无创机械通气疗效的肯定，慢阻肺急性加重的患者对有创通气的需求越来越少。在积极的药物和无创通气治疗后，当患者呼吸衰竭仍呈进行性恶化，出现严重酸碱失衡危及生命和（或）意识改变时，宜启动有创通气治疗。

3. 出院、访视及预防

（1）出院标准：由于基础疾病的严重程度、诱发因素、合并症和医疗资源等诸多因素的影响，慢阻肺急性加重患者在治疗后出院的标准缺乏统一，可参照的指标包括：

1）造成急性加重的诱发因素已被有效控制。

2）急性加重的相关病情有明显好转，并达 12～24 小时的临床稳定。

3）临床评估适合家庭医疗，吸入短效 β_2 受体激动剂应少于 1 次/4 小时。

4）使用长期维持治疗方案进行治疗。

（2）出院前的处理：慢阻肺急性加重患者出院时，需要对临床表现和实验室指标进行综合评估；安排出院后的治疗，如是否需要长期氧疗、抗菌药物以及糖皮质激素的撤停；进行吸入技术等方面的宣教工作，制定慢阻肺稳定期药物治疗的方案；评估合并症并优化治疗方案；制定后续随访计划等。

（3）出院后随访原则：患者出院后 1～4 周随访时，应评估患者对家庭日常生活环境的适应性，评估患者对治疗方案的理解程度，再次评估药物吸入技术是否掌握和是否需要长期家庭氧疗，考察患者的体力活动和日常活动能力，了解患者的症状和合并症情况。

12～16 周应再次进行随访，除上述评估内容外，还应进行肺功能测定，此时对血氧饱和度和血气分析的再次评估，可以对是否需要长期氧疗进行更准确的判断。对于反复发作的患者，需行胸部 CT 判断有无支气管扩张或肺气肿，重新评估患者是否有合并症，并做相应处理。

（4）慢阻肺急性加重的预防：减少急性加重频率的干预措施包括戒烟、接种流感疫苗、接种肺炎球菌疫苗、吸入长效支气管舒张剂或联合吸入糖皮质激素、抗氧化剂和黏液溶解剂（N-乙酰半胱氨酸、厄多司坦、羧甲司坦）等。

4. 智能健康教育管理平台 健康教育在慢阻肺患者疾病控制方面起重要的积极作用，随着远程医疗的发展，健康教育的方式已经从面对面过渡到了基于网络和智能设备的方式。其中智能健康教育管理平台可以通过连续提醒、快捷获取等方式更好地起到作用。

慢阻肺的智能健康教育管理平台包括：

（1）录入信息：录入高危人群的初始资料，如基础资料、初始肺功能、运动耐力。

（2）管理：通过移动智能手段，定时将健康教育资料包发送给高危人群，包括但不限于疾病相关知识，吸烟的危害和戒烟的益处，慢阻肺呼吸康复，适宜的运动等；显示阅读后推送自我管理反馈表，受试者填写并提交反馈表，随访人员可通过后台查看阅读情况及反馈表内容，如果发现反馈表漏项及较长时间未阅读的情况，随访人员会进行询问并解答问题。

（3）评价：内容评价结束后平台自动推送评估表内容，受试者填写提交并收集结果。

5. 智能装置

（1）监控型智能吸氧装置：氧疗是慢阻肺治疗过程中必不可少的治疗措施，但存在医务人员在临床工作中对氧疗浓度监测不及时，患者氧管脱落、佩戴方法错误等现象，对患者的治疗、康复都是不利的。而通过监控型智能吸氧装置可以准确读取患者末梢循环血氧饱和度和脉搏数据，智能调节氧流量，保证患者血氧饱和度值始终处于安全范围内，避免了由于人工调节吸氧装置导致的氧气流量不准确、不稳定。

（2）物联网辅助雾化吸入治疗：通过建立物联网雾化治疗云平台，进行医学中心、社区医院和家庭之间三级联动的雾化治疗管理，可提高其安全性与有效性。这需要功能完备且方便穿戴的数据采集设备，稳定的无线通信模块，以及完备的报警和处理规则。患者在家里或社区使用相关传感器如无创式血氧饱和度测定仪或肺功能仪监测雾化治疗相关的安全与疗效，然后通过网络传输至云端服务器。医师和患者可依据需求应用无线生物传感器、软件和三屏（手机、电脑和电视屏）选用技术、参加三级联动物联网雾化治疗云平台，完成预案管理、在线监测、报警联动、定位追溯、指挥调度等功能。使得雾化治疗更加便捷，提高雾化治疗安全性与有效性。

（3）多功能慢阻肺康复训练控制系统：包括控制器、氧气调节阀、药物调节阀、空气调节阀以及与控制器相连的氧气浓度传感器、药物浓度传感器、吸气流量监测计、呼气流量监测计和

LED 灯组。各个调节阀用于调节各管道的流速；氧气浓度传感器用于监测输入至混合腔中的氧气浓度，药物浓度传感器用于监测输入至混合腔中的药物浓度，吸气流量监测计用于监测从混合腔中吸入的气体流量，呼气流量监测计用于监测从呼吸面罩呼出的气体流量；LED 灯组分别指示吸气训练阶段、屏气训练阶段、呼气训练阶段的训练强度和效果，该控制系统与康复训练装置配合实现智能化训练，使患者根据自身需求循序渐进地开展训练。

（4）基于物联网的电子呼吸训练设备：对患者康复运动的依从性和满意度均有改善效果，分为多个设备层，包括：

1）物联网设备感知层：进行数据信息采集和信息传递，将用户的即时肺功能、训练方式、强度、效果等通过网络传递到后台。

2）网络层：通过网络将终端设备的数据传输到云平台上，也可以在云平台上获取数据，提供不同终端的数据连接，比如医生端可以远程监控患者端的数据情况，向患者发出康复处方的指令，患者在患者端接收处方并执行。

3）应用层：分为医生端应用、护士执行端应用和患者端应用，医生端应用可进行康复综合评价、随访问卷评估、康复处方制定、预警指标设置、历史趋势数据汇总、报告管理等功能，护士执行端应用提供患者资料接收、康复处方执行等功能，患者端应用包括个人评估报告，个人训练报告，接收预警信息，执行处方任务等功能。

4）平台层：支持多家医院的平台共享，可实现康复评估方案共享、病例共享、治疗方案共享、康复处方方案共享等功能，涵盖了训练设备和移动监护端 2 个部分。

（5）移动智能呼吸康复：基于移动智能设备的医疗也称为移动健康，将移动智能设备应用于慢阻肺患者的呼吸康复中，即称之为移动智能呼吸康复。康复内容以文字、图片、音频等形式显示，患者可通过移动智能设备记录其康复行为，通过信息通信技术，将相关数据传输到医务平台的管理端，医务人员可以定期监测和评估患者反馈的信息，并及时进行相应的指导和干预。

1）计步器：是目前移动智能呼吸康复中应用最普遍的一种设备，其主要原理是通过三轴加速度计将步数集成。常用的计步器是单独的加速度计或将加速度计嵌入到智能手机内并配置相应的手机应用程序以计量步数。其干预策略主要包括每日步数目标设定、数据收集及显示、运动状态提示、鼓励性短信发送及定期反馈目标更新。可用来评估慢阻肺患者身体活动能力，可作为独立干预因素促进患者主动增加身体活动，也可作为干预措施对慢阻肺患者进行综合管理。计步器反馈能增加慢阻肺患者的每日步数和 6 分钟步行试验距离，以计步器为基础的半自动化远程指导可显著增加慢阻肺患者的中度体力活动水平。有学者评估了家用计步器辅助身体活动的效果，与有监督运动计划的慢阻肺标准门诊相当，提供了运动门诊的替代方式。

2）音乐播放器：在智能手机中安装音乐播放器锻炼程序来促进患者的体力活动，先通过递增穿梭行走测试来量化患者的最大运动耐量，再根据步行速度及相应公式推算出个性化音乐节奏，患者打开音乐播放器，跟随所播放音乐的节奏行走并计时，直到跟不上节奏为止。经强化干预后，患者的递增穿梭行走测试距离、吸气能力和生活质量问卷评分均得到显著改善，还可以减轻运动训练过程中的呼吸困难和疲劳症状。

3）视频讲解：传统呼吸康复的运动训练通常要在康复中心进行，并需要专业器械及详细的动作指导。智能手机上的应用程序以短视频的形式展现相关康复视频，并配以文字及音频解说进行线上教学指导，这些康复动作不需要额外的专业器械支持，仅依靠家庭内常见的椅子或水瓶等即可完成，具有可扩展性。提高了患者获得呼吸康复的便利性，并使患者对呼吸康复的益处形成了更积极的认识，更易应用于临床实践。

4）虚拟视觉：虚拟视觉技术由控制台、运动传感器和带扬声器的投影仪组成，它包括难度分级、监测运动时间和强度、动作提示和指导及错误反馈。将设备安装在患者家中后，使用生物反馈，患者通过参与游戏，提高运动性能。这比传统运动训练更具吸引力，也更容易让患者长期遵循康复处方。适度的虚拟视觉运动对患者是安全和舒适的，并可以推广到家中，改善慢阻肺患者的久坐行为，激励患者在家里进行定期的身体锻炼。

5）智能化自我管理计划：自我管理计划通常包括运动、症状管理和健康教育指导与激励内容。通过移动智能技术，这些内容可以以视频、音频、图片的形式展示。患者还能够记录和监测自己的生理状态，如血氧饱和度、心率和血压；并记录健康行为：如药物服用、饮食和运动。在慢阻肺稳定期，有效的居家自我管理对提高患者疾病自我管理能力、早期识别急性加重有促进作用。通过移动智能设备的呼吸康复自我管理可帮助患者早期识别急性加重，减少患者的就诊次数及再入院率。

6）实时监控

A. 无线远程心电图：无线远程心电图的双电位贴片设备，无导线，体积小，稳定性高，逐步取代了传统的有线心电监控。呼吸频率可以通过阻抗肺图、流量热像图来捕捉，也可以通过心电图和脉搏血氧饱和度来估计。国外也有产品可以用指脉氧夹同时监测脉搏血氧饱和度、心率和呼吸频率。

B. 远程肺功能监测：便携式肺功能仪比传统肺功能仪器体积小、操作简便，可用于检测一秒率、第一秒用力呼气体积占预计值百分比、呼气峰值流量等指标，适用于家庭监测或基层随访病情。便携式肺功能仪和远程监控系统借助电话、网络和手机蓝牙等传输途径，操作性和接受度都很高。随着物联网的出现，基于手机的无线传感肺功能仪可以进行新模式下的肺功能随访监测。

C. 脉搏血氧仪实时监测：可连续监测患者外周血氧饱和度，有指夹、耳夹形式，也有手环、指环等，在监测慢阻肺患者自然氧合波动、急性加重预测、指导长期家庭氧疗和肺康复、指导急性加重患者的家庭治疗等方面有着广泛的应用价值。

6. 社区管理　慢阻肺患者具有反复发作、缺乏健康知识、心理压力大、易焦虑、易怒、情绪低落的特点，可以通过微信推送慢阻肺管理群，对群成员逐个管理签约，在慢阻肺管理平台中为患者建立完整的个人健康档案信息，对慢阻肺患者的用药、体检报告、肺功能监测等所有就医信息进行连续记录，签约成员每年进行一次肺功能检查，能监测慢阻肺病程进展情况、控制预防疾病。

移动医疗的发展，让慢阻肺患者可以方便地在手机上实现专家预约解答，优化就诊程序。提供放心、安全的医疗服务，提高慢阻肺患者对疾病的知晓率、满意程度和院外自我管理的能力。

第三节　案例分析

1. 案例信息　高某，男性，48 岁，厨师。有长期吸烟史，吸烟指数超过 500 支/年。今年出现晨起阵咳，伴咳痰，为白色黏液痰，无明显呼吸困难，秋冬季节症状明显。

2. 健康管理目标

（1）通过采集病史等健康信息来鉴别发现慢阻肺的健康危险因素。

（2）开展慢阻肺评估。

（3）针对患者的个体情况，有针对性地提出指导意见。

（4）利用智能化技术进行慢阻肺的慢性病管理。

3. 健康管理流程

（1）健康筛查

1）采集健康信息：包括患者性别、年龄、危险因素暴露史、既往疾病史、生活方式、家族史、职业等相关信息和数据。

2）完善肺功能检查、胸部 CT 检查以及心电图、超声心动图、血常规、血氧饱和度和血气分析等检查，建立健康档案。

（2）健康评估

1）通过详细采集病史等健康信息，总结患者存在的危险因素：患者48岁，有慢阻肺家族史，父亲长期吸烟导致其婴幼儿及青少年时期接触烟草，自身也存在长期大量吸烟史，职业为厨师，长期接触油烟，自幼便多次患呼吸道感染。

2）症状评估：通过慢阻肺患者自我评估测试对患者进行综合症状评估。

3）肺功能评价：采用GOLD分级，以FEV_1占预估值%为分级标准，根据气流受限严重程度评定肺功能。

4）评估急性加重的危险性：根据患者在上述一年内急性加重的次数来评估急性加重的风险。

5）稳定期慢阻肺综合评估及分组：以上述肺功能分级为依据，对患者病情严重程度进行综合评估，对症状及急性加重风险进行综合评估。

（3）健康干预

1）健康教育：患者及相关人员通过提高对慢阻肺的认识，提高自身对疾病的处理能力。从而更好地配合管理，加强疾病预防，减少急性加重，提高生活质量，保持病情稳定。

2）管理危险因素：对戒烟给予强烈的鼓励和支持，对职业性或环境污染进行治理。

A.药物治疗：根据患者病情的轻重，适当有效地进行药物治疗。

B.跟踪随访并进行健康指导：通过随访，评估患者的身体状况，反馈指导干预措施的改进。主要随访内容：①了解患者认识疾病的程度；②测评患者对慢阻肺相关危险因素的暴露程度是否有变化；③评价患者理解药物治疗计划的程度及依从度；④了解患者的症状以及合并症的情况；⑤了解患者的体力活动能力及日常活动能力；⑥定期行肺功能测定；⑦评估是否需要长期家庭氧疗。

4. 智能化管理

（1）健康信息采集及疾病风险评估：通过慢阻肺分级诊疗数据管理系统建立电子健康档案，对患者进行慢阻肺自我筛查问卷筛查，并完善肺功能检查，确诊后纳入慢阻肺规范管理系统，继续完善症状、生活质量、急性加重、治疗等问卷评估，并在未来对其进行定期随访。

（2）制定健康干预计划

1）生活方式的干预

A.健康科普：利用微信平台、手机应用程序等传递科普知识。

B.戒烟管理：智能随访平台可以通过连续提醒、快捷获取等更好地督促戒烟过程。

2）医疗干预

A.合理用药的评估：利用智能随访平台记录患者用药情况，评估患者当前症状、运动耐量和健康状况，评价药物利用合理性。

B.适时给予家庭氧疗：利用智能随访平台评估患者是否需进行家庭氧疗，及时介入。

参考文献

陈金水. 2018. 中医学. 第 9 版. 北京: 人民卫生出版社.

葛均波, 徐永健, 王辰. 2018. 内科学. 第 9 版. 北京: 人民卫生出版社.

郭清. 2021. 5G+"三早"健康管理系统的构建及应用前景探析. 健康研究, 41(4): 361-364+386.

郭清. 2024. 健康管理学. 第 2 版. 北京: 人民卫生出版社.

沈洪兵, 齐秀英. 2018. 流行病学. 第 9 版. 北京: 人民卫生出版社.

王万良. 2020. 人工智能导论. 第 5 版. 北京: 高等教育出版社.

闫剑群, 李云庆. 2019. 生物医学工程基础医学概论. 北京: 人民卫生出版社.

于晓松, 路孝琴. 2018. 全科医学概论. 第 5 版. 北京: 人民卫生出版社.

中华医学会健康管理学分会, 中华健康管理学杂志编委会. 2009. 健康管理概念与学科体系的中国专家初步共识. 中华健康管理学杂志, 3(3): 141-147.

中华医学会心血管病学分会介入心脏病学组, 中华医学会心血管病学分会动脉粥样硬化与冠心病学组, 中国医师协会心血管内科医师分会血栓防治专业委员会, 等. 2018. 稳定性冠心病诊断与治疗指南. 中华心血管病杂志, 46(9): 680-694.